二十世纪中国心理学名著丛编

心理卫生概论

章仲子◎著

主编◎郭本禹　特约编辑◎舒跃育

海峡出版发行集团
THE STRAITS PUBLISHING & DISTRIBUTING GROUP
福建教育出版社

图书在版编目（CIP）数据

心理卫生概论/章仲子著．－福州：福建教育出版社，2021.5
（二十世纪中国心理学名著丛编）
ISBN 978-7-5334-8986-1

Ⅰ．①心… Ⅱ．①章… Ⅲ．①心理健康—概论 Ⅳ．①R395.6

中国版本图书馆 CIP 数据核字（2021）第 034575 号

二十世纪中国心理学名著丛编

Xinli Weisheng Gailun

心理卫生概论

章仲子　著

出版发行	福建教育出版社
	（福州市梦山路 27 号　邮编：350025　网址：www.fep.com.cn
	编辑部电话：0591-83726908
	发行部电话：0591-83721876　87115073　010-62027445）
出 版 人	江金辉
印　　刷	福州万达印刷有限公司
	（福州市闽侯县荆溪镇徐家村 166－1 号厂房第三层　邮编：350101）
开　　本	890 毫米×1240 毫米　1/32
印　　张	10.875
字　　数	225 千字
插　　页	3
版　　次	2021 年 5 月第 1 版　　2021 年 5 月第 1 次印刷
书　　号	ISBN 978-7-5334-8986-1
定　　价	29.00 元

如发现本书印装质量问题，请向本社出版科（电话：0591-83726019）调换。

编校凡例

1. 选编范围。"二十世纪中国心理学名著丛编"（以下简称"丛编"）选编 20 世纪经过 50 年时间检验、学界有定评的水平较高、影响较大、领学科一定风骚的心理学著作。这些著作在学术上有承流接响的作用。

2. 版本选择。"丛编"以第一版或修订版为底本。在各册扉页前，附印原著的封面。

3. 编校人员。"丛编"邀请有关老、中、青学者，担任各册"特约编辑"，负责校勘原著、撰写前言（主要介绍作者生平、学术地位与原著的主要观点和学术影响）。

4. 编校原则。尊重原著的内容和结构，以存原貌；进行必要的版式和一些必要的技术处理，方便阅读。

5. 版式安排。原著是竖排的，一律转为横排。横排后，原著的部分表述作相应调整，如"右表""左表""右文""左文"均改为"上表""下表""上文""下文"等等。

6. 字体规范。改繁体字为简化字，改异体字为正体字；"的""得""地""底"等副词用法，一仍旧贯。

7. 标点规范。原著无标点的，加补标点；原著标点与新式标点不符的，予以修订；原文断句不符现代汉语语法习惯的，予以调整。原著有专名号（如人名、地名等）的，从略。书名号用《》、〈〉规范形式；外文书名排斜体。

8. 译名规范。原著专门术语、外国人名、地名等，与今通译有异的，一般改为今译。首次改动加脚注注明。

9. 数字规范。表示公元纪年、年代、年、月、日、时、分、秒，计数与计量及统计表中的数值，版次、卷次、页码等，一般用阿拉伯数字；表示中国干支等纪年与夏历月日、概数、年级、星期或其他固定用法等，一般用数字汉字。此外，中国干支等纪年后，加注公元纪年，如光绪十四年（1888）、民国二十年（1931）等。

10. 标题序号。不同层级的内容，采用不同的序号，以示区别。若原著各级内容的序号有差异，则维持原著序号；若原著下一级内容的序号与上一级内容的序号相同，原则上修改下一级的序号。

11. 错漏校勘。原著排印有错、漏、讹、倒之处，直接改动，不出校记。

12. 注释规范。原著为夹注的，仍用夹注；原著为尾注的，改为脚注。特约编辑补充的注释（简称"特编注"），也入脚注。

总序：

中国现代心理学的历史进程

　　晚清以降的西学东渐，为中国输入了西方科学知识和体系，作为分科之学的科学开始在中国文化中生根发芽。现代科学体系真正的形成和发展则是在民国时期，当时中国传统文明与西方近现代文明的大碰撞，社会的动荡与变革，新旧思想的激烈冲突，科学知识的传播与影响，成就了民国时期的学术繁荣时代。有人将之看作是"中国历史上出现了春秋战国以后的又一次百家争鸣的盛况"①。无论后人是"高估"还是"低估"民国时期的学术成就，它都是中国学术发展进程中重要的一环。近年来民国时期学术著作的不断重刊深刻反映出它们的学术价值和历史地位。影响较大者有上海书店的"民国丛书"、商务印书馆的"中华现代学术名著丛书"、岳麓书社的"民国学术文化名著"、东方出版社的"民国学术经典文库"和"民国大学丛书"，

---

　　①　周谷城：《〈民国丛书〉序》，《出版史料》，2008 年第 2 期，第11 页。

以及福建教育出版社的"20世纪中国教育学名著丛编"等。这些丛书中也收录了民国时期为数不多的重要心理学著作，例如，"民国丛书"中收有朱光潜的《变态心理学派别》、高觉敷的《现代心理学》、龚德义的《宗教心理学》、陈鹤琴的《儿童心理之研究》和潘菽的《社会的心理基础》等，"民国大学丛书"收录章颐年的《心理卫生概论》，"20世纪中国教育学名著丛编"包括艾伟的《教育心理学》、萧孝嵘的《教育心理学》、高觉敷的《教育心理》和王书林的《心理与教育测量》等。中国现代心理学作为一门独立的学科，仅有上述丛书中收入的少数心理学著作还难以呈现全貌，更为细致全面的整理工作仍有待继续开展。

一、西学东渐：中国现代心理学的源头

我国古代有丰富的心理学思想，却没有真正科学意义上的心理学。如同许多其他学科一样，心理学在我国属于"舶来品"。中国现代心理学的产生经历了西方心理学知识向中国输入和传播的历史阶段。最早接触到西方心理学知识的中国人是容闳、黄胜和黄宽，他们于1847年在美国大学中学习了心灵哲学课程，这属于哲学心理学的范畴，继而颜永京于1860年或1861年在美国大学学习了心灵哲学课程。颜永京回国后于1879年开始在圣约翰大学讲授心理学课程，他首开国人之先河，于1889

年翻译出版了美国人海文著的《心灵学》（上本）①，这是史界公认的第一部汉译心理学著作。此前传教士狄考文于 1876 年在山东登州文会馆开设心灵学即心灵哲学或心理学课程。1898 年，美国传教士丁韪良出版了《性学举隅》②，这是第一本以汉语写作的心理学著作。1900 年前后，日本在中国学习西方科学知识的过程中起到了桥梁作用，一批日本学者以教习的身份来到中国任教。1902 年，服部宇之吉开始在京师大学堂讲授心理学课程，并撰写《心理学讲义》③。1904 年，三江师范学堂聘请日本学者菅沼虎雄任心理学、教育学课程教习。1901—1903 年译自日文的心理学著作主要有：樊炳清译、林吾一著的《应用心理

---

① 译自 Haven，J.，*Mental philosophy*：*Including the intellect*，*sensibilities*，*and will*. Boston：Gould & Lincoln，1858.
② 其英文名为 *Christian Psychology*。《性学举隅》中的心理学知识，有更强的科学性和实证性，而《心灵学》中的心理学知识，则更具哲学性和思辨性。其主要原因是，《性学举隅》成书于 19 世纪末，西方心理学已经确立学科地位，科学取向的心理学知识日益增多，许多心理学著作也相继出版，该书对这些心理学知识吸收较多；而《心灵学》的原著成书于 19 世纪 50 年代，西方心理学还处于哲学心理学阶段，近代科学知识还没有和哲学心理学相互融合起来。此外，丁韪良在阐述心理学知识时，也具有较强的实证精神。他在提及一个心理学观点或理论时，经常会以"何以验之"来设问，然后再提供相应的证据或实验依据进行回答。同时他指出，"试验"（即实验）是西方实学盛行的原因，中国如果想大力发展实学，也应该以实验方法为重。丁韪良的这种实证精神，无论是对当时人们正确理解和运用心理学，还是对于其他学科都是有积极意义的。
③ 由他的助教范源廉译述，此书的线装本没有具体的出版时间，大致出版于 1902—1903 年。服部宇之吉的讲义经过润色修改后于 1905 年在日本以中文出版。

学》（1901），① 久保田贞则编纂的《心理教育学》（1902），王国维译、元良勇次郎著的《心理学》（1902），吴田焰译、广岛秀太朗著的《初等心理学》（1902）、田吴焰译、高岛平三郎著的《教育心理学》（1903）、张云阁译、大濑甚太郎和立柄教俊合著的《心理学教科书》②（1903），上海时中书局编译的心理学讲义《心界文明灯》（1903），沈诵清译、井上圆了著的《心理摘要》（1903）。此外，张东荪、蓝公武合译了詹姆斯《心理学简编教程》（1892）的第一章绪论、第二章感觉总论和第三章视觉，题名为《心理学悬论》。③ 1907 年王国维还自英文版翻译出版丹麦学者海甫定（H. Höffding）的《心理学概论》，1910 年自日文版翻译出版美国禄尔克的《教育心理学》，这两本书在当时产生了较大影响。1905 年在日本留学的陈榥编写出版的《心理易解》，被学界认为是中国学者最早自编的心理学书籍。此后至新文化运动开始起，一批以日本教习的心理学讲义为底本编写或自编的心理学书籍也相继出版，例如，湖北师范生陈邦镇等编辑的《心理学》（1905，内页署名《教育的心理学》）、江苏师范编的《心理学》（1906）、蒋维乔的《心理学》（1906）和《心理学讲义》（1912）、彭世芳的《心理学教科书》（1912，版权页署名《（中华）师范心理学教科书》）、樊炳清的《心理学要领》

① 王绍曾主编：《清史稿艺术志拾遗》，北京：中华书局 2000 年版，第 1534 页。

② 该书还有另外一中译本，译者为顾绳祖，1905 年由江苏通州师范学堂出版。

③ 詹姆斯著，张东荪、蓝公武译：《心理学悬论》，载《教育》，1906年第 1、2 期。

（师范学校用书，1915）、顾公毅的《新制心理学》（书脊署名《新制心理学教科书》，1915）、张子和的《广心理学》（上册，1915）、张毓骢、沈澄清编的《心理学》（1915）等。

从西方心理学输入路径来看，上述著作分别代表着来自美国、日本、欧洲的心理学知识的传入。从传播所承载的活动来看，有宗教传播和师范教育两种活动，并且后者相继替代了前者。从心理学知识传播者身份来看，有传教士、教育家、哲学家等。

"心理学"作为一门学科的名称，其术语本身在中国开始使用和流行也有一个历史过程。"Psychology"一词进入汉语文化圈要早于它所指的学问或学科本身，就目前所知，该词最早见于1868年罗存德（William Lobscheid）在香港出版的《英华字典》（*An English and Chinese Dictionary*），其汉译名为"灵魂之学""魂学"和"灵魂之智"。① 在日本，1875年哲学家西周翻译的《心理学》被认为是日本最早的心理学译著。汉字"心理学"是西周从"性理学"改译的，故西周也是"心理学"的最早创译者。② 但"心理学"一词并没有很快引入中国。当时中国用于指称心理学知识或学科的名称并不统一。1876年，狄考

---

① 阎书昌：《中国近现代心理学史（1872—1949）》，上海：上海教育出版社2015年版，第12页。

② 新近有研究者考证发现了中国知识分子执权居士于1872年在中国文化背景下创制了"心理（学）"一词，比日本学者西周创制"心理学"一词早三年，但执权居士的"心理（学）"术语并没有流行起来。参见：阎书昌：《中国近现代心理学史（1872—1949）》，上海：上海教育出版社2015年版，第13—14页。

文在山东登州文会馆使用"心灵学"作为心理学课程名称；1880年，《申报》使用"心学"一词指代颜永京讲授的心理学课程；1882年，颜永京创制"心才学"称谓心理学；1886年，分别译自赫胥黎的《科学导论》的《格致小引》和《格致总学启蒙》两本中各自使用"性情学"和"心性学"指称心理学；1889年，颜永京使用"心灵学"命名第一本心理学汉本译著；1898年，丁韪良在《性学举隅》中使用"性学"来指心理学。最后，康有为、梁启超于1897—1898年正式从日本引入"心理学"一词，并开始广泛使用。康有为、梁启超十分重视译书，认为"中国欲为自强第一策，当以译书为第一义"，康有为"大收日本之书，作为书目志以待天下之译者"。[①] 他于1896年开始编的《日本书目志》共收录心理学书籍25种，其中包括西周翻译的《心理学》。当时，日文中是以汉字"心理学"翻译"psychology"。可见，康有为当时接受了"心理学"这一学科名称。不过《日本书目志》的出版日期不详。梁启超于1897年11月15日在《时务报》上发表的《读〈日本书目志〉后》一文中写道："……愿我人士，读生理、心理、伦理、物理、哲学、社会、神教诸书，博观而约取，深思而研精。"[②] 梁启超作为康有为的学生，也是其思想的积极拥护者，很可能在《日本书目志》正式出版前就读到了书稿，并在报刊上借康有为使用的名称正式认

---

① 转引自杨鑫辉、赵莉如主编：《心理学通史》（第2卷），济南：山东教育出版社2000年版，第142页。

② 转引自阎书昌：《中国近现代心理学史（1872—1949）》，上海：上海教育出版社2015年版，第43页。

可了"心理学"这一术语及其学科。① 另外，大同译书局于1898年春还出版了日本森本藤吉述、翁之廉校订的《大东合邦新义》一书，该书中也使用过"心理学"一词："今据心理学以推究之"，后有附注称："心理学研究性情之差别，人心之作用者也。"② 此书是日本学者用汉语写作，并非由日文译出，经删改编校而成，梁启超为之作序。这些工作都说明了康有为和梁启超为"心理学"一词在中国的广泛传播所作出的重要贡献。以上所述仅仅是"心理学"作为一门学科名称在中国的变迁和发展，中国文化对心理学知识与学科的接受必定有着更为复杂的过程。

这一时期最值得书写的历史事件就是蔡元培跟随现代心理学创始人冯特的学习经历。蔡元培先后两次赴德国留学。在留学德国以前，蔡元培就对西方的文化科学有所涉及，包括文史、政经及自然科学。他译自日文的《生理学》《妖怪学》等著作就涉猎到心理学知识。蔡元培学习心理学课程是在第一次留学期间的1908年10月至1911年11月，他在三年学习期间听了八门心理学课程，其中有冯特讲授的三门心理学课程：心理学、实验心理学、民族心理学，还有利普斯（Theodor Lipps）讲授的心理学原理，勃朗（Brahon）讲授的儿童心理学与实验教育学，

① 阎书昌：《"心理学"在我国的第一次公开使用》，载杨鑫辉主编：《心理学探新论丛（2000 年辑）》，南京：南京师范大学出版社 2000 年版，第 240—241 页。

② 转引自阎书昌：《中国近现代心理学史（1872—1949）》，上海：上海教育出版社 2015 年版，第 43 页。

威斯（Wilhelm Wirth）讲授的心理学实验方法，迪特里希（Ottmar Dittrich）讲授的语言心理学、现代德语语法与心理学基础。蔡元培接受过心理学的专业训练，这是不同于中国现代心理学早期多是自学成才的其他人物之处，也是他具有中国现代心理学先驱地位的原因之一。蔡元培深受冯特在实验心理学上开创性工作的影响，在其担任北京大学校长期间，于1917年支持陈大齐在哲学系内建立我国第一个心理学实验室，这是中国心理学发展史上的第一个心理学实验室，具有标志性意义。陈大齐是另一位中国现代心理学的先驱，1909年他进入东京帝国大学文科哲学门之后，受到日本心理学家元良勇次郎的影响，对心理学产生极为浓厚的兴趣，于是选心理学为主科，以理则学（亦称论理学，即逻辑学）、社会学等为辅科。陈大齐在日本接受的是心理学专业训练，1912年回国后开展的许多理论和实践工作对我国早期心理学都具有开创性的意义。

中国现代心理学学科的真正确立，是始于第一批学习心理学的留学生回国后从事心理学的职业活动，此后才出现了真正意义上的中国心理学家。

二、出国留学：中国现代心理学的奠基

中国现代心理学是新文化运动的产物，我国第一代心理学家正是成长于这一历史背景之下。20世纪初，我国内忧外患，社会动荡，国家贫弱，不断遭到西方列强在科学技术支撑下的坚船利炮的侵略，中华民族面临着深重的民族危机。新文化运

动的兴起，在中国满布阴霾的天空中，响起一声春雷，爆发了一场崇尚科学、反对封建迷信、猛烈抨击几千年封建思想的文化启蒙运动。1915年，陈独秀创办《青年杂志》（后改名为《新青年》），提出民主和科学的口号，标志着新文化运动的开始，到1919年"五四"运动爆发时，新文化运动达到高潮。中国先进的知识分子试图从西方启蒙思想那里寻找救国救民之路，对科学技术产生了崇拜，提出了"科学救国"和"教育救国"的口号，把科学看成是抵御外侵和解决中国一切问题的工具，认为只有科学才能富国强兵，使中国这头"睡狮"猛醒，解除中国人民的疾苦，摘掉头上那顶"东亚病夫"的耻辱帽子。西方现代科学强烈冲击了中国的旧式教育，"开启民智""昌明教育""教育救国"的声音振聋发聩。孙中山在《建国方略》中写道："夫国者，人之所积也。人者，心之所器也。国家政治者，一人群心理之现象也。是以建国之基，当发端于心理。"[①] 他认为"一国之趋势，为万众之心理所造成"[②]。要实现教育救国，就要提高国民的素质，改造旧的国民性，塑造新的国民。改造国民性首先要改造国民的精神，改造国民的精神在于改造国民的行为，而改造人的行为在于改造人的心理。著名教育家李石曾也主张："道德本于行为，行为本于心理，心理本于知识。是故开展人之知识，即通达人之心理也；通达人之心理，即真诚人之行为也；真诚人之行为，即公正人之道德也。教育者，开展人

---

① 《孙中山全集》（第6卷），北京：中华书局1981年版，第214-215页。

② 孙文：《心理建设》，上海：一心书店1937年版，第83页。

之知识也。欲培养人之有公正之道德，不可不先有真诚之行为；欲有真诚之行为，不可不先有通达之心理；欲有通达之心理，不可不先有开展之知识。"① 了解人的心理是改造人的心理的前提，了解人的心理是进行教育的前提，而心理学具有了解心理、改造心理的作用。所以，当时一批有志青年纷纷远赴重洋攻读心理学。② 汪敬熙后来对他出国为何学习心理学的回忆最能说明这一点，他说："在十五六年前，更有一种原因使心理学渐渐风行。那时候，许多人有一种信仰，以为想改革中国必须从改造社会入手；如想改造社会必须经过一番彻底的研究；心理学就是这种研究必需的工具之一，我记得那时候好些同学因为受到这种信仰的影响，而去读些心理学书，听些心理学的功课。"③ 张耀翔赴美前夕，曾与同学廖世承商讨到美国所学专业，认为

---

① 李石曾：《无政府说》，载《辛亥革命前十年时间政选集》（第三卷），北京：三联书店 1960 年版，第 162—163 页。

② 中国学生大批留美始于 1908 年的"庚款留学"。1911 年经清政府批准，成立了留美预备学校即清华学堂。辛亥革命爆发之后，清华学堂因战事及经费来源断绝原因停顿半年之久，至 1912 年 5 月学堂复校，改称"清华学校"。由于"教育救国"运动的需要，辛亥革命之后留美教育得以延续。在这批留美大潮中，有相当一部分留学生以心理学作为主修专业，为此后中国现代心理学的发展积聚下了专业人才。据 1937 年的《清华同学录》统计，学教育、心理者（包括选修两门以上学科者，其中之一是教育心理）共 81 人。早期的心理学留学生主要有：王长平（1912 年赴美，1915 年回国）、唐钺（1914 年赴美，1921 年回国）、陈鹤琴（1914 年赴美，1919 年回国）、凌冰（1915 赴美，1919 年回国）、廖世承（1915 年赴美，1919 年回国）、陆志韦（1915 年赴美，1920 年回国）、张耀翔（1915 年赴美，1920 年回国）等。

③ 汪敬熙：中国心理学的将来，《独立评论》，1933 年第 40 号。

人为万物之灵，强国必须强民，强民必须强心，于是决心像范源廉先生（当时清华学堂校长）那样，身许祖国的教育事业，并用一首打油诗表达了他选学心理学的意愿："湖海飘零廿二年，今朝赴美快无边。此身原许疗民瘼，誓把心书仔细研！"①潘菽也指出："美国的教育不一定适合中国，不如学一种和教育有关的比较基本的学问，即心理学。"②

在国外学习心理学的留学生接受了著名心理学家的科学训练，为他们回到中国发展心理学打下了扎实的专业功底。仅以获得博士学位的心理学留学生群体为例，目前得以确认的指导过中国心理学博士生的心理学家有美国霍尔（凌冰）、卡尔（陆志韦、潘菽、王祖廉、蔡乐生、倪中方、刘绍禹）、迈尔斯（沈有乾、周先庚）、拉施里（胡寄南）、桑代克（刘湛恩）、瑟斯顿（王徵葵）、吴伟士（刘廷芳、夏云）、皮尔斯伯里（林平卿）、华伦（庄泽宣）、托尔曼（郭任远）、梅耶（汪敬熙）、黄翼（格塞尔）、F. H. 奥尔波特（吴江霖）、英国斯皮尔曼（潘渊、陈立）、皮尔逊（吴定良）、法国瓦龙（杨震华）、福柯（左任侠），等等。另外，指导过中国学生或授过课的国外著名心理学家还有冯特（蔡元培）、铁钦纳（董任坚）、吕格尔（潘渊）、皮亚杰（卢濬）、考夫卡（朱希亮、黄翼）、推孟（黄翼、周先庚）、苛勒（萧孝嵘）等。由此可见，这些中国留学生海外求学期间接

① 程俊英：《耀翔与我》，载张耀翔著：《感觉、情绪及其他——心理学文集续编》，上海：上海人民出版社1986年版，第308—332页。

② 潘菽：《潘菽心理学文选》，南京：江苏教育出版社1987年，第2页。

触到了西方心理学的最前沿知识，为他们回国之后传播各个心理学学派理论，发展中国现代心理学奠定了坚实的基础。

在海外学成归来的心理学留学生很快成长为我国第一代现代心理学家，他们拉开了中国现代心理学的序幕。他们传播心理学知识，建立心理学实验室，编写心理学教科书，创建大学心理学系所，培养心理学专门人才，成立心理学研究机构和组织，创办心理学专业刊物，从事心理学专门研究与实践，对中国现代心理学的诸多领域作出奠基性和开拓性贡献，分别成为中国心理学各个领域的领军人物。这些归国留学生大都是25—30岁之间的青年学者，他们对心理学具有强烈的热情，正如张耀翔所说的："心理学好比我的宗教。"[①] 同时，他们精力旺盛，受传统思想束缚较少，具有雄心壮志，具有创新精神和开拓意识，致力于发展中国的心理学，致力于在中国建立科学的心理学，力图把"心理学在国人心目中演成一个极饶兴趣、惹人注目的学科"。[②] 不仅如此，他们还具有更远大的抱负，把中国心理学推向世界水平。就像郭任远在给蔡元培的一封信中所表达的："倘若我们现在提倡心理学一门，数年后这个科学一定不落美国之后。因为科学心理学现在还在萌芽时代。旧派的心理学虽已破坏，新的心理学尚未建设。我们现在若在中国从建设方面着手，将来纵不能在别人之前，也决不致落人后。""倘若我

---

① 张耀翔：《心理学文集》，上海人民出版社 1983 年版，第 231 页。
② 张耀翔：《心理学文集》，上海人民出版社 1983 年版，第 246 页。

们尽力筹办这个科学，数年后一定能受世界科学界的公认。"①

中国第一代心理学家还积极参与当时我国思想界和学术界的讨论。如陈大齐在"五四"运动时期，积极参与当时科学与灵学的斗争，运用心理学知识反对宣扬神灵的迷信思想。唐钺积极参与了20世纪20年代初（1923年）的"科学与玄学"论战。汪敬熙在北大就读时期就是"五四"运动的健将，也是著名的新潮社的主要成员和《新潮》杂志的主力作者，提倡文学革命，致力于短篇小说的创作，他也是继鲁迅之后较早从事白话小说创作的作家。陆志韦则提倡"五四"新诗运动，他于1923年出版的《渡河》诗集，积极探索了新诗歌形式和新格律的实践。

三、制度建设：中国现代心理学的确立

"五四"运动之后，在海外学习心理学的留学生②陆续回国。他们从事心理学的职业活动，逐渐形成我国心理学的专业队伍。他们大部分都任教于国内的各大高等院校中，承担心理学的教学与科研任务，积极开展中国现代心理学的早期学科制度建设。他们创建心理学系所、建立心理学实验室、成立心理学专业学

---

① 郭任远：《郭任远君致校长函》，《北京大学日刊》，1922 年总第929 号。

② 这些心理学留学生大部分人都获得了博士学位，也有一部分人在欧美未获得博士学位，如张耀翔、谢循初、章益、王雪屏、王书林、阮镜清、普施泽、黄钰生、胡秉正、高文源、费培杰、董任坚、陈雪屏、陈礼江、陈飞鹏等人。他们回国后在心理学领域同样作出了重要贡献。

会和创办心理学刊物，开创了中国现代心理学的一个辉煌时期。

（一）成立专业学会

1921 年 8 月，在南京高等师范学校组织暑期教育讲习会，有许多学员认为心理学与教育关系密切，于是签名发起组织中华心理学会，征求多位心理学教授参加。几天之后，在南京高等师范学校临时大礼堂举行了中华心理学会成立大会，通过了中华心理学会简章，投票选举张耀翔为会长兼编辑股主任，陈鹤琴为总务股主任，陆志韦为研究股主任，廖世承、刘廷芳、凌冰、唐钺为指导员。这是中国第一个心理学专业学会。中华心理学会自成立后，会员每年都有增加，最盛时多达 235 人。但是由于学术活动未能经常举行，组织逐渐涣散。1931 年，郭一岑、艾伟、郭任远、萧孝嵘、沈有乾、吴南轩、陈鹤琴、陈选善、董任坚等人尝试重新筹备中华心理学会，但是后来因为"九一八"国难发生，此事被搁置，中华心理学会就再也没有恢复。

1935 年 11 月，陆志韦发起组织"中国心理学会"，北京大学樊际昌、清华大学孙国华、燕京陆志韦被推为学会章程的起草人。三人拟定的"中国心理学会章程草案"经过讨论修改后，向各地心理学工作者征求意见，获得大家的一致赞同，认为"建立中国心理学会"是当务之急。1936 年 11 月，心理学界人士 34 人发出由陈雪屏起草的学会组织启事，正式发起组织中国心理学会。1937 年 1 月 24 日，在南京国立编译馆大礼堂举行了中国心理学会成立大会。会上公推陆志韦为主席，选出陆志韦、萧孝嵘、周先庚、艾伟、汪敬熙、刘廷芳、唐钺为理事。正当中国心理学会各种活动相继开展之际，"七七事变"爆发，学会活动被迫停止。

1930 年秋，时任考试院院长的戴季陶鉴于测验作为考试制度的一种，有意发起组织测验学会。由吴南轩会同史维焕、赖琎二人开始做初步的筹备工作。截至当年 12 月 15 日共征得 57 人的同意做发起人，通过通讯方式选举吴南轩、艾伟、易克橒、陈鹤琴、史维焕、顾克彬、庄泽宣、廖茂如、邰爽秋为筹备委员，陈选善、陆志韦、郭一岑、王书林、彭百川为候补委员，指定吴南轩为筹备召集人，推选吴南轩、彭百川、易克橒为常务委员。1931 年 6 月 21 日，在南京中央大学致知堂召开成立大会和会员大会。

1935 年 10 月，南京中央大学教育学院同仁发起组织中国心理卫生协会，向全国心理学界征求意见，经过心理学、教育、医学等各界共 231 人的酝酿和发起，并得到 146 位知名人士的赞助，中国心理卫生协会于 1936 年 4 月 19 日在南京正式召开成立大会，并通过了《中国心理卫生协会简章》。该协会的宗旨是保持并促进精神健康，防止心理、神经的缺陷与疾病，研究有关心理卫生的学术问题，倡导并促进有关心理卫生的公共事业。1936 年 5 月，经过投票选举艾伟、吴南轩、萧孝嵘、陈剑脩、陈鹤琴等 35 人为理事，周先庚、方治、高阳等 15 人为候补理事，陈大齐、陈礼江、杨亮功、刘廷芳、廖世承等 21 人为监事，梅贻琦、章益、郑洪年等 9 人为候补监事。在 6 月 19 日举行的第一次理事会议上，推举吴南轩（总干事）、萧孝嵘、艾伟、陈剑脩、朱章赓为常务理事。

（二）创办学术期刊

《心理》，英文刊名为 *Chinese Journal of Psychology*，由张耀翔于 1922 年 1 月在北平筹备创办的我国第一种心理学期刊。编辑部设在北京高等师范学校心理学实验室的中华心理学会总会，它作为中华心理学会会刊，其办刊宗旨之一是，"中华心理学会会员承认心理学自身是世上最有趣味的一种科学。他们研究，就是要得这种精神上的快乐。办这个杂志，是要别人也得同样的快乐。"[①] 《心理》由张耀翔主编，上海中华书局印刷发行，于 1927 年 7 月终刊。该刊总共发表论文 163 篇，其中具有创作性质的论文至少 50 篇。1927 年，周先庚以《1922 年以来中国心理学旨趣的趋势》为题向西方心理学界介绍了刊发在《心理》杂志上共分为 21 类的 110 篇论文。[②] 这是中国心理学界的研究成果第一次集体展示于西方心理学界，促进了后者对中国心理学的了解。

《心理半年刊》，英文刊名为 *The N. C. Journal of psychology*，由中央大学心理学系编辑，艾伟任主编，于 1934 年 1 月 1 日在南京创刊，至 1937 年 1 月 1 日出版第 4 卷 1 期后停刊，共出版 7 期。其中后 5 期均为"应用心理专号"，可见当时办刊宗旨是指向心理学的应用。该刊总共载文 88 篇，其中译文 21 篇。

《心理季刊》是由上海大夏大学心理学会出版，1936 年 4 月

① 《本杂志宗旨》，《心理》，1922 年，第 1 卷 1 号。

② Chou, S. K., Trends in Chinese psychological interests *since 1922*. *The American Journal of Psychology*. 1927，38（3），pp. 487—488.

创刊，1937年6月终刊。该刊主任编辑为章颐年，其办刊宗旨是"应用心理科学，改进日常生活"，它是当时国内唯一一份关于心理科学的通俗刊物。《心理季刊》共出版6期，发表87篇文章（包括译文4篇）。栏目主要有理论探讨、生活应用、实验报告及参考、名人传记、书报评论、心理消息、论文摘要等七个栏目，还有插图照片25帧。

《中国心理学报》由燕京大学和清华大学心理学系编印，1936年9月创刊，1937年6月终刊。后成为中国心理学会会刊。主任编辑为陆志韦，编辑为孙国华和周先庚。蔡元培为该刊题写了刊名。在该刊1卷1期的编后语中，追念20年代张耀翔主编的《心理》杂志，称这次出版"名曰《中国心理学报》，亦以继往启来也"。该刊英文名字为 *The Chinese Journal of Psychology*，与《心理》杂志英文名字完全相同，因此可以把《中国心理学报》看作是《心理》杂志的延续或新生。同时，《中国心理学报》在当时也承担起不同于20年代"鼓吹喧闹，笔阵纵横"拓荒期的责任，不再是宣传各家学说，而是进入扎扎实实地开展心理学研究的阶段，从事"系统之建立""以树立为我中华民国之心理学"。该刊总共发表文章24篇，其中实验报告14篇，系统论述文章4篇，书评3篇，其他有关实验仪器的介绍、统计方法等3篇。

抗战爆发之前，我国出版的心理学刊物还有以下几种[1]：《测验》是1932年5月由中国测验学会创刊的专业性杂志，专

---

① 杨鑫辉、赵莉如主编：《心理学通史》（第2卷），济南：山东教育出版社2000年版，第209—212页，第217—226页。

门发表关于测验的学术论文。共出版 9 期，于 1937 年 1 月出版最后一期之后停刊，计发表 100 余篇文章。《心理附刊》是中央大学日刊中每周一期的两页周刊，1934 年 11 月 20 日发刊，中间多次中断，1937 年 1 月 14 日以后完全停刊。该刊载文多为译文，由该校"心理学会同仁于研习攻读之暇所主持"，其宗旨是"促进我国心理学正当的发展，提倡心理学的研究和推广心理学的应用"。该刊共出版 45 期，计发表文章 59 篇，其中译文 47 篇，多数文章都是分期连载。《中央研究院心理研究所丛刊》是中央研究院心理研究所印行的一种不定期刊物，专门发表动物学习和神经生理方面的实验研究报告或论文，共出版 5 期。同时心理研究所还出版了《中央研究院心理研究所专刊》，共发行 10 期。这两份刊物每一期为一专题论文，均为英文撰写，其中多篇研究报告都具有较高的学术价值。《心理教育实验专篇》是中央大学教育学院教育实验所编辑发行的一种不定期刊物，专门发表心理教育实验报告，共出版 7 期。1934 年 2 月出版第 1 卷 1 期，1939 年出版第 4 卷 1 期，此后停止刊行。

（三）建立教学和研究机构

1920 年，南京高等师范学校教育科设立了心理学系，这是我国建立的第一个心理学系。不久，该校更名为东南大学，东南大学的心理学系仍属教育科。当时中国大学开设独立心理学系的只有东南大学。陈鹤琴任该校教务长，廖世承任教育科教授。在陆志韦的领导下，心理学系发展得较快，有"国内最完备的心理学系"之誉，心理学系配有仪器和设备先进的心理学实验室。1927 年，东南大学与江苏其他八所高校合并成立第四中山大学，不久又更名为中央大学。中央大学完全承袭了东南大学的心理学仪器和图书，原注重理科的学科组成心理学系，隶属于理学院，潘菽任系主任。原注重教育的学科组成教育心理组，隶属于教育学系。1929年，教育心理组扩充为教育心理学系，隶属教育学院，艾伟为系主任。1932年，教育心理学系与理学院心理学系合并一系，隶属于教育学院，萧孝嵘出任系主任。1939年，中央大学教育学院改为师范学院，心理学系复归理学院，并在师范学院设立教育心理学所，艾伟出任所长。

1926年，北京大学正式建立心理学系。早在1919年，蔡元培在北京大学将学门改为学系，并在实行选科制时，对大学本科各学系分为五个学组，第三学组为心理学系、哲学系、教育系，当时只有哲学系存在，其他两系未能成立，有关心理学的课程都附设在哲学门（系）。1917年陈大齐在北京大学建立了中国第一个心理学实验室，次年他编写了我国第一本大学心理学教科书《心理学大纲》，该书广为使用，产生很大影响。1926年正式成立心理学系，并陆续添置实验仪器，使心理学实验室开始初具规模，不仅可以满足学生学习使用，教授也可以用来进行专门的研究。

1922年，庄泽宣回国后在清华大学（当时是清华学校时期）开始讲授普通心理学课程。1926年，清华大学将教育学和心理学并重而成立教育心理系。1928年3月1日，出版由教育心理系师生合编的刊物《教育与心理》（半年刊），时任系主任为主任编辑朱君毅，编辑牟乃祚和傅任敢。当年秋天清华大学成立心理学系，隶属于理学院，唐钺任心理学系主任，1930年起孙国华担任心理学系主任。1932 年秋，清华大学设立心理研究所（后改称研究部），开始招收研究生。清华大学心理学系建立了一个在当时设备比较先进、完善的心理学实验室，其规模在当时中国心理学界内是数一数二的。

1923 年 7 月，北京师范大学成立，其前身为北京高等师范学校。1920 年 9 月张耀翔受聘于该校讲授心理学课，包括普通心理学、实验心理学、儿童心理学和教育心理学，并创建了一个可容十人的心理学实验室，可称得上当时中国第二个心理学室实验室。

1923 年，郭任远受聘于复旦大学讲授心理学。当年秋季招收了十余名学生，成立心理学系，隶属于理科，初设人类行为之初步、实验心理学、比较心理学、心理学审明与翻译四门课程。1924 年聘请唐钺讲授心理学史。郭任远曾将几百本心理学书籍杂志用作心理学系的图书资料，并募集资金添置实验仪器、动物和书籍杂志，其中动物就有鼠、鸽、兔、狗和猴等多种，以供实验和研究所用。至 1924 年，该系已经拥有了心理学、生理学和生物学方面中外书籍 2000 余册，杂志 50 余种。1925 年郭任远募集资金盖了一个四层楼房，名为"子彬院"，将心理学系扩建为心理学院，并出任心理学院主任，这是当时国内唯一的一所心理学院。其规模居世界第三位，仅次于苏联巴甫洛夫心理学院和美国普林斯顿心理学院，故被称为远东第一心理学院。心理学院下拟设生物学系、生理学及解剖学系、动物心理学系、变态心理学系、社会心理学系、儿童心理学系、普通心理学系和应用心理学系等八个系，并计划将来变态心理学系附设精神病院，儿童心理学系附设育婴医院，应用心理学系附设实验学校。子彬院大楼内设有人类实验室、动物实验室、生物实验室、图书室、演讲厅、影戏厅、照相室、教室等。郭任远招揽了国内顶尖的教授到该院任教，在当时全国教育界享有"一院八博士"之誉。

1924 年，上海大夏大学成立。最初在文科设心理学系，教育科设教育心理组，并建有心理实验室。1936 年，扩充为教育学院教育心理学系，章颐年任系主任。当时该系办得很好，教育部特拨款添置设备，扩充实验室，增设动物心理实验室，并相继开展了多项动物心理研究。大夏大学心理学系很重视实践，自制或仿制实验仪器，并为其他大学心理学系代制心理学仪器，还印制了西方著名心理学家图片和情绪判断测验用图片，供心理学界同仁使用。该系师生还组织成立了校心理学会，创办儿童心理诊察所。大夏大学心理学系在心理学的应用和走向生活方面，属于当时国内心理学界的佼佼者。

1919 年，燕京大学最早设立心理科。1920 年刘廷芳赴燕京大学教授心理学课程，翌年经刘廷芳建议，心理学与哲学分家独立成系，隶属理学院，由刘廷芳兼任系主任，直至 1925 年。1926 年燕京大学进行专业重组，心理学系隶属文学院。刘廷芳本年度赴美讲学，陆志韦赴燕京大学就任心理学系主任和教授。刘廷芳在美期间为心理学系募款，得到白兰女士（Mrs. Mary Blair）巨额捐助，心理学系的图书仪器设备得到充实，实验室因此命名为"白兰氏心理实验室"。

1929 年，辅仁大学成立心理学系，首任系主任为德国人葛尔慈教授（Fr. Joseph Goertz），他曾师从德国实验心理学家林德渥斯基（Johannes Lindworsky），林德渥斯基是科学心理学之父冯特的学生。葛尔慈继承了德国实验心理学派的研究传统，在辅仁大学建立了在当时堪称一流的实验室，其实验仪器均是购自国外最先进的设备。

1927年6月，中山大学成立心理学系，隶属文学院，并创建心理研究所，聘汪敬熙为系、所的主任。他开设了心理学概论、心理学论文选读和科学方法专题等课程。1927年2月汪敬熙在美国留学期间，受戴季陶和傅斯年的邀请回国创办心理研究所，随即着手订购仪器。心理研究所创办时"已购有值毫银万元之仪器，堪足为生理心理学，及动物行为的研究之用，在设备上，在中国无可称二，即比之美国有名大学之心理学实验室，亦无多愧"①。

据《中华民国教育年鉴》统计，截止到1934年我国有国立、省立和私立大学共55所，其中有21所院校设立了心理学系（组）。至1937年之前，国内还有一些大学尽管没有成立心理学系，但通常在教育系下开设有心理学课程，甚至创建有心理学实验室，这些心理学力量同样也为心理学在中国的发展作出了重要贡献，如湖南大学教育学系中的心理学专业和金陵大学的心理学专业。

1928年4月，中央研究院正式成立，蔡元培任院长。心理研究所为最初计划成立的五个研究所之一，这是我国第一个国

---

① 引自阎书昌：《中国近现代心理学史（1872—1949）》，上海：上海教育出版社2015年版，第129页。

家级的心理学专门研究机构。1928年1月"中央研究院组织法"公布之后，心理研究所着手筹备，筹备委员会包括唐钺、汪敬熙、郭任远、傅斯年、陈宝锷、樊际昌等六人。[①] 1929年4月中央研究院决定成立心理研究所，于5月在北平正式成立，唐钺任所长。1933年3月心理研究所南迁上海，汪敬熙任所长。此时工作重点侧重神经生理方面的研究。1935年6月，心理研究所又由上海迁往南京。1937年，抗战爆发后，心理研究所迁往长沙，后到湖南南岳，又由南岳经桂林至阳朔，1940年冬，至桂林南部的雁山村稍微安定，才恢复了科研工作。抗战胜利后，1946年9月，心理研究所再次迁回上海。

（四）统一与审定专业术语

作为一个学科，其专业术语的定制具有重要的意义。1908年，清学部尚书荣庆聘严复为学部编订名词馆总纂，致力于各个学科学术名词的厘定与统一。学部编订名词馆是我国第一个审定科学技术术语的统一机构。《科学》发刊词指出："译述之事，定名为难。而在科学，新名尤多。名词不定，则科学无所依倚而立。"[②] 庄泽宣留学回国之后发现心理学书籍越来越多，但是各人所用的心理学名词各异，深感心理学工作开展很不方便。1922年，中华教育改进社聘请美国教育心理测验专家麦柯尔（William Anderson McCall，1891—1982）来华讲学并主持编制多种测验。麦柯尔曾邀请朱君毅审查统计和测验的名词。

---

①《中央研究院心理学研究所筹备委员会名录》，《大学院公报》，1928年第1期，第159页。

②《发刊词》，载《科学》，1915年第一卷第一期。

随后他又提出要开展心理学名词审定工作，并打算邀请张耀翔来做这件事情，但后来把这件事情委托给了庄泽宣。庄泽宣声称利用这次机会，可以钻研一下中国的文字适用于科学的程度如何。庄泽宣首先利用华伦著《人类心理学要领》(*Elements of Human Psychology*，1922) 一书的心理学术语表，并参照其他的书籍做了增减，然后对所用的汉语心理学名词进行汇总。本来当时计划召集京津附近的心理学者进行商议，但是未能促成。庄泽宣在和麦柯尔商议之后，就开始"大胆定译名"，最后形成了译名草案，由中华教育改进社在 1923 年 7 月印制之后分别寄送给北京、天津、上海、南京的心理学家，以征求意见。最后由中华教育改进社于 1924 年正式出版中英文对照的《心理学名词汉译》一书。

继庄泽宣开展心理学名词审查之后，1931 年清华大学心理系主任孙国华领导心理学系及清华心理学会全体师生着手编制中国心理学字典。此时正值周先庚回国，他告知华伦的心理学词典编制计划在美国早已公布，而且规模宏大，筹划精密，二三年内应该能出版。中国心理学字典的编译工作可以暂缓，待华伦的心理学词典出版之后再开展此项工作。1934 年该系助教米景沅开始搜集整理英汉心理学名词，共计 6000 多词条，初选之后为 3000 多，并抄录成册，曾呈请陆志韦校阅，为刊印英汉心理学名词对照表做准备。而此时由国立编译馆策划，赵演主持的心理学名词审查工作也已开始，一改过去个人或小规模进行心理学名词编制工作的局面，组织了当时中国心理学界多方面的力量参与这项工作，并取得很好的成绩。

1935 年夏天，商务印书馆开始筹划心理学名词的审查工作，由赵演主持，左任侠协助。商务印书馆计划将心理学名词分普通心理学、变态心理学、生理心理学、应用心理学和心理学仪器与设备五部分分别审查，普通心理学名词是最早开始审查的。赵演首先利用华伦的《心理学词典》（*Dictionary of Psychology*）搜集心理学专业名词，并参照其他书籍共整理出 2732 个英文心理学名词。在整理英文心理学名词之后，他又根据 49 种重要的中文心理学译著，整理出心理学名词的汉译名称，又将散见于当时报刊上的一些汉译名词补入，共整理出 3000 多个。此后又将这些资料分寄给国内 59 位心理学家，以及 13 所大学的教育学院或教育系征求意见，此后相继收到 40 多位心理学家的反馈意见。这基本上反映了国内心理学界对这份心理学名词的审查意见。例如，潘菽在反馈意见中提到，心理学名词的审查意味着标准化，但应该是帮助标准化，而不能创造标准。心理学名词自身需要经过生存的竞争，待到流行开来再进行审查，通过审查进而努力使其标准化。① 经过此番的征求意见之后，整理出 1393 条心理学名词。此时成立了以陆志韦为主任委员的普通心理学名词审查委员会，共 22 名心理学家，审查委员会的成员均为教育部正式聘请。赵演还整理了心理学仪器名词 1000 多条，从中选择了重要的 287 条仪器名称和普通心理学名词一并送审。1937 年 1 月 19 日在国立编译馆举行由各审查委员会成员参加的审查会议，最后审查通过了对 2000 多条普通心理学名

① 潘菽：《审查心理学名词的原则》，载上海《心理学半年》，1936年第 3 卷 1 期。

词，100 多条心理学仪器名词（后来并入普通心理学名词之中）的审查。1937 年 3 月 18 日教育部正式公布审查通过的普通心理学名词。1939 年 5 月商务印书馆刊行了《普通心理学名词》。赵演空难离世，致使原本拟定的变态心理学、生理心理学和应用心理学名词的审定工作中止了，当然，抗战的爆发也是此项工作未能继续下去的重要原因。

四、中国本土化：中国现代心理学的目标

早在 1922 年《心理》杂志的发刊词中就明确提出："中华心理学会会员研究心理学是从三方面进行：一，昌明国内旧有的材料；二，考察国外新有的材料；三，根据这两种材料来发明自己的理论和实验。办这个杂志，是要报告他们三方面研究的结果给大家和后世看。"①"发明自己的理论和实验"为中国早期心理学者提出了发展的方向和目标，就是要实现心理学的中国本土化。

自《心理》杂志创刊之后，有一批心理学文章探讨了中国传统文化中的心理学思想，例如余家菊的《荀子心理学》、汪震的《戴震的心理学》和《王阳明心理学》、无观的《墨子心理学》、林昭音的《墨翟心理学之研究》、金拓之的《孟荀贾谊董仲舒诸子性说》、程俊英的《中国古代学者论人性之善恶》和

---

① 《本杂志宗旨》，《心理》，1922 年第 1 卷 1 号。

《汉魏时代之心理测验》、梁启超的《佛教心理学浅测》等。① 这些文章在图梳理中国传统文化中的心理学思想同时，还提出建设"中国心理学"的本土化意识。汪震在《王阳明心理学》一文中提出："我们研究中国一家一家心理的目的，就是想造成一部有系统的中国心理学。我们的方法是把一家一家的心理学用科学方法整理出来，然后放在一处作一番比较，考察其中因果的关系，进一步的方向，成功一部中国心理学史。"② 景昌极在《中国心理学大纲》一文更为强调中国"固有"的心理学："所谓中国心理学者，指中国固有之心理学而言，外来之佛教心理学等不与焉。"③ 与此同时，中国早期心理学家还从多个维度上开展了面向中国人生活文化与实践的心理学考察和研究，为构建中国人的心理学或者说中国心理学进行了早期探索工作。例如，张耀翔以中国的八卦和阿拉伯数字为研究素材，用来测验中国人学习能力，尤其是学习中国文字的能力。④ 又如，罗志儒对 1600 多中国名人的名字进行等级评定，分析了名字笔画、意义、词性以及是否单双字与出名的关系。⑤ 再如，陶德怡调查了《康熙字典》中形容善恶的汉字，并予以分类、比较，由此推测国民对于善恶的心理，以及国民道德的特色和缺点，并提出了

① 张耀翔：《从著述上观察中国心理学之研究》，《图书评论》，1933年第 1 期，第 3—7 页。
② 汪震：《王阳明心理学》，《心理》，1924 年第 3 卷 3 号。
③ 景昌极：《中国心理学大纲》，《学衡》，1922 年第 8 期，第 31—44 页。
④ 张耀翔：《八卦研究》，《心理》，1922 年第 1 卷 2 号。
⑤ 罗志儒：《出名与命名的关系》，《心理》，1924 年第 3 卷第 4 号。

改进国民道德的建议。[①] 这些研究并非是单纯的文本分析，既有利用中国传统文化中的资料为研究素材所开展的探讨，也有利用现实生活的资料为素材，探讨中国人的心理与行为规律。从这些研究中，我们可以看出中国早期开展的心理学研究对中西方文化差异的关注和探索，对传统文化和生活实践的重视。

到了 20 世纪 30 年代，中国心理学在各个领域都取得了长足的发展，一些心理学家开始总结过去 20 年发展的经验和不足，讨论中国心理学到底要走什么样的道路。1933 年，张耀翔在《从著述上观察中国心理学之研究》一文中写道："'中国心理学'可作两解：（一）中国人创造之心理学，不拘理论或实验，苟非抄袭外国陈言或模仿他人实验者皆是；（二）中国人绍介之心理学，凡一切翻译及由外国文改编，略加议论者皆是。此二种中，自以前者较为可贵，惜不多见，除留学生数篇毕业论文（其中亦不尽为创作）与国内二三大胆作者若干篇'怪题'研究之外，几无足述。"[②] 可见，张耀翔明确提出要发展中国人自己的心理学。同年，汪敬熙在《中国心理学的将来》一文中提出了中国心理学的发展方向问题："心理学并不是没有希望的路走；……中国心理学可走的路途可分理论的及实用的研究两方面说。简单说来，就国际心理学界近来的趋势，和我国心理学的现状看去，理论的研究有两条有希望的路。一是利用动物

① 引自阎书昌著：《中国近现代心理学史（1872—1949）》，上海：上海教育出版社 2015 年版，第 193 页。
② 张耀翔：《从著述上观察中国心理学之研究》，《图书评论》，1933 年第 1 期，第 3—7 页。

生态学的方法或实验方法去详细记载人或其他动物自受胎起至老死止之行为的发展。在儿童心理学及动物心理学均有充分做这种研究的机会。这种记载是心理学所必需的基础。二是利用生理学的知识和方法去做行为之实验的分析"[①]，而实用的研究这条路则是工业心理的研究。汪敬熙的研究思想及成果对我国心理学的生理基础领域研究有着深远的影响。1937年，潘菽在《把应用心理学应用于中国》一文中提出："我们要讲的心理学，不能把德国的或美国的或其他国家的心理学尽量搬了来就算完事。我们必须研究我们自己所要研究的问题。研究心理学的理论方面应该如此，研究心理学的应用方面更应该如此。"只有"研究中国所有的实际问题，然后才能有贡献于社会，也只有这样，我们才能使应用心理学在中国发达起来。……我们以后应该提倡应用的研究，但提倡的并不是欧美现有的应用心理学，而是中国实际所需要的应用心理学。"[②]

上述这些论述包含着真知灼见，其背后隐含着我国第一代心理学家对心理学在中国的本土化和发展中国人自己心理学的情怀。发展中国的心理学固然需要翻译和引介西方的心理学，模仿和学习国外心理学家开展研究，但这并不能因此而忽视、漠视中国早期心理学家本土意识的萌生，并进而促进中国心理

---

① 汪敬熙：《中国心理学的将来》，《独立评论》，1933年第40号，第13—14页。

② 潘菽：《把应用心理学应用于中国》，《心理半年刊》，1937年第4卷1期。

学的自主性发展。① 在中国现代心理学的各个领域分支中，都有一批心理学家在执着于面向中国生活的心理学实践工作的开展，其中有两个最能反映中国第一代心理学家以本土文化和社会实践为努力目标进行开拓性研究并取得丰硕成果的领域：一是汉字心理学研究，二是教育与心理测验。

汉字是中国独特的文化产物。以汉语为母语的中国人在接触西方心理学的过程中很容易唤起本土研究的意识，引起那些接受西方心理学训练的中国留学生的关注，并采用科学的方法对其进行研究。20 世纪 20 年代前后中国国内正在兴起新文化运动，文字改革的呼声日渐高涨。最早开展汉字心理研究的是刘廷芳于 1916—1919 年在美国哥伦比亚大学所做的六组实验，其被试使用了 398 名中国成年人，18 名中国儿童，9 名美国成年人和 140 名美国儿童。② 其成果后来于 1923—1924 年在北京出版的英文杂志《中国社会与政治学报》（*The Chinese Social and Political Science Review*）上分次刊载。1918 年张耀翔在哥伦比亚大学进行过"横行排列与直行排列之研究"③，1919 年高仁山（Kao，J. S.）与查良钊（Cha，L. C.）在芝加哥大学开展了

---

① Blowers，G. H.，Cheung，B. T.，& Han，R.，Emulation vs. indigenization in the reception of western psychology in Republican China： An analysis of the content of Chinese psychology journals（1922－1937）. *Journal of the History of the Behavioral Sciences*. 2009，45（1）：21－33.

② 周先庚：《美人判断汉字位置之分析》，《测验》，1934 年第 3 卷 1 期，第 29－62 页。

③ 艾伟：《中国学科心理学之发展》，《教育心理研究》，1940 年第 1 卷 3 期，第 6－11 页。

汉语和英文阅读中眼动的实验观察，1920年柯松以中文和英文为实验材料进行了阅读效率的研究。①自1920年起等人陈鹤琴花了三年时间进行语体文应用字汇的研究，并根据研究结果编成中国第一本汉字查频资料即《语体文应用字汇》，开创了汉字字量的科学研究之先河，为编写成人扫盲教材和儿童课本、读物提供了用字的科学依据。1921—1923年周学章在桑代克的指导下进行"国文量表"的博士学位论文研究，1922—1924年杜佐周在爱荷华州立大学做汉字研究。1923—1925年艾伟在华盛顿大学研究汉字心理，他获得博士学位回国后，一直致力于汉语的教与学的探讨，其专著《汉字问题》（1949）对提高汉字学习效能、推动汉字简化以及汉字由直排改为横排等，均产生了重要影响。1925—1927年沈有乾在斯坦福大学进行汉字研究并发表了实验报告，他是利用眼动照相机观察阅读时眼动情况的早期研究者之一。1925年赵裕仁在国内《新教育》杂志上发表了《中国文字直写横写的研究》，1926年陈礼江和卡尔在美国《实验心理学杂志》上发表关于横直读的比较研究。同一年，章益在华盛顿州立大学完成《横直排列及新旧标点对于阅读效率之影响》的研究，蔡乐生（Loh Seng, Tsai）在芝加哥大学设计并开展了一系列的汉字心理研究，并于1928年与亚伯奈蒂（E. Abernethy）合作发表了《汉字的心理学Ⅰ：字的繁简与学

① Tinker, M. A., Physiological psychology of reading. *Psychological Bulletin*, 1931, 28（2）：81—98. 转引自陈汉标：《中文直读研究的总检讨》，《教育杂志》，1935年第25卷10期，第53—68页。

习的难易》一文[①]，其后又分别完成了"字的部首与学习之迁移""横直写速率的比较""长期练习与横直写速率的关系"等多项实验研究。蔡乐生在研究中从笔画多少以及整体性的角度，首次发现和证明了汉字心理学与格式塔心理学的关联性。[②] 1925年周先庚于入学斯坦福大学之后，在迈尔斯指导下开展了汉字阅读心理的系列研究。他关于汉字横竖排对阅读影响的实验结果，证实了决定汉字横竖排利弊的具体条件。他并没有拘泥于汉字横直读的比较问题上，而是探索汉字位置和阅读方向的关系。周先庚受格式塔心理学的影响，从汉字的组织性视角来审视，一个汉字与其他汉字在横排上的格式塔能否迁移到竖排汉字的格式塔上，以及这种迁移对阅读速度影响大小的问题。他提出汉字分析的三个要素，即位置、方向及持续时间，其中位置是最为重要的要素。[③] 他在美国《实验心理学杂志》和《心理学评论》上分别发表了四篇实验报告和一篇理论概括性文章。他还热衷于阅读实验仪器的设计与改良，曾发明四门速示器（Quadrant Tachistocope）专门用于研究汉字的识别与阅读。

　　1920 年前后有十多位心理学家从事汉字心理学的相关研究，其中既有中国留学生在美国导师指导下进行的研究，也有国内学者开展的研究，研究的主题多为汉字的横直读与理解、阅读

　　① 阎书昌：《中国近现代心理学史（1872—1949）》，上海：上海教育出版社 2015 年版，第 162 页。

　　② 蔡乐生：《为〈汉字的心理研究〉答周先庚先生》，《测验》，1935年第 2 卷 2 期。

　　③ Chou, S. K., Reading and legibility of Chinese characters. *Journal of Experimental Psychologyl* 1929，12（2），pp. 156—177.

效率等问题，这与当时新文化运动中革新旧文化和旧习惯思潮有着紧密联系，同时也受到东西方文字碰撞的影响，因为中国旧文字竖写，而西方文字横写，两种文字的混排会造成阅读的困扰。这些心理学家在当时开展汉字的心理学研究的方法涉及速度记录法、眼动记录、速示法、消字法等多种方法，而且还有学者专门为研究汉字研制了实验仪器，利用的中国语言文字材料涉及文言文散文、白话散文、七言诗句等，从而在国际心理学舞台上开创了一个崭新的研究领域，对于改变汉字此前在西方心理学研究之中仅仅被用作西方人不认识的实验材料的局面具有重要的意义。① 汉字心理学研究对推动心理学的中国本土化作出了重要贡献，同时也为国内文字改革提供了科学的实验依据，正如蔡乐生所说："我向来研究汉字心理学的动机是在应用心理学实验的技术，求得客观可靠的事实，来解决中国字效率的问题。"②

在中国现代心理学发展历程中一向重视心理测验工作，测验一直与教育有着密切联系，在此基础上，逐渐向其他领域不断扩展。在 20 世纪 20 年代，仅《心理》杂志就刊载智力测验类文章 14 篇，教育测验类文章 11 篇，心理测验类文章 3 篇，职业测验类文章 1 篇。另外，还介绍其他杂志上测验类文章 57 篇。这反映了 20 年代初期国内心理与教育测验发展迅猛。

---

① 例如 1920 年赫尔（Clark Leonard Hull）、1923 年郭任远都曾利用汉字做过实验素材。
② 蔡乐生：《为〈汉字的心理研究〉答周先庚先生》，《测验》，1935年第 2 卷 2 期。

陈鹤琴与廖世承最早开拓了中国现代心理与教育测验事业，大力倡导、践行这一领域的工作。陈鹤琴在国内较早发表了《心理测验》①《智力测验的用处》② 等文章。1921 年他与廖世承合著的《智力测验法》是我国第一部心理测验方面著作。该书介绍个人测验与团体测验，其中 23 种直接采用了国外的内容，12 种根据中国学生的特点自行创编。该书被时任南京高师校长郭秉文赞誉为："将来纸贵一时，无可待言。"③ 陈鹤琴还自编各种测验，如"陈氏初小默读测验""陈氏小学默读测验"等。他的默读测验、普通科学测验和国语词汇测验被冠以"陈氏测验法"。④ 后又著有《教育测验与统计》（1932）和《测验概要》（与廖世承合著，1925）等。⑤ 廖世承在团体测验编制上贡献最大，1922 年美国哥伦比亚大学心理学教授、测验专家麦柯尔来华指导编制各种测验，廖世承协助其工作。廖世承编制了"道德意识测验"（1922）、"廖世承团体智力测验"（1923）、"廖世承图形测验"（1923）和"廖世承中学国语常识测验"（1923）等。1925 年他与陈鹤琴合著的《测验概要》出版，该书强调从

---

① 陈鹤琴：《心理测验》，《教育杂志》，1921 年第 13 卷 1 期。

② 陈鹤琴：《智力测验的用处》，《心理》，1922 年第 1 卷 1 号。

③ 北京市教育科学研究所编：《陈鹤琴全集》（第 5 卷），南京：江苏教育出版社 1991 年版，第 384 页。

④ 据《中华教育改进社第三次会务报告》记载，截至 1924 年 6 月，该社编辑出版的 19 种各类学校测验书籍中，陈鹤琴编写的中学、小学默读测验和常识测验书籍有 5 本。

⑤ 北京市教育科学研究所编：《陈鹤琴全集》（第 5 卷），南京：江苏教育出版社 1991 年版，第 653 页。

中国实际出发，"书中所举测验材料，大都专为适应我国儿童的"。[①] 该书奠定了我国中小学教育测验的基础，在当时处于领先水平。这一年也被称为"廖氏之团体测验年"，是教育测验上的一大创举。[②] 1924 年，陆志韦从中国实际出发，主持修订《比纳—西蒙量表》，并公布了《订正比纳—西蒙智力测验说明书》。1936 年，陆志韦与吴天敏合作，再次修订《比纳—西蒙测验说明书》，为智力测验在我国的实践应用和发展起到了推动作用。

1932 年，《测验》杂志创刊，对心理测验与教育测验工作产生了极大地推动作用，在该杂志上发表了许多文章讨论测验对中国教育的价值和功用。在我国心理测验的发展历程中，还有一批教育测验的成果，如周先庚主持的平民教育促进会的教育测验成果。20 世纪 30 年代，对心理与教育测验领域贡献最大的是同在中央大学任职的艾伟和萧孝嵘。艾伟从 1925 年起编制中小学各年级各学科测验、儿童能力测验及智力测验，如"中学文白理解力量表""汉字工作测验"等八种，"小学算术应用题测验""高中平面几何测验"等九种，大、中学英语测验等四种。这些测验的编制，既是中国编制此类测验的开端，也为心理测量的中国化奠定了基础。艾伟还于 1934 年在南京创办试验学校，直接运用测验于教育，以选拔儿童，因材施教。萧孝嵘

[①] 北京市教育科学研究所编：《陈鹤琴全集》（第 5 卷），南京：江苏教育出版社 1991 年版，第 653 页。

[②] 许祖云：廖世承、陈鹤琴《测验概要》：教育测验的一座丰碑，《江苏教育》，2002 年 19 期，第 43 页。

于 20 世纪 30 年代中期从事各种心理测验的研究。1934 年着手修订"墨跋智力量表"，他还修订了古氏（Goodenough）"画人测验"、普雷塞（Pressey）"XO 测验"、莱氏（Laird）"品质评定"、马士道（Marston）"人格评定"和邬马（Woodworth-Matheus）"个人事实表格"等量表。抗战爆发后，中央大学迁往陪都重庆，他订正数种"挑选学徒的方法"，编制几项"军队智慧测验"。萧孝嵘强调个体差异，重视心理测验在教育、实业、管理、军警中的应用。

五、国际参与性：中国现代心理学的影响

我们完全可以说，我国第一代心理学家的研究水平和国外第二代或第三代心理学家的研究水平是处在同一个起跑线上的，他们取得了极高的学术成就，为我国心理学赢得了世界性荣誉。就中国心理学与国外心理学的差距来说，当时的差距远小于今天的差距。当然，今天的差距主要是中国心理学长期的停滞所造成的结果。中国留学生到国外研修心理学，跟随当时西方著名心理学家们学习和研究，他们当中有人在学习期间就取得了很大成就，产生了国际学术影响。例如，陆志韦应用统计和数学方法对艾宾浩斯提出的记忆问题进行了深入的研究，提出许多新颖的见解，修正了艾宾浩斯的"遗忘曲线"。又如，陈立对其老师斯皮尔曼的 G 因素不变说提出了质疑，被美国著名心理测验学家安娜斯塔西在其《差异心理学》一书中加以引用。后来心理学家泰勒在《人类差异心理学》一书中将陈立的研究成

果评价为 G 因素发展研究中的转折点。① 下面具体介绍三位在国际心理学界产生更大影响的中国心理学家的主要成就。

（一）郭任远掀起国际心理学界的反本能运动

郭任远在美国读书期间，就对欧美传统心理学中的"本能"学说产生怀疑。1920 年在加利福尼亚大学举行的教育心理学研讨会上，他作了题为《取消心理学上的本能说》的报告，次年同名论文在美国《哲学杂志》上发表。他说："本篇的主旨，就是取消目下流行的本能说，另于客观的和行为的基础上，建立一个新的心理学解释。"② 郭任远尖锐地批评了当时美国心理学权威麦独孤的本能心理学观点，指出其关于人的行为起源于先天遗传而来的本能主张是错误的，认为有机体除受精卵的第一次动作外，别无真正不学而能的反应。该文掀起了震动美国心理学界关于"本能问题"的大论战。麦独孤于 1921—1922 年撰文对郭任远的批评进行了答辩，并称郭任远是"超华生"的行为主义者。行为主义心理学创始人华生受郭任远这篇论文及其以后无遗传心理学研究成果的影响，毅然放弃了关于"本能的遗传"的见解，逐渐转变成为一个激进的环境决定论者③。郭任远后来说："在 1920—1921 年的一年间虽然有几篇内容相近的、反对和批评本能的论文发表，但是在反对本能问题上，我就敢

---

① 车文博：学习陈老开拓创新的精神，开展可持续发展心理学的研究，《应用心理学》，2001 年第 1 期，第 3 页。

② Kuo, Z. Y., Giving up instincts in psychology. The Journal of Philosophy. 1921, Vol. 18, No. 24, p. 645.

③ David Hothersall, History of psychology (Fourth Edition). New York：McGraw-Hill, 2004，p. 482.

说，我是最先和最彻底的一个人。"①

1923年，郭任远因拒绝按照学术委员会的意见修改学位论文而放弃博士学位回国任教②，此后其主张更趋极端，声称不但要否认一切大小本能的存在，就是其他一切关于心理遗传观念和不学而能的观念都要一网打尽，从而建设"一个无遗传的行为科学"。③ 他明确指出："（1）我根本反对一切本能的存在，我以为一切行为皆是由学习得来的。我不仅说成人没有本能，即使是动物和婴儿也没有这样的东西。（2）我的目的全在于建设一个实验的发生心理学。"为了给他的理论寻找证据，郭任远做了一个著名的"猫鼠同笼"的实验。该实验证明，猫捉老鼠并不是从娘胎生下来就具有的"本能"，而是后天学习的结果。后来郭任远又以独创的"郭窗"（Kuo window）方法研究了鸡的胚胎行为的发展，即先在鸡蛋壳开个透明的小窗口，然后进行孵化，在孵化的过程中对小鸡胚胎的活动进行观察。该研究证明了，一般人认为小鸡一出生就有啄食的"本能"是错误的，啄食的动作是在胚胎中学习的结果。这些实验在今天仍被人们奉为经典。郭任远于1967年出版的专著《行为发展之动力形成论》④，用丰富的事实较完善地阐述了他关于行为发展的理论，

---

① 郭任远：《心理学与遗传》，上海：商务印书馆1929年版，第237页。

② 1936年，在导师托尔曼的帮助下，郭任远重新获得博士候选人资格，并获得博士学位。

③ Kuo, Z. Y., A psychology without heredity. *The Psychological Review*. 1924, 31 (6), 427—448.

④ Kuo, Z. Y., The dynamics of behavior development: An epigenetic view. New York: Random House. 1967.

一时轰动西方心理学界。

在郭任远逝世2周年之际，1972年美国《比较与生理心理学》杂志刊载了纪念他的专文《郭任远：激进的科学哲学家和革新的实验家》，并以整页刊登他的照片。该文指出："郭任远先生的胚胎研究及其学说，开拓了西方生理学、心理学新领域，尤其是对美国心理学的新的理论研究开了先河，有着不可磨灭的贡献。""他以卓尔不群的姿态和勇于探索的精神为国际学术界留下一笔丰厚的精神财富"①。这是《比较与生理心理学》创刊以来唯一一次刊文专门评介一个人物。郭任远是被选入《实验心理学100年》一书中唯一的中国心理学家②，他也是唯一一位能载入世界心理学史册的中国心理学家。史密斯（N. W. Smith）在《当代心理学体系——历史、理论、研究与应用》（2001）一书的第十三章中，将郭任远专列一节加以介绍。③

（二）萧孝嵘澄清美国心理学界对格式塔心理学的误解

格式塔心理学是西方现代心理学的一个重要派别，最初产生于德国，其三位创始人是柏林大学的惠特海墨、苛勒和考夫卡。1912年惠特海墨发表的《似动实验研究》一文是该学派创立的标志。1921年他发表的《格式塔学说研究》一文是描述该

---

① Gottlieb. G., Zing-Yang Kuo: Radical Scientific Philosopher and Innovative Experimentalist（1898—1970）. *Journal of Comparative and Physiological Psychology*. 1972，Vol. 8，No. 1，pp. 1—10.

② 马前锋：中国行为主义心理学家郭任远——"超华生"行为主义者，《大众心理学》，2006年第1期，第46页。

③ Noel W. Smith著，郭本禹等译：《当代心理学体系》，西安：陕西师范大学出版社2005年版，第332—336页。

学派的最早蓝图。1922 年考夫卡据此文应邀为美国《心理学公报》撰写了一篇《知觉：格式塔理论引论》①，表明了三位领导人的共同观点，引起美国心理学界众说纷纭的讨论。当时美国心理学界对于新兴的格式塔运动还不甚了解，甚至存在一些误解。针对这种情况，正在美国读书的中国学生萧孝嵘，于 1927 年在哥伦比亚大学获得硕士学位后即前往德国柏林大学，专门研究格式塔心理学。他于次年在美国发表了两篇关于格式塔心理学的论文《格式塔心理学的鸟瞰观》② 和《从 1926 年至 1927 年格式塔心理学的某些贡献》③，比较系统明晰地阐述了格式塔心理学的主要观点和最新进展。这两篇文章在很大程度上澄清了美国心理学界对格式塔心理学的错误认识，受到著名的《实验心理学史》作者、哈佛大学心理学系主任波林的好评。同一年他将其中的《格式塔心理学的鸟瞰观》稍作增减后在国内发表的。④ 此文引起在我国最早译介格式塔心理学的高觉敷的关注，他并建议萧孝嵘撰写一部格式塔心理学专著，以作系统深入的介绍。他于 1931 年在柏林写就《格式塔心理学原理》，他在此书"缘起"中指出："往岁上海商务印书馆高觉敷先生曾嘱

---

① Koffka，K.，Perception：An introduction to Gestalt-theorie. *Psychological Bulletin*. 1922，Vol. 19，pp. 531—585.

② Hsiao，H. H.，A suggestive review of Gestalt psychology. *Psychological Review*. 1928，Vol. 35（4），Jul. pp. 280—297.

③ Hsiao，H. H.，Some contributions of Gestalt psychology from 1926 to 1927. *Psychological Bulletin*. 1928，Vol. 25（10），Oct.，pp. 613—620.

④ 萧孝嵘著：《格式塔心理学的鸟瞰观》，《教育杂志》，1928 年第 20 卷 9 号。

余著一专书……此书之成，实由于高君之建议。""该书专论格式塔心理学之原理。这些原理系散见于各种著作中，而在德国亦尚未有系统的介绍。"① 这本著作是我国心理学家在1949年之前出版的唯一一本有关格式塔心理学原理的著作，在心理学界产生了很大的影响。当时在美国有关格式塔心理学原理的著作，仅有苛勒以英文撰写的《格式塔心理学》（*Gestalt Psychology*）于1929年出版，而考夫卡以英文写作的《格式塔心理学原理》（*Principles of Gestalt Psychology*）则迟至1935年才问世。

（三）戴秉衡继承精神分析社会文化学派的思想

戴秉衡（Bingham Dai）于1929年赴芝加哥大学学习社会学，1932年完成硕士学位论文《说方言》。他在分析过若干说方言者的"生命史"与"文化模式"之后，提出一套"社会心理学"的解释："个体为社会不可分割之部分，而人格是文化影响的产物。"② 同年，戴秉衡在攻读芝加哥大学社会学博士学位时，结识并接受精神分析社会文化学派代表人物沙利文的精神分析，沙利文还安排他由该学派的另一代表人物霍妮督导。沙利文和霍妮都反对弗洛伊德的正统精神分析，提出了精神分析的社会文化观点，像他的导师们一样，戴秉衡不仅仅根据内心紧张看待人格问题，而是从社会文化背景理解人格问题。③ 1936年至

---

① 萧孝嵘：《格式塔心理学原理》，国立编译馆，1934年版，缘起。

② 转引自王文基：《"当下为人之大任"——戴秉衡的俗人精神分析》，《新史学》，2006年第17卷第1期，第99页。

③ Blowers, G., Bingham Dai, Adolf Storfer, and the tentative beginnings of psychoanalytic culture in China, 1935－1941. *Psychoanalysis And History*. 2004，Vol. 6, No. 1, p. 95.

1939 年，戴秉衡在莱曼（Richard S. Lyman）任科主任的私立北平协和医学院（北京协和医学院的前身）神经精神科从事门诊、培训和研究工作。拉斯威尔在 1939 年的文章指出，受过社会学和精神分析训练的戴秉衡在协和医学院的工作为分析"神经与精神症人格"，藉以发现"特定文化模式整合入人格结构中之深度"。[①]

1939 年，戴秉衡返回美国，先后在费斯克大学、杜克大学任教。此后，他以在北平协和医学院工作期间收集到的资料继续沿着沙利文的思想进行研究，发表了多篇论文，成为美国代表沙利文学说的权威之一。他在《中国文化中的人格问题》[②] 一文中分析了中国患者必须面对经济与工作、家庭、学业、社会、婚外情等社会问题。他在《战时分裂的忠诚：一例通敌研究》一文[③]提出疾病来自于社会现实与自我的冲突，适应是双向而非单向的过程，也提出选择使用"原初群体环境"概念取代弗洛伊德的"俄狄浦斯情结"。他重点关注文化模式与人格结构之间的互相作用，并不重视弗洛伊德主张童年经验对个体以后心理性欲发展影响的观点，他更加关注的是"当下"。他也不赞同弗洛伊德的潜意识和驱力理论，始终从意识、社会意识、集体意

① 转引自王文基：《"当下为人之大任"——戴秉衡的俗人精神分析》，《新史学》，2006 年第 17 卷第 1 期，第 112 页。

② Dai，B.，Personality problems in Chinese culture. *American Sociological Review*. 1941，Vol. VI，No. 5，pp. 688—696.

③ Dai，B.，Divided loyalty in war: A study of cooperation with the enemy. *Psychiatry: Journal of the Biology and Pathology of Interpersonal Relationships*. 1944，7（4），pp. 327—340.

识出发，思考精神疾病的起因及中国人格结构的生成。他还创立了自己独特的分析方法，被称为"戴分析"（Daianalysis）。据曾在杜克大学研修过的我国台湾叶英堃教授回忆："在门诊部进修时，笔者被安排接受 Bingham Dai 教授的'了解自己'的分析会谈……Dai（戴）教授是中国人，系中国大陆北京协和医院的心理学教授……为当时在美国南部为数还少的 Sullivan 学说权威学者之一。"①

六、名著丛编：中国现代心理学的掠影

我国诸多学术史研究都存在"远亲近疏"现象。就我国的心理学史研究来说，对中国古代心理学史和外国心理学史研究较多，而对中国近现代心理学史研究较少。中国近现代心理学史研究一直相对粗略，连心理学专业人士对我国第一代心理学家的生平和成就的了解都是一鳞半爪，知之甚少。新中国成立后，由于长期受到"左倾"思想的影响，心理学不受重视乃至遭到批判甚至被取消，致使大多数主要学术活动在民国期间进行的中国第一代心理学家受到错误批判，一部分新中国成立前夕移居台湾和香港地区或国外的心理学家的研究与思想，在过去较长一段时期内，更是人们不敢提及的研究禁区。这不能不说是我国心理学界的一大缺憾！民国时期的学术是中国现代学

① 王浩威：《1945 年以后精神分析在台湾的发展》，载施琪嘉、沃尔夫冈·森福主编：《中国心理治疗对话·第 2 辑·精神分析在中国》，杭州：杭州出版社 2009 版，第 76 页。

术史上成就极大的时期，当时的中国几乎成为世界学术的缩影。就我国心理学研究水平而言，更是如此。中国现代心理学作为现代学科体系中重要的组成部分，正是在民国期间确立的，它是我国当代心理学发展的思想源头，我们不能忘记这一时期中国心理学的学术成就，不能忘记中国第一代心理学家的历史贡献。

我国民国时期出版了一批高水平、有影响力的心理学著作①，它们作为心理学知识的载体对继承学科知识、传播学科思想、建构中国人的心理学文化起到了重要作用。但遗憾的是，民国期间的心理学著作大多数都被束之高阁，早已被人们所忘却。我们编辑出版的这套"20世纪中国心理学名著丛编"，作为民国时期出版的心理学著作的一个缩影或窗口，借此重新审视和总结我国这一时期心理学的学术成就，以推进我国当前心理学事业的繁荣和发展。"鉴前世之兴衰，考当今之得失正"，这正是我们编辑出版这套"丛编"的根本出发点。

这套"丛编"的选编原则是：第一，选编学界有定评、学术上自成体系的心理学名作；第二，选编一个心理学分支领域

---

① 北京图书馆依据北京图书馆、上海图书馆和重庆图书馆馆藏的民国时期出版的中文图书所编的《民国时期总书目》（1911—1949），基本上反映了这段时期中文图书的出版面貌，是当前研究民国时期图书出版较权威的工具书。它是按学科门类以分册形式出版的，根据对其各分册所收录的心理学图书进行统计，民国时期出版的中文心理学图书共计560种，原创类图书约占66％，翻译类图书约占34％。参见：何姣、胡清芬：《出版视阈中的民国时期中国心理学发展史考察——基于民国时期心理学图书的计量分析》，《心理学探新》，2014年第2期，第117—118页。

的奠基之作或扛鼎之作；第三，选编一个心理学家的成名作品或最具代表之作；第四，选编兼顾反映心理学各分支领域进展的精品力作；第五，选编兼顾不同时期（1918—1949）出版的心理学优秀范本。

郭本禹、阎书昌

2017 年 7 月 18 日

特约编辑前言

20世纪初，随着"科学与民主"的呼声不断高涨，大批青年学者负笈欧美，将近代以来的自然科学与新兴的人文社会科学思想带回国内。在这个大背景下，在以留美学生为主干的大批心理学先驱的共同努力下，北京大学建立了第一个心理学实验室，南京高师建立了我国第一个心理学系，全国性和地方性的心理学会相继成立，相关学术刊物先后创办，心理学的学术专著和译著先后出版，科学心理学开始在国内生根发芽。随着科学心理学的传入，"心理卫生学"也以心理学的一个重要应用领域而被引入。谈到我国现代心理卫生运动，就不得不谈到这场运动的发起者之———章颐年。

一、学术生平

章颐年（1904—1960），原名章长春，后更名为章仲子，于1904年6月5日出生于浙江省余杭县仓前镇，系著名国学家章太炎仲兄章炳业之子。浙江仓前章氏是书香世家。章颐年的祖父章潘（字轮香，1825—1890），自幼研读典籍，后任县学训导，在余杭颇有影响。章濂生有三子，长子章炳森（字椿伯，1853—1928），于光绪十四年（1888年）中举人；次子章炳业（字仲铭，1865—1930），即章颐年的父亲，于光绪二十八年（1902年）中举人，曾任浙江省图书馆馆长，目录学家；三子即著名国学家章炳麟（字枚叔，号太炎，1869—1936）。章颐年的父亲章炳业曾主持浙江省图书馆馆务工作14年，建树颇丰，曾创办《浙江公立图书年报》，发起组织浙江省图书馆协会，任首任会长。参与发起成立中华图书馆协会，被选聘为执行部干事。编有《浙江公立图书馆保存类图书目录》、《浙江图书馆通常图书目录》、《乙卯补抄文澜阁四库全书目录》等。①

由于出生在知识分子家庭，章颐年从小受到良好的教育。他早年先后就读于杭州第一师范学校附属小学、杭州省立第一中学。1927年，章颐年毕业于金陵大学心理学专业，毕业后曾在安徽省滁州中学担任英语教员一年。由于当时心理学在中学尚未开设相关课程，他所从事的工作脱离自己的所学专业，为了更系统地学习心理学知识并能从事心理学的专业工作，1928年8月，前往美国留学。章颐年曾先后获美国纽约州立大学文学学士学位和密歇根大学心理学硕士学位。在美国留学期间，他主攻实验心理学，但当时美国正开展得如火如荼的心理卫生运动对他的影响更大，他接受了心理卫生方面的专业培训并形成了对心理卫生的独到理解。1930年8月，章颐年学成回国后即被聘为上海暨南大学心理学教授，并在国内率先开设"心理

---

① 杨法宝：《余杭年鉴（下）》，北京：方志出版社2007年版，第352页。

卫生"课程，时年方26岁。由于此前国内高校中并没有人专门开设过此类课程，章颐年因而被誉为我国讲授心理卫生课程的第一人①。此外，他还在该校开设"生理心理学"和"心理学史"等课程。

1931年，浙江省教育厅在省立两级师范学堂的基础上筹建"省立杭州师范学校"（今杭州师范大学前身），聘请章颐年担任首任校长。此时他虽然担任中等师范学校的校长，但浙江省教育厅仍破格给予其教授待遇。担任校长期间，章颐年积极倡导将心理健康知识应用到家庭与学校教育之中，并坚持"教育的目的，就是要造成一个完整的人格……心理卫生的目的，也是要人们的人格获得健全的发展。能对生活环境做正常的适应。所以教育和心理卫生有着一个共同的目标……良好的教育必须依据着心理卫生的原则，否则便不能尽教育的使命"的理念②，努力将心理卫生的理念贯彻到教育实践之中。为此，他四处奔走，组建教育方面的专业学会，积极推进教育专业化的发展。1932年，章颐年作为浙江省中学教育研究会的发起人之一，任常务理事。1933年，在著名教育家庄泽宣（1895—1976）的介绍下，他加入了成立于同一年的中国教育学会。为了更好地从事心理学研究，章颐年于1934年7月辞去杭州师范学校校长职务，被大夏大学聘为心理学教授兼师范专修科主任，负责讲授心理学课程。1936年，章颐年在大夏大学教育学院创立全国为

---

① 郭沈昌、陈学诗、伍正谊、许律西：《缅怀前辈　开拓未来》，载《临床精神医学杂志》，2000年第4期。

② 章颐年：《心理卫生概论》，上海：商务印书馆1936年版，第187页。

数不多的教育心理学系，并担任首任系主任。当时，大夏大学的教育心理学系在全国办得很有影响，我国著名心理学家张耀翔曾对此给予了很高评价①。为此，教育部特拨款添置设备，扩充实验室。此外，章颐年还担任该校师范专修科主任，在负责讲授心理学课程的同时，指导学生选课和毕业论文。由于时局的影响，全国性学会在当时难以较好地发挥作用，在这种情况下，中央大学、大夏大学、燕京大学和清华大学等高校的心理学系相继成立校级心理学会②。大夏大学心理学会由章颐年负责，附设心理诊察所，开展心理卫生方面的工作。1936 年 4 月，大夏大学心理学会创办心理学通俗杂志《心理季刊》，章颐年任主编。在 1934—1936 年期间，上海心理学界人士活动频繁，经常组织正式或非正式学术会谈，他们主要由暨南大学、大夏大学、光华大学、复旦大学、沪江大学等院校的教授组成。但这种活动苦于无正式组织，使活动的进一步开展面临诸多困难。于是在 1936 年 10 月份，由章颐年、张耀翔和章益等人发起"上海心理学会"，该学会于 1937 年 1 月 10 日正式成立，比中国心理学会还早 14 天③。与此同时，京沪等地学者发动组织"中国心理学会"，章颐年也是早期 32 位发起者之一。1937 年 1 月 24 日，中国心理学会在南京成立，章颐年被选为学会理事。在首次召开的理事会上，章颐年等三人担任第一届年会委员。后

---

① 张耀翔：《中国心理学的发展史略》，载《学林》，1940 年第 1 期。
② 胡延峰：《留美学者章颐年与大夏大学心理学会》，载《徐州师范大学学报（哲学社会科学版）》，2009 年第 1 期。
③ 杨鑫辉：《心理学通史》（第二卷），济南：山东教育出版社 1999 年版，第 172 页。

来由于"七七事变"爆发，学会活动被迫停止，第一届年会也因此被取消[①]。1936年，中国心理卫生协会在南京成立，章颐年作为发起人之一，任理事兼编译委员会委员。此外，他也是中国测验学会的编译委员会委员之一。尽管后来因抗日战争的全面爆发，中国心理学会、中国心理卫生协会等学术团体的活动暂时中断，但是，章颐年凭个人的努力对我国多个心理学学术团体的建立起到重要的推动作用。

1937年因抗日战争全面爆发，北京大学、清华大学和南开大学组成西南联合大学奉令南迁。8月，大夏大学、复旦大学组成第一联合大学，准备内迁。章颐年任第一联合大学教育心理系主任兼师范专修科主任。12月，第一联合大学西迁江西庐山牯岭，后辗转至贵阳，章颐年留庐山处理善后事务。次年8月，在著名教育家孟宪承（1894—1967）的介绍下，章颐年被广州中山大学聘为心理学教授，讲授"心理卫生学"。后因广州失守，章颐年辞去中山大学教职。1939年6月，章颐年前往迁移至贵阳的大夏大学任教，并兼任教育学院院长之职，指导学生选课、毕业论文和学分审查。1940年9月，章颐年重新回到上海暨南大学任教。次年"一二·八事变"爆发，日军入侵上海，暨南大学停办，章颐年转至大夏大学上海分校，继续担任教育学院院长之职。后因与大夏大学教务长鲁继曾（1892—1977）不和，便又离开大夏大学。

此后，他曾一度担任杭州潮馨月刊社主编。汪伪政府成立

---

① 杨鑫辉：《心理学通史》（第二卷），济南：山东教育出版社1999年版，第174页。

后，因其姐夫傅式说（1891—1947）曾任汪伪政府的浙江省政府主席和建设部部长，章颐年也曾担任汪伪浙江省政府参事和南京汪伪建设部总务司长等职务。抗战胜利后，汪伪政府解散，章颐年赋闲在家。1947年，傅式说被国民政府以汉奸罪处决。章颐年改名为章仲子。在著名教育家黄敬思（1897—1982）的帮助下，章仲子先后担任青岛中国石油公司、青岛齐鲁企业公司的秘书。1949年4月，因齐鲁企业公司迁往台湾，章仲子受驻上海的联合国世界卫生组织之托，为上海商务印书馆编写结核病防治专刊，编著儿童及大众读物。1950年，商务印书馆出版了章仲子的《詹天佑的故事》、《李仪祉的故事》、《鸦片战争》和《卡介苗》等读物。同年7月，商务印书馆迁入北京，世界卫生组织撤回，章仲子接替妹妹章菉君在上海人文中学的教职，担任高中语文教师，并于同年加入中国教育工会。

由于章仲子早年在心理学界影响较大，1951年2月，在早年大夏大学的老同事张耀翔（1893—1964）与杜佐周（1895—1974）两位教授介绍下，他前往位于兰州的西北师范学院（今西北师范大学前身）教育系任教，主要承担"发展心理""青年心理"和"特殊儿童教育"等课程的教学和研究工作。暑假，向兰州广播电台写了一篇文章，得稿费十万零八千元，全部捐给抗美援朝之用。在教学中，他曾自制实验仪器，极大提高了学生的学习兴趣。1957年12月，章仲子被中共西北师范学院党委错误地划为极右分子。1958年8月，章仲子被送往酒泉夹边沟农场劳动教养（保留公职），于1960年12月1日在劳教中亡故。次年，章仲子被摘掉极右帽子。1979年4月，中共甘肃师范大学（今西北师范大学前身）党委决定恢复章仲子政治名誉①，恢复其教授职称，妥善处理一切善后抚恤事宜。

二、奠基我国的心理卫生事业

作为我国现代心理学奠基人之一，章颐年的重要贡献首先体现在对心理卫生事业的开拓上。西方的心理卫生运动开始于19世纪末20世纪初。美国学者比尔斯（C. W. Beers，1876—1943）是这一运动的重要推动者。比尔斯曾因精神失常而在精神病院接受住院治疗三年，住院期间，他受到非人的待遇，亲眼目睹了病友们的各种痛苦。出院后，他立志终生投身于心理卫生事业，并将自己在精神病院的所见所闻写成了一本自传性的著作《自觉之心》（*A Mind that Found Itself*）。该书1908年出版后，心理卫生事业受到著名心理学家以及社会各界的支持。该年5月，比尔斯组织成立了世界上第一个心理卫生组织——"康涅狄格州心理卫生协会"。次年，在比尔斯等人的努力下，全美心理卫生协会（National Committee for Mental Hygiene）成立了，该协会后来还创办了《心理卫生》（*Mental Hygiene*）杂志，采用多种方式普及心理卫生知识。1930年，在比尔斯等人的努力下，第一届国际心理卫生大会在美国华盛顿召开，国际心理卫生协会由此成立。

章颐年在美国学习期间，正是美国心理卫生运动蓬勃发展

①　《关于错划章仲子同志右派问题改正结论的报告——师党落［1979］406号文件》。

之时。尽管他在美国接受的主要是实验心理学方面的训练，但最让他震撼的还是心理卫生运动给世界带来的巨大变化。为此，他曾在《心理卫生概论》中用了一章的篇幅介绍国外的心理卫生运动，并对比尔斯其人其事多有溢美之词。他将《自觉之心》视为一部"不朽的名著"，认为"比尔斯以一个人一本书的力量，首创这种伟大的运动，他对于人类的功绩，实在是值得敬佩的"。[①] 章颐年历数了比尔斯所获得的诸多荣誉，并说"但这些对于他的不可度量的伟大贡献，仅只是一点些微的酬谢""比尔斯的功绩，真不是几句话所能表示的"[②]。的确，比尔斯对青年章颐年的影响是巨大的，这种巨大的影响，足以成为他在国内开展心理卫生运动的重要动力。事实上，章颐年回国后之所以极力推动心理卫生运动，至少有两方面的原因：首先是他对比尔斯其人其事的认同；其次才是他对心理卫生事业本身的重视。章颐年曾借卫生署长刘瑞恒（1890—1961）之口表达了自己的感情，"我们现在所需要的是一个中国的比尔斯"[③]。而从后来章颐年回国后的人生经历来看，他的确以中国的比尔斯自许，他在中国"以一个人一本书的力量，首创这种伟大的运动"——即中国的心理卫生运动：率先开设"心理卫生"课程，撰写第一部心理卫生领域的专著，发起中国心理卫生协会，创办期刊，组建儿童心理诊察所……正是在章颐年和一大批有志

---

① 章颐年：《心理卫生概论》，上海：商务印书馆1936年版，第13页。

② 章颐年：《心理卫生概论》，上海：商务印书馆1936年版，第13、21页。

③ 章颐年：《心理卫生概论》，上海：商务印书馆1936年版，第21页。

之士的共同努力下，中国的心理卫生事业逐渐发展起来。

章颐年于1930年回国后，即在上海暨南大学开设"心理卫生"课程。课程的内容为章颐年依据在美国的学习内容并结合自己对现实的理解而撰写的讲义，但后来由于"一·二八"事件发生，章颐年离开暨南大学，讲稿也佚失。1935年，当他重新在暨南大学和大夏大学同时开设这门课的时候，还因找不到一本专门论述心理卫生的教材而苦恼。为此，他在查阅大量资料基础上，结合对早先讲义的回忆，写成了我国第一本心理卫生领域的专著《心理卫生概论》，该书于1936年由商务印书馆出版。该书一经出版，即受到社会各界的关注，并被广为介绍。

在这本书中，章颐年系统阐述了自己对心理卫生的理解。本书分为三大部分：总论、分论和附录。在总论部分，尽管第一章的目的在于强调心理卫生的重要意义，但同时也初步呈现了本书的行文逻辑。章颐年认为，卫生事业应该包括两大部分：生理卫生和心理卫生。可长久以来，心理卫生一直受到人们的忽略。于是，就引发了心理疾病和许多社会的问题。如何很好地解决由对心理卫生的忽视而引发的问题呢？他提出了心理卫生的工作原则：重在预防。于是，他确定了心理卫生工作的两个方面：从消极方面，就是预防心理疾病的发生，改良心理疾病患者的待遇；从积极方面，就是要促进心理健康，养成健全的人格。通过第二章回顾国际心理卫生运动发展状况的基础上并结果我国实际情况，提出心理疾病将造成巨大的社会、经济和精神损失，因此，尽快在国内开展以心理疾病预防为目的的心理卫生运动，迫在眉睫。那么，心理卫生方面的工作如果需要从积极和消极两个方面展开的话，首先需要有两个方面的准备：其一，从消极的层面，需要确定心理健康的标准；第二，从积极的方面，需要归纳出影响健全人格养成的内外部因素和条件。

为此，章颐年通过第三章和第四章分别论述心理健康的标准和影响健全人格的因素和条件。他认为，心理的健康表现为人格的健全，并在国内首次提出了心理健康的标准：（1）像别人，即个体的心理与行为处于与大多数人相似的常态之中；（2）与年龄相符，即个体的身心发展要符合年龄特征；（3）能适应他人，即具备正常的社交能力；（4）快乐，能获得较多的积极体验，态度乐观，做事积极；（5）统一的行为，强调行为的一致性和完整性；（6）适度的反应；（7）把握现实，能主动面对现实而不是逃避现实；（8）相当尊重他人的意见。在确立了心理健康的标准之后，他通过分析影响健全人格形成的内外部因素来讨论心理疾病的根源，认为常态的天赋和适宜的环境是影响健全人格形成的两个重要的因子。但总体而言，他还是认为心理疾病来源于个体的幼年经历。遗传与环境的影响孰重孰轻历来是心理学家争论的焦点，在这一点上，章颐年认为，"健全的人格，小半由于遗传，大半由于环境所决定"①。这一点构成了章颐年心理健康观的基石，正是基于此，他将教育的本质理解为健康人格的培养。于是，他系统地论述了破坏人格健康发展的力量和环境条件。他通过引用威廉·伯纳姆（W. H. Burnham）的

---

① 章颐年：《心理卫生概论》，上海：商务印书馆 1936 年版，第 53 页。

观点，认为对于养成儿童健全的人格而言，以下的训练非常重要：第一，保持儿童的注意力；第二，为了保持儿童全神贯注的特性，就需要儿童自由地选择自己感兴趣同时又符合儿童身心特点的活动；第三，应付困苦的经历；第四，培养持久的恒心；第五，通过时常改变环境训练儿童的适应能力；第六，良好的睡眠习惯；第七，让情绪有正常的发泄渠道；第八，保持充满快乐和希望的幽默感。

章颐年认为，在我们的人生经历中，破坏人格健康的力量主要有三种，即怕惧、失败和冲突。因此，要预防心理疾病和维护人格的健全，就必须从导致这些力量产生的环境因素入手。于是，他接下来用了三章的篇幅来讨论这三种破坏人格的力量的表现形式、所引发的不良后果以及消除的方法。

但是，如何让心理疾病在未发生之前就得到有效的防治呢？章颐年认为，导致上述三种破坏力量的环境主要涉及家庭、学校、医院、司法部门和企业，而与这些部门息息相关的人，即是对人类人格健康影响较大的人，这包括父母、医生、教师、法官和企业家。但在这五个方面之中，他又特别强调家庭和学校对健全个人人格的重要意义，因为个体的人格主要形成于成年之前，在这段时间中，个体主要在家庭和学校中度过，因此，父母和教师就构成了健康个人与健全社会的基石。为此，家庭教育和学校的心理健康教育就构成了章颐年关注的重点。这就构成了本书的第二部分——分论的内容了。在第二部分中，章颐年用五章的篇幅，分别论述心理卫生与医学、父母、教育、法律和企业的关系。在这里，特别介绍下章颐年关于家庭教育和学校教育对于儿童健全人格形成的重要影响，这些观点尽管是在80多年前提出来的，但即使放在今天，不仅不过时，甚至可以说非常有必要反复强调和推广普及。

首先，作者提出了一个发人深省的问题，那就是在我们的社会中，一个人要进入某一个行业，都需要接受长时间的专业培训，比如，店员、理发师、司机、医生、护士、牧师和教师等，都需要进行专业的学习。不同的职业中，与人类关系越密切的行业，需要接受训练的时间就更长。但很奇怪的事情是，对于我们每一个将来都要当父母的人，关于如何当父母，却没有受到过专业的培训。因为做父母，不是仅仅供给子女衣、食、住，送他们进入学校读书就算尽到父母的责任了，而更重要的，是培养孩子的健全人格，让他们长大以后，能快乐地适应环境。在这里，作者已经初步将"教育"与"健全人格的培养"等同起来，这个观点不正是时下诸多教育专家所强调和呼吁的吗？教育子女，与其他的任何行业一样，都需要接受专业的教育。爱子女是一回事，给他们提供科学的教育又是另外一回事。为此，作者对学校教育过度关注知识的传授而缺乏日常生活技能的训练，特别是通过学校课程并不能让我们成为更加称职的父母而提出批评。作者认为，有必要将如何做父母的知识和技术，设置成特别的学科，列入各级学校的课程之内。他主张将父母学、儿童学、家庭教育等课程，纳入小学和中学的教学中。他甚至认为，关于如何做父母的知识和技能，远远重要于那些传统的抽象科目，因为这将真正影响人类的幸福。

在学校教育方面，作者认为，学校教育的目标应该包括三个方面，那就是知识的传授、体魄的锻炼和精神的健全。基于学校教育对儿童健全人格塑造的作用，作者提出，教师除了拥有学识和教学技能之外，还必须拥有健全的人格。他特别强调教师这个职业不同于其他职业——可惜的是，即使在八十年后的今天，对教师资格的认证，也主要强调知识结构和教学技能，教师的心理素质的测试在职业资格认证过程中尚未开启。不仅如此，作者还认为，教师的待遇和地位也是影响教师人格的重要因素，他非常反对学校管理的行政化，认为这些都是影响儿童健全人格塑造的消极因素。他还特别强调特殊教育的重要意义，主张实行"访问教师"制度以及给儿童提供升学和就业的指导。章颐年的许多观点，即使在今天看来，都让人深受启发。

本书的第三部分是附录，主要谈到中国心理卫生协会的缘起和协会简章，算是对国内的心理卫生运动的介绍和宣传。

为了更好地让家庭和学校成为健全个人人格的环境，章颐年除开设"心理卫生"课程之外，还创立了大夏大学心理学会。从其所从事的活动来看，大夏大学心理学会不是从事严谨的学术活动的团体，而是一个活泼富有生气的学术推广团体。据资料表明，大夏大学心理学会主要开展的活动包括辩论会、演讲会、实地考察、创办问题儿童心理诊察所以及主办科普杂志等工作①。在这些活动中，辩论的范围较为宽泛，旨在提高学生的综合素质。演讲主要包括通俗和学术两个方面，主要围绕着应用心理和心理卫生展开。由于大夏大学心理学会的影响较大，

① 胡延峰：《留美学者章颐年与大夏大学心理学会》，载《徐州师范大学学报（哲学社会科学版）》，2009 年第 1 期。

曾受上海市政府之邀，在上海市广播电台定期播出心理学方面的演讲，旨在更大范围内推广心理卫生的知识。此外，章颐年为了将理论与实践相结合，定期带领学会的会员前往苏州精神病院和北桥普慈疗养院实地参观考察。不仅如此，学会在1935年9月创立了问题儿童心理诊察所，章颐年自任所长，下设测验股、调查股和访问股，旨在对顽皮、愚笨、偷窃、自卑、恐惧等问题儿童进行诊断，并在可能的范围内予以适当的治疗与处置[1]。心理诊察所的设置，是章颐年受全美心理卫生协会的影响（全美心理卫生协会于1922年设立儿童指导诊察所），但对我国心理卫生事业的开展而言，却具有开创性的意义，即作为国内第一个心理诊察所，它开启了学校心理诊断与咨询之先河。大夏大学心理学会的另一个开创性贡献是，于1936年4月发行我国第一种心理科学的通俗刊物《心理季刊》。该刊以"应用心理学改进日常生活"为口号，认为"心理学的研究固然重要，但怎么样使一般人认识心理学，怎么样使大家应用心理学研究的结果改进日常的生活以及自己的事业，是一件更重大的事。所以，本刊极愿在大家的爱护之下，负担这一份重大的使命"。[2]尽管该刊后因抗战爆发而停刊，但大夏大学迁至贵阳后，大夏大学心理学会又在《贵阳市革命日报·副刊》上办起了当时国内唯一的心理学专刊《新垒周刊》，每逢周六出版，[3] 前后只发

---

① 胡延峰：《留美学者章颐年与大夏大学心理学会》，载《徐州师范大学学报（哲学社会科学版）》，2009年第1期。

② 章颐年：《创刊话》，载《心理季刊》，1936年第1期。

③ 《心理学会创办"新垒"周刊》，载《大夏周报》，1938年第14卷第2期。

行了六期，共载文 87 篇（其中译文 4 篇）。这些文章对于向大众推广心理学知识，产生了重要的影响。此外，由章颐年、张耀翔和章益等人发起的上海心理学会成立之后也举行了题为"心理与人生"的通俗讲座①，每周一次，其主要内容也多涉及心理健康的维护。

另外，章颐年也是中国心理卫生协会的发起者之一。1936年，在南京的国立中央大学教育学院同仁的努力下，章颐年等32 位主要发起人向全国心理学界征求意见，筹备成立中国心理卫生协会，旨在"保持与促进国民之精神健康及防止国民之心理失常与疾病为唯一之目的，以研究心理卫生学术及推进心理卫生事业为唯一之工作"②。中国心理卫生协会在南京成立，通过通讯选举，章颐年被选为首届 35 位理事之一，并兼任编译委员会委员。由此，我国第一个旨在促进国民心理健康的专业学术推广组织便正式成立。

尽管章颐年对心理卫生事业的贡献无法与比尔斯相媲美，毕竟比尔斯是国际心理卫生事业的奠基人，但在中华大地，章颐年是第一个积极推进心理卫生事业之人：他率先在国内大学中开设心理卫生的课程，撰写了我国第一部心理卫生方面的专著，首次提出了心理健康的标准，创立国内第一个心理诊察所，创办第一种心理学通俗期刊，参与发起了我国第一个全国性的

---

① 杨鑫辉、赵莉如主编：《心理学通史·第二卷·中国近现心理学史》，济南：山东教育出版社 1999 年版，第 172 页。

② 《中国心理卫生协会缘起》，载章颐年：《心理卫生概论》，上海：商务印书馆 1936 年版，第 233 页。

心理卫生协会。不仅如此，他在大夏大学成立了教育心理学系，创立的大夏大学心理学会则主要以促进心理健康为主要内容，组织多种多样的活动，积极践行自己的心理卫生理念。由此可见，作为我国心理卫生的开拓者，章颐年无愧于"中国的比尔斯"之称。

三、积极参与我国心理科学的发展

除了心理卫生之外，章颐年对我国科学心理学的建立和心理学学术团体的建设，也有着重要贡献，这些贡献主要表现在如下几个方面：

第一，创建了颇有影响的大夏大学的教育心理学系。章颐年作为我国较早从事心理学研究的留美归国学者，长期致力于心理学的教学和研究，并在大夏大学组建教育心理学系，推动了我国科学心理学的发展。我国古代只有心理学思想而没有心理学。19世纪末，心理学作为一个独立学科在德国诞生。20世纪初，随着越来越多的青年学者留学归来，逐渐将西方的新心理学传入国内，于是，心理学逐渐开始在国内发展。1920年，南京高师成立了我国大学中的第一个心理学系，这对心理学科在国内的发展而言，是一件标志性的事件。在此后的30年间中，由于国家饱受兵燹之苦，心理学的发展十分缓慢。在新中国成立前，全国仅十余所高校建立了心理学系。在这为数不多的心理学系中，由章颐年创立的大夏大学教育心理学系在全国颇有影响。早在大夏大学1924年成立之初，教育科就设有教育心理学组。1936 年，大夏大学在教育学院下设立教育心理学系，章颐年任首任系主任。由于当时教育心理学系办得很有起色，教育部拨专款添置心理学实验室设备，并增设动物心理实验室和心理仪器制作室①。在学术研究方面，教育心理学系开展了动物心理研究、心理测验研究并自制心理实验仪器。心理仪器制作室或自行设计，或模仿国外仪器，制作的仪器坚固耐用，价格低廉，并转为其他大学制作实验仪器②。此外，大夏大学心理学会和《心理季刊》都挂靠教育心理学系，因此，心理学会的活动都属于该系活动的一部分，而教育心理学系是在章颐年的努力下发展壮大，使得大夏的教育科学在国内影响很大，被誉为"东方的哥伦比亚"。

第二，推动了我国各级心理学会的建立。如前文所述，章颐年创立了大夏大学心理学会，并先后参与发起上海心理学会、中国心理学会和中国心理卫生协会，并成为这些重要学会的骨干力量。事实上，他是中国心理学会和中国心理卫生协会的缔造者之一（32 位早期发起者和奠基人之一），但由于后来抗战全面爆发，使得这些学会的活动被迫中断。而待学会活动重新恢复之时，章颐年又调离上海。由于历史原因，章颐年后期未能继续参与国内心理学会的建设工作，但他作为早期奠基者之一，其功勋是不容磨灭的。此外，他还积极参与以推广应用心理学

① 侯怀银，李艳莉：《大夏大学教育系科的发展及启示》，载《华东师范大学学报（教育科学版）》，2011 年第 3 期。
② 杨鑫辉：《心理学通史》（第二卷），济南：山东教育出版社 1999 年版，第 166 页。

知识为目的的教育学会，比如，他曾发起浙江省中等教育学会，并任常务理事。另外，他也是中国心理测验学会的早期骨干之一，并担任该学会编译委员会的委员。由此可见，章颐年对我国心理学学术团体的建设做出了重要贡献。

第三，创办了心理学的通俗刊物《心理季刊》和《新垒周刊》。在 20 世纪初我国心理学学科创立之初，先后有好几种心理学刊物创刊后不久又停刊。例如，在 1940 年之前的有《心理》（1922—1926）、《心理学半年刊》（1934—1937）、《心理与教育》（1935）、《心理教育实验专篇》（1934—1939）、《心理教育研究》（1936）。① 由于时局不稳，当时的学术刊物很难持续办下去，而正是这些断断续续出现的刊物，将心理学这门学科延续下来，将那个时代的心理学研究成果和思想延续了下来。由章颐年创办的《心理季刊》就是这些刊物中的一种。就在该刊创办一年多之后，抗日战争的爆发使得大夏大学历经庐山最后到达贵阳。到贵阳之后，因刊物未能复刊，大夏大学心理学会于 1938 年 4 月 2 日借《贵阳市革命日报·副刊》，办起了延续大夏心理学之传统的《新垒周刊》。除了创办刊物外，章颐年在《心理季刊》、《教育季刊》、《金陵光》、《幼儿教育》和《教与学》等杂志上发表心理学的科普文章多篇，对加强心理学的日常应用起到极大推动作用。

第四，为西北地区的心理学学科发展起到积极推动作用。章颐年于 1951 年 2 月起在西北师范学院从事心理学教学科研工

---

① 高觉敷：《中国心理学史》，北京：人民教育出版社 1985 年版，第 368—369 页。

作，直到他去世为止，前后长达近十年时间，而这十年正是西北心理学学科发展初期，章颐年与其他心理学前辈一起，为心理学科在西北的发展起到积极的推动作用。西北师范学院是我国西北地区最早从事心理学教学与科研的院校，它的前身是北平师范大学，后因抗战爆发西迁，先后改组命名为西安临时大学、国立西北联合大学师范学院，后来师范学院从西北联大中最先独立出来，更名为国立西北师范学院。1940 年，西北师范学院迁往兰州。早在 1951 年，西北师范学院教育系下设心理学教研组，专门从事心理学的教学和研究工作。但当时非常缺乏这方面的专业人才，像章颐年这样接受过系统的心理学训练的高学历人才更是难得，自然成为学科的骨干。到兰州后，章颐年不仅从事心理学的专业课教学，而且重新发挥了他早年在大夏大学自制心理学实验仪器的特长。在助教郭雅仙和张世清的帮助下，制造了一些简易的心理学仪器辅助教学，极大提高了学生的学习兴趣。此外，他还经常向兰州广播电台等媒体撰写心理学通俗文章，以推广心理学的应用。1957 年 3 月，在资料非常缺乏的情况下，章仲子（章颐年）编制成《心理学史大事年表》，通过西北师范学院心理学教研组油印发行。但令人遗憾的是，章颐年在西北的经历并不顺利。由于他早年曾有在汪伪政府任职的经历，于 1953 年曾被甘肃省人民法院判处机关管制两年。在 1957 年的反右斗争中，章颐年又被错误地划为"极右分子"，至此，他完全脱离了自己所热爱的心理学事业。尽管如此，在今天国内心理学界占有重要学术地位的西北师范大学的心理学学科，同时也是为数不多具有心理学院建制和心理学博士学位授予权以及心理学博士后流动站设站单位，在立足西北的艰苦环境中，能有今天的成就，章颐年作为西北心理学学科开创者的贡献不应被遗忘。

当历史的错误降临在个人的身上，作为个体的我们总是难以承载。尽管章颐年后来被平反，但对于一个执着的学者，他更希望看到的是他曾努力追求的事业得到延续，他对事业的热爱得到人们的认可，他的功勋能彪炳史册。半个多世纪后的今天，当中国的心理学已经有了突飞猛进的发展，中国的心理卫生事业也有了长足的进展，心理卫生的观念也逐渐深入人心，章颐年曾工作过的单位也形成了阵容强大的学术梯队的时候，我们更不应该忘记这位曾经为中国的心理卫生事业乃至中国科学心理学的发展做出巨大贡献的人。

章颐年的《心理卫生概论》的版本演变如下，初版由上海商务印书馆于民国二十五年（1936）出版，被列入"大学丛书"，后于1937年、1939年分别重印。2013年，东方出版社将该书列入"民国大学丛书"再版时，将原来的繁体竖版改为简体横板。同时，该书的简介还被收入刘凌、吴士余主编《中国学术名著大词典·近现代卷》（汉语大词典出版社2001年版）。本次出版以1936年繁体竖版为底本，按照"二十世纪中国心理学名著丛编"的编校凡例进行了认真的校勘工作和适当的技术处理。在重新整理和校编过程中，我校心理学院张珑馨、廖望越、张志龙、杜娟、杨彩霞、张赟等同学在文字录入方面付出了大量的劳动，我校心理学院汪李玲、石莹波、肖阳、靳佳丽和历史文化学院靳帅同学在书稿校对方面进行了卓有成效的工作，特别是汪李玲同学，曾对全书进行反复校对和查证，在此一并致谢！

舒跃育

2019 年 12 月于西北师范大学

附一：章颐年发表文章列表

[1] 章颐年. 群众心理之特征 [J]. 金陵光，1926（3）：41—48.

[2] 章颐年. 行为派心理学之概略及其批评（上）[J]. 金陵光，1927（4）：60—65.

[3] 章颐年. 群众心理之特征 [J]. 金陵光，（发表时间不详）.

[4] 章颐年. 完形派心理学对于瞎碰学习法的批评 [J]. 教育季刊，1930（1）：67—73.

[5] 章颐年. 联想反应之应用问题 [J]. 教育季刊，1930（2）：79—83.

[6] 章颐年. 从完形派心理学来讲动物的智力 [J]. 教育建设（上海），1931（3）：9—13.

[7] 章颐年. 学习与记忆 [J]. 教育建设（上海），1931（4）：17—21.

[8] 章颐年. 识字运动与识字教学 [J]. 民众教育季刊，1933（2）：1—10.

[9] 章颐年. 怎样教导子女 [J]. 江苏省立南通中学实验小学校校刊，1933 (2)：3—7.

[10] 章颐年. 新式考试：测验 [J]. 教育建设（上海），1933 (5)：46—48.

[11] 章颐年. 心理卫生与儿童训导 [J]. 浙江教育行政周刊，1933 (20)：2—8.

[12] 章颐年. 今后之师范专修科 [J]. 大夏周报，1934 (8—9)：250—252.

[13] 章颐年. 师范毕业生服务的困难及其补救 [J]. 教与学，1935 (1)：36—84.

[14] 章颐年. 慈幼教育：慈幼教育经验谭 [J]. 幼儿教育，1936 (7)：55—58.

[15] 章颐年. 问题儿童的心理卫生 [J]. 心理季刊，1936 (1)：43—59.

[16] 章颐年. 铁钦纳（1867—1927） [J]. 心理季刊，1936 (2)：111—160.

[17] 章颐年. 从心理学来谈演讲的技术 [J]. 心理季刊，1936，(3)：59—127.

[18] 章颐年. 关于自己的判断常是不可靠的 [J]. 心理季刊，1936，(4)：55—199.

[19] 章颐年. 名著述评 [J]. 儿童教育，1936 (2)：49—77.

[20] 章颐年. 从世界运动会说到运动 [J]. 大夏周报，1936 (5—6)：93.

［21］章颐年. 我国学校教材重复与浪费问题［J］. 教育杂志, 1937 (1): 25—26.

［22］章颐年. 衣服和工作效率［J］. 心理季刊, 1937 (1): 81—87.

［23］章颐年. 心理卫生在学校及家庭中的应用［J］. 心理季刊, 1937 (2): 43—53.

［24］章颐年. 师范学校的矛盾形态［J］. 教育杂志, 1937 (7): 143—146.

［25］章颐年. 关于学校儿童心理卫生的几个问题［J］. 武岭学校小学部期刊, 1937 (7): 10—15.

［26］章颐年. 为纪念本校十四周诞辰进一言［J］. 大夏半月刊, 1938 (5): 48.

［27］章颐年. 世界著名教育杂志摘要: 训育的转变［J］. 教育杂志, 1939 (2): 78—79.

［28］章颐年. 世界著名教育杂志摘要: 指导儿童的社会发展［J］. 教育杂志, 1939 (2): 77—78.

［29］章颐年. 一封致父母的信［J］. 教育杂志, 1939 (3): 67—70.

［30］章颐年. 精神病我见［J］. 西风 (上海), 1939 (38): 230.

［31］章颐年. 学校兼办社会教育的人力与财力问题［J］. 教育杂志, 1939 (3): 37—44.

［32］章颐年. 心理学与抗战［J］. 大夏周报, 1939 (24): 2—3.

[33] 章颐年. 除名：一个训育上的严重问题 [J]. 教育通讯（汉口），1940（13）：12—15.

[34] 章颐年. 心理健康的标准 [J]. 读者文摘，1941（2）：72—73.

[35] 章颐年. 演讲录：克服弱点 [J]. 浙大，1944（1）：9—14.

[36] 章仲子. 论心理学的方法问题 [J]. 争鸣，1957（5）：9—14.

[37] 章仲子. 评"巴甫洛夫选集"中译本 [J]. 争鸣，1957（4）：2.

附二：章颐年出版著作列表

[1] 章颐年，《心理卫生概论》，商务印书馆，1936.

[2] 章仲子（编），《心理学大事年表》，西北师范学院心理学教研组，1957.

[3] 章仲子，《詹天佑的故事》，商务印书馆，1950.

[4] 章仲子，《李仪祉的故事》，商务印书馆，1950.

[5] 章仲子，《鸦片战争》，商务印书馆，1950.

[6] 章仲子，《卡介苗》，商务印书馆，1950.

序

　　民国十九年（1930）的秋季，著者在国立暨南大学首先开设了《心理卫生》的课程，当时国内对于心理卫生的认识还很淡薄，没有适当的课本可以采用。因此由自己编成讲义，分散给学生应用。后来一·二八淞沪战事发生，著者离开了暨大，原稿也就散失，不能找到。当时总以为关于心理卫生的书籍，不久一定有很多出版，所以对于匆忙中编成的讲义，散失了倒也并不觉得如何可惜。等到民国二十四年（1935）的春季，著者又回到暨大，重新担任心理卫生的功课，同时又在大夏大学开设了这门学程，但是很失望的，在这五六年之中，虽然心理卫生已经渐渐引起了大众的注意，杂志中也常常有这方面的文字发表，可是要找一本完全的课本，仍不可得，因此只得不顾自己学问的浅陋，再写成了这本书。

　　本书的目的，是供大学课本之用，但亦可作为师范学校及普通家庭的参考书。全书共分上下两编：上编泛论心理卫生基本原则以及破坏人格底几种主要势力；下编却讲到心理卫生在各方面的应用。诚然，要想增进大众底心理健康，单知道了原理，还是不够；必须把这些原则充分地应用到人们底实际生活上去，才能有效。倘如教师、父母以及医生、法官、实业界的领袖们，能够因这本书而注意到久经忽略的问题，使大众底心理健康，有一些增进，那么，著者所得到底报酬，实在是太大了!

　　本书中的材料，著者曾先后在课堂内用过三次，每次都有修正。付印之前，又搜集最近材料，加以补充；文字方面也经过一度的整理。又承国立浙江大学教授黄翼博士，将原稿仔细地校阅了一遍，贡献了不少有价值底意见。此外整理抄录等工作，都由大夏大学教育心理系助教孙婉华女士、上海市中心区实验小学教师陆谷初女士及吾妻昭华分其劳。她们也花了很多的时间。以上各人给予著者底善意和帮助，岂是用文字所能表示感谢的?

章颐年　民国二十五年（1936）儿童节

2

目　录

第一编　总　论

第一章　心理卫生之意义及其重要

卫生的意义　卫生一个名词，在英文称为"哈艾金"（hygiene）。原来的字义，系从古代希腊健康女神的名字"海吉亚"①（Hygeia）而来，所以卫生便是一种预防疾病促进健康的学问。

生理卫生和心理卫生　生理上的卫生，到了现在，大家已经知道注意。无论是个人卫生或是公众卫生，只要稍稍受过一点教育的人，都有了相当的认识。譬如早晚刷牙、常常洗浴、种牛痘、与传染病者隔离、不吃苍蝇停过的食物等等，全已成为家喻户晓的常识了。至于公众卫生，例如扫除秽物、肃清沟渠、改良饮料、检查船舶、举行清洁运动、取缔不洁摊贩等，也都由政府利用它本身的力量，积极地执行。在小学校中，最近亦竭力提倡"健康教育"，一方注意于卫生知识的灌输，他方着重于卫生习惯的训练，以谋改进儿童身体的健康。我们翻开

---

① 原文为"哈艾姬亚"，今译"海吉亚"，是古希腊医神阿斯克勒庇俄斯的女儿，被称为健康女神。——特编注

部分中小学以及师范学校课程标准来一看，"卫生"的科目，都占着极其重要的地位。这样多方面注重身体卫生的结果，当然减少了许多身体上的疾病，所以目前各国的死亡率，都要比以前减低不少。可是整个的人是包含着两方面的：身体和心理。身体要讲究卫生，心理也要讲究卫生；身体要健康，心理也要健康。以往我们所研究实行的卫生，是单独地注意身体方面，忽略心理方面的。这样畸形的发展，虽然使身体上的疾病，减少了许多，可是心理上的疾病——或者叫它精神上的疾病——在社会上，却与前者相反地，一天一天地增加起来了。

心理疾病的范围 只要一提及心理的疾病，一般人的设想，总以为是很严重的。其实，它也有各种不等的程度。坎贝尔①（C. M. Campbell）教授很正确地告诉我们："心理的疾病和身体的疾病一样，有些是很轻微的；也有着轻重不等的程度；有些竟和出水痘一样的无关紧要。"② 由此，可知心理疾病的范围很大，不仅单是指疯狂；反之，无论哪一种心理上的失常，绝不是要待到疯狂的程度，才可被称为心理疾病的。所以凡是病的原因属于心理的，都可以包括在心理疾病范围之内。譬如一个人头痛，是因为某种问题不能解决的缘故，这便是心理疾病了。又如一个人失眠，是因为忧虑过度的缘故，这又是心理疾病了。又如一个人呕吐，并不是因为饮食的不谨慎，而是由于一种非常的厌恶而起，这又是心理疾病之一了。再如一个人瘫痪，并

---

① 原文为"肯培儿"，今译"坎贝尔"。——特编注

② C. M. Campbell：*A Present-day Conception of Mental Disorders*. p. 16.

不是因为生理的机构上有若何损伤，而是由于精神上受了深重的刺激所致，这又当列入于心理疾病的范围了。学校里往往有许多训育上的问题，如某人时常偷别人的东西；某人异常胆小；某人常喜逃学；某人性情孤僻，不爱交朋友；某人过分顽劣，喜欢恶作剧；某人做事没有勇气，处处退却……这些行为上的症状，正是心理上失却健康的表示。其他社会上的许多罪恶，如同强奸啊、自杀啊、离婚啊、酗酒啊、也都是心理疾病的结果。

心理疾病的发轫　上述种种心理上的疾病，并不是无缘无故突然发生的，发源都在儿童的时候。经过了日积月累的经验，方才逐渐显露。假使父母或教师能够注意儿童的心理卫生，对于他们的一切生活和习惯，随时予以适当的指导，使他们的人格，都有健全正常的发展，这些疾病便不致发生了。即或发生，倘能及早救治，也还容易矫正。但若既不能防患于未然，而开始之后，又漫不注意，则病根随着时日的增长而加深，终于成为不治之症。

提倡心理卫生的要则　卫生的目的，着重在疾病的预防；可是预防的工作，根本便不容易。一般人对于未来的危险，常是不注意的，总要等病上了身，才去请教医生。世界上只有很少的人在没病的时候肯自愿地到医院里去受一次体格检查，这便是一个很明显的例证。不但如此，普通的学校里，每年或每学期总举行一次全校学生的体格检查，虽去受检查的，不必花上一文钱，但是对于这样有益无损的事，大多数学生常会想出各种方法以图避免。又如一个人总要死，所有世界上的事，没有一件比死更有必然性的了；但是保险公司要想说服一个主顾去保寿险，是很不容易的。此外，明知道多吃生冷是不相宜的，见了不洁的水果，仍然会贪婪的大嚼，这种人，又何尝不比比皆是？这些例子，都足以证明预防工作的困难，所以提倡心理卫生，如要想有点成效，不仅须人人懂得心理卫生的原则；更紧要的，还在人人都能够实行。

心理卫生的工作　心理卫生的工作，有消极和积极两方面。消极方面是预防心理疾病的产生，改良心理疾病者的待遇；积极方面是促进心理的健康，养成完整的人格。这两种工作比较起来，自然后者更为重要。

提倡心理卫生之必要　自从实业革命以后，文化逐渐发达，都市逐渐繁华，环境比较从前复杂得多了，因此适应的困难程度，也要较前增高许多。而城市之中，各种机械噪声的吵闹，人烟稠密的喧嚣，以及其他高度的刺激和兴奋，使人的精神，无时无刻不在紧张之中，以致造成人们浮动的不稳固的情绪。这种现象也是一世纪以前的社会所没有的。再加以社会的组织，家庭的结合，都不如以前的巩固，很容易破裂。至于各种职业的没有保障，失业者的增加，农村的破产，市面的凋敝和工商业的不景气，更充分地显示出现代生活的不安全。以一个普通的人，要想去适应这个繁复的环境，自然很不容易。难怪心理异常的人，非常普遍，因此心理卫生之在今日，就更有提倡的必要了。

心理疾病既然非常普遍，各国政府每年花在病人身上的经费，简直有惊人的巨数。姑以美国为例：根据 1932 年的统计，在州立精神病院的病人，全国共有 318 000 人以上，一年所需的维持费为美金 200 000 000 元，加上病人不能生产的损失，据纽约州立心理卫生部统计家波洛克博士[①]（Dr. H. M. Pollock）的估计，当在美金[②]500 000 000 元之谱。这两笔直接和间接的损失，合计共有美金 700 000 000 元，约合国币 2 400 000 000 余元。各州政府对于医治精神病人的耗费，有占全部收入八分之一的；有几州的比例，竟比此还高。这仅是根据住院的病人数，加以统计，那些有心理疾病而不住院的人，还不在内，他们的损失自然更难以数计了。[③] 但是假如心理疾病的损失，只限于经济方面，还不能算十分严重。此外还有社会道德的损失和精神的损失，更不是数目字所能表示了。

低能也是心理卫生的一个重要问题。据美国的统计，凡是不能维持自己生活的低能者，约占全人口的2%。其中约十分之一是在低能院中受相当的训练和保护的。社会上维持这种慈善机关的经费，加上低能者不能生产的损失，数目也是很大。此外，根据美国全国心理卫生委员会的调查，全国一年中罪犯的数目约有五十万人；因犯罪所遭受的损失，约美金数十亿元；而这些罪犯之中，三分之一是有心理疾病的。

假如我们将上述种种损失，无论是道德的、经济的、秩序的、事业的，一起综合起来，便不能不相信心理疾病在现在已

---

①　原文为"卜洛克"，今译"波洛克"。——特编注

②　原文为"卜洛克"，今译"波洛克"。——特编注

③　数字采自 C. W. Beers：*A Mind that Found Itself*（二十二版）附录第二章 *The National Committee for Mental Hygiene* 第 319 页。

成为如何可虑而且可怕的一个严重问题！倘若我们要想解决这个问题，要想免除这种种不可估计的损失，则提倡心理卫生，实为急务。

实行心理卫生的负责人　我们的生活，要想能得到最大的适应与最小的冲突，关于心理卫生的常识，自然任何人都应该知道一点。尤其是医生、父母、教师、审判官以及实业的管理者，对于心理卫生，更不能不有充分的认识和了解。

（一）**医生**　医生的工作，本注重病后的治疗；心理卫生却注重病前的预防。可是疾病在初起的时候，一定有许多征候。倘若医生能够认识这些证候，而预为防范，设法矫正，则病的程度，就不致变为严重。譬如肺病在初起的时候，原是不难医治的，但若等到了第三期，良医也将束手。心理疾病的情形也正是如此。所以最可怜的，就是有许多人心理已经失常，而没有人知道。例如有人在写信写毕套进信封之后，必定还要抽出来再反复地看上几遍；或是在出门时锁好房门之后，必定还要再走回去推上几下；或是一信已经投进了邮筒，而担忧着写错了信封或没有贴邮票。诸如此类的过虑，实在是心理不健全的表示，但是这些常被认为是不值得注意的小事。非但病人本身不自觉有病，普通的医生也往往不能认识，还以为无病；因此迁延贻误，竟变成不可救药的沉疴，这岂不是一件使人叹息的事？若是医生有了心理卫生和精神病学的知识，那又何至于此呢？

（二）**父母**　许多习惯，都是儿童时代养成的；而儿童从襁褓中起，便日夕处于父母的维护与教导之下。所以供给适宜的环境，培养有用的习惯，从教育的观点上看来，父母的责任恐怕再没有比这些更重要的了。汤姆①（Thom）说："我们所遇到的许多不能适应的儿童，问题大半不在儿童本身，而在于父母和环境。"②因此父母训导的是否适宜，和儿童人格的发展，关系很大。其实我们还可以说，父母自己也是儿童环境中的一部分，而且是主要的一部分。倘使父母的行为健全适当，必能使好模仿的儿童渐渐孕育成一个完整健全的人格。有许多父母往往忽略他们本身的行为，反只注意其他不关紧要的刺激；这样不但是谬误，而且是徒劳。前几年很多的人提倡"儿童教育"，最近大家却都在那儿大声疾呼提倡"父母教育"了。原因正如上面所曾叙述的，父母们假如不知道应该怎样做父母，怎样训导子女，怎样以身作则，儿童教育就根本没有希望。因此，要想教育儿童，必先教育父母，使父母们都能够肩负他们应负的责任。

（三）**教师**　当一个儿童成长到应受学校教育的年龄，他底行为，便同时受父母与教师等量的影响。于是，培养儿童健全的人格，除父母以外，教师也应负很重的责任。只要看一般儿童把教师的行为尊为至高无上的模范，把教师的言语视作不可违背的金科玉律，就足见教师对于儿童行为关系的深切。为着这，教师们不仅应该熟悉他所担任的功课，并且更重要的，他应该熟悉他所教的人。以前我们称教师为"教书先生"，以为教师唯一的责任，就在教书，可是现在知道这是太错误了。教师

① 原文为"韬姆"，今译"汤姆"。——特编注
② D. A. Thom：*Everyday Problem of the Everyday Child*，p44.

除教书以外，还有更重要、更神圣的工作，就是教人。西蒙兹[①]（Symonds）说："现代的学校，不仅是一个求知的机关，让学生学些国语、习字、算术、史地等功课，就算完了学校底任务的。整个的儿童进了学校，学校自然就有指导儿童全部生活的义务——不仅是知识方面，而且应该指导他们如何做一个社会的一份子，生活在社会的环境里面。"[②] 教育的目的，原是在使儿童的身心能有正常的发展，所以小学和幼稚园的教学目标，应该集中于儿童的生长和发展上。教师具备了心理卫生的知识，一方面知道如何适应每一个儿童的需要，一方面又知道如何处置许多成问题的儿童，才不致妨碍他们的生长。必须要如此，然后才能完成学校的使命。

（四）**审判官** 人的犯罪，大部分是和社会不能适应的结果，也可以说是心理失却健康的表示。所以做审判官的，应该熟悉罪犯的个别情形，给予适宜的措置，使他们的心理恢复健康，以后就不致再会犯罪。倘若审判官不从这里着手，但知用严峻的刑罚——恐吓、斥责、鞭打、监禁等等——这只能使罪犯不健全的心理愈趋严重，结果一定是和社会愈不能适应。而犯罪的事实，也一定是层出不穷。所以无论是替罪犯个人着想，或是替整个社会着想，做审判官的都应当研究每个罪犯的人格，设法使他们恢复常态。我们只要一想现在罪犯人数之多，便不得不承认心理卫生对于司法界贡献的重要性。

（五）**实业的管理者** 学生从学校中毕业出来，便有一大部

---

① 原文为"赛蒙"，今译"西蒙兹"。——特编注

② P. M. Symonds：*Mental Hygiene of the School Child*，p 2.

分人踏进实业机关的门，去谋生活，或是做店员，或是做工人。所以在这儿，管理者对于雇工的关系，正如学校中教师对于学生的关系一样。而且儿童在学校里肄业，年限是有一定底限制的；在实业机关中工作，却因为是选定的终身职业，时间很长，甚至会一生一世都在里面，过着遥遥无期的生活。因此，实业机关的管理者底一切设施，对于雇工身心的健全，自然影响很大。若是他们措置得不当，大批雇工的心理健康，无疑的都会被牺牲的。倘若他们懂得心理卫生的原理，使每个工人都能各尽其长，从工作中获得满足与快乐，则不但各人的心理完整，得以保存，即从工作的效率上计算起来，也一定会增加不少。

心理卫生的有待发展 心理卫生是一种新兴的科学，还没有脱离幼稚的时期。因此，有许多关于人格发展的复杂问题，目前还不能够解决。恐怕还得再经历几十年的研究和试验，心理卫生才能达到成熟的程度。任何一种科学，都须经过一个很长久的试探时期，搜集了无数学者的心力，建设巩固的基础，然后逐渐地走向真理。心理卫生又何能例外？凡是研究心理卫生的同志，应该联合起来，共同努力，将各种矛盾冲突的学说，用明察审慎的态度，根据累积的经验，加以批判或修正，使它们更合于事实及需要；对于心理疾病的预防和治疗，效力也更加伟大。这是著者所热诚地期望着的。

结论 心理卫生是预防精神疾病、促进心理健康的学问。由于以往对于心理卫生的忽略，以致精神疾病像春潮一般急流而且泛滥着。这些心理上的疾病，使社会受到许多有形的（如经济）或是无形的（如道德）可怕的损失。为要免除这些损失，

11

使社会有较现在更大的进展，心理卫生的提倡已是迫于眉睫了。并重地用着积极的与消极的方法，同时由医生、父母、教师等作为实施心理卫生的先驱者，如此，才能获得实际最大的成效。

参考书：（西文参考书以书籍为限，杂志论文不录）

[一] 吴南轩：《心理卫生之意义范围与重要性》，《中大教育丛刊》，第 2 卷 1 期。

1. Beers，C. W.：*A Mind That Found Itself*. 22nd. Printing. Doubleday. 1935.

2. Burnham，W. H.：*The Normal Mind*. Chap. I. Appleton-Century. 1931.

3. Rosanoff，A. J.：*Manual of Psychiatry*. Part Ⅲ，Chap. 7. John-Wiley. 1927.

4. Taylor，W. S.：*Readings in Abnormal Psychology and Mental Hygiene*. Chap. I. Appleton，1927.

5. Wells，F. L.：*Mental Adjustment*. Chap. I. Appleton-Century. 1920.

6. Williams，F. E.（Editor）：*Proceedings of the First International Congress on Mental Hygiene*. 1932.

第二章　心理卫生运动的起源和发展

精神病人的待遇　在十九世纪以前，精神病人的待遇，是非常残酷不人道的。那时大家迷信精神病人是有魔鬼附身，必须加以监禁和虐待，所以病人就陷入很可怜的地位。虽然在二千年前塞尔修斯[①]（Celsus，25 B. C. —50 A. D.）已经主张应该采用音乐、静默、读书、水浴以及在花园中散步等等，作为医治精神病的方法，可是曲高和寡，无人相信。直到 1792 年皮内尔[②]（Philippe Pinel，1745—1826）在巴黎的萨尔伯屈里哀精神病院[③]（The Salpêtrière）开始实行释放疯人的运动。他除去了院中锁疯人的铁链，改用较人道的待遇。可惜他的势力，当他死的那一年，还不能越出巴黎之外。但是他力辟精神病的原因是由于魔鬼作祟这一谬见，并主张用同情人道的方法去医治，

---

① 原文为"塞而煞司"，今译"塞尔修斯"。——特编注
② 原文为"品纳尔"，今译"皮内尔"。——特编注
③ 原文为"沙比特利爱医院"，今译"萨尔伯屈里哀精神病院"（即"巴黎女子疯人院"）。——特编注

却影响及后来一般人对于精神病的态度，极为重要。后来美国迪克斯①女士（Miss Dorthea L. Dix，1802—1887）继续努力，奔走呼号，为疯人请命，结果在美国及加拿大两国成立精神病院 32 所。虽然数世纪以来对待疯人的漫漫长夜，经这几个人的努力，已经渐见曙光，可是他们的事业，毕竟还未十分做完，因为精神病始终不能如身体上的疾病一般受到人们相等的同情，而且社会上对待精神病人的态度，仍不免冷酷和漠视；甚至直到现在，有很多的地方对待疯人，还没有超过十八世纪的标准。

心理卫生运动的起源 心理卫生运动的起源，是一段很有意义的故事。距今 30 年以前，美国康涅狄格州纽黑文市②（New Haven，Connecticut）有一位耶鲁大学③毕业生比尔斯④（Clifford W. Beers）因为患了精神病，曾在公立和私立的精神病院中度过了三年非人的生活。他深受病院中医生和看护种种残酷凶暴的待遇，又目击其他病人不能表示的痛苦，不自禁地受到深刻的激动。因此病愈出院之后，誓愿将他剩余的生命，贡献给一班可怜的精神病患者，替他们向各方呼吁，并终生努力从事于防止心理疾病的工作。他又把自己在病院中的生活，用生动的文笔，写成一书，名叫《自觉之心》（*A Mind That Found Itself*），于 1908 年 3 月出版。我们在还没有展开满载着纤丽底字句与深刻底描摹的他的本文之先，就可以发现著名心

---

① 原文为"狄克司"，今译"迪克斯"。——特编注

② 原文为"康奈惕克州钮海文城"，今译"康涅狄格州纽黑文市"。——特编注

③ 原文为"雅鲁大学"，今译"耶鲁大学"。——特编注

④ 原文为"比尔司"，今译"比尔斯"。——特编注

理学家詹姆士（William James）的一篇短序，内容是给予这书以最高度的称颂。出版以后，风行一时，二十五年以来，几乎每年都有再版。到去年（1935）的 3 月里，第 22 版本又问世了；说是一本不朽的名著，那真是当之无愧的。[①]

比尔斯更计划成立一个大规模的全国组织，来推进这种心理卫生的新运动，可是当时大家对于他的计划，都视作疯人的疯话，以为狂妄，自然更没有人会给他一些同情和赞助，甚至有人主张再把比尔斯送进精神病院去医治的。但等到他的名著——《一个找着了它自己的人》——出版以后，分送给许多社会名流，请求指示，结果却感动了不少的人。例如哈佛大学教授詹姆士（William James），纽约州立精神病院指导迈尔（Adolf Meyer）[②]，康奈尔大学校长法兰德（Livingston Farrand）[③]，约翰霍布金大学公共卫生学院院长韦尔奇（William H. Welch）[④] 等，全是当时有声于世的名人，读了比尔斯的著作之后，深被感动，都愿出来竭力帮助他实现计划。比尔斯得到各方的赞助和鼓励，就邀集了同志 13 人，在 1908 年 5 月 6 日先成立了"康涅狄格州心理卫生协会"（The Connecticut Society

---

① C. W. Beers：*A Mind That Found Itself* 一书，美国 Doubleday，Doran & Co. 出版，定价美金 2 元 5 角。这书是比尔斯自述精神病的经过，文笔非常动人，出版了 25 年，销路不减，它的受人欢迎，也就可想而知。后半部是附录，搜有关于心理卫生运动的种种史料，都很有参考的价值。

② 原文为"迈由尔"，今译"迈尔"。——特编注

③ 原文为"法兰特"，今译"法兰德"。——特编注

④ 原文为"韦尔区"，今译"韦尔奇"。——特编注

for Mental Hygiene），这是全世界心理卫生运动的第一个组织，也可说是心理卫生运动的正式开始。当时的发起人，除比尔斯本人以外，还有 Robert A. Beers（其父）、George M. Beers（其兄）、Rebekah Bacon 女士、J. K. Blake，Frederick S. Curtis，Allen R. Diefendorf 博士、G. Eliot 博士、E. G. Hill、W. G. Hoggson、A. McC. Mathewson 裁判官、E. S. McCall 博士、H. W. Ring 博士以及 A. P. Stokes. Jr. 牧师等 13 人，包括了大学教授、教会牧师、医生、审判官、律师、精神病学家、社会工作员和复原的精神病人及其家属。当开会的时候，大家应推举一人，作为该会的领袖；那时著名精神病学家迪芬多夫[①]（Diefendorf）就起立举荐比尔斯充任，并且宣布说："照他的判断，比尔斯已经完全健康了！"[②] 比尔斯经过这位专家的鉴定，社会上一般人对他，自然另眼相看，态度与前不同了。

康州心卫协会的工作目标　康涅狄格州心理卫生协会的工作目标，有下列五种[③]：（一）保持心理健康；（二）防止心理疾病；（三）提高精神病人待遇的标准；（四）传播关于心理疾病正确的知识；（五）与心理卫生有关系之各机关合作。该会活动的对象，并非是单独的个人，而已扩充到整个的社会。从这个

[①]　原文为"狄分铎夫"，今译"迪芬多夫"。——特编注

[②]　A. P. Stokes 在第一届国际心理卫生大会的演讲辞：*The Founding Meeting of the Mental Hygiene Movement*（第一届国际心理卫生大会报告第一册第 479—501 页）。

[③]　C. A. Winslow 教授在心理卫生运动第二十五周年纪念日（1933 年 5 月 6 日）在耶鲁大学的演讲辞：*The Mental Hygiene Movement & Its Founder*（*A Mind That Found Itself* 第 22 版本附录第 303—317 页）。

小小的组织，便奠定了心理卫生运动的基础。

比尔斯的得奖 比尔斯以一个人一本书的力量，首创这种伟大的运动，他对于人类的功绩，实在是值得敬佩的。1922 年 6 月，他的母校——耶鲁大学，赠给他名誉硕士的学位。1932 年，法国政府授予武士章的荣誉。1933 年 5 月，美国社会科学研究所① （National Institute of Social Sciences） 又赠他金牌奖章。此外各国名人每年寄他的称颂函件，更是多得不可胜数。但这些对于他不可度量的伟大贡献，仅只是一点些微的酬谢。

美国心卫委员会的成立 比尔斯并不以蕞尔一州的小组织为满足，他的本意，原主张全国一致总动员。他先成立康涅狄格一州的协会，不过是一个小型的尝试，以作全国组织的先驱。翌年 （1909 年 2 月 19 日） 美国全国心理卫生委员会 （National Committee for Mental Hygiene），于比尔斯坚毅不断的努力中，终于在纽约正式成立了。比尔斯数年来朝夕系念着的梦想，遂以实现。开成立会时，出席者 12 人，除比尔斯外，更有詹姆士 （William James）、迈耶② （Adolf Meyer） 等。最初的三年，因为缺乏经费，比尔斯不但不支薪水，而且不惜举债维持。也就为着这个原因，当时除奔走各方请求大家的援助合作以外，没有力量使他们能做出一些积极的工作。其后逐渐得到私人与团体的资助以及许多医生热诚的合作，才得将心理卫生运动，渐渐地纳入于科学的轨道以内。

---

① 原文为"美国社会科学馆"，今译"美国社会科学研究所"。——特编注

② 原文为"迈尔"，今译"迈耶"。——特编注

州立心卫协会的继起 从美国全国心理卫生委员会走上灿烂的平坦大道之后，其他各州，由于得到它的鼓励与倡导，也分别成立各州的心理卫生协会，担负本州关于心理卫生的各种工作。这样的已有 29 州，共 65 所。[①] 这些各州的协会与全国总会，虽然声气相通，彼此互相协助，但是组织上和经济上，却是各自独立，不相牵涉。

美国心卫委员会的工作 上面已曾提到，全国心理卫生委员会自得各方的资助之后，正如火车被搁置在整齐的轨道上，它的进展，简直不能以道理计了。那时候，既无经济不能维持的内顾之忧，又得到外界许多医生的通力合作，于是心理卫生委员会中的委员，得能专心致力于各种有成效的积极活动，乃成为必然的现象。下面所列举的几种具体活动，就可见全国心理卫生委员会工作的一斑。

（一）**改善精神病人的待遇** 调查国内各州精神病院对待病人的情形，建议改善的方法，在最初便已成为美国全国心理卫生委员会的重要活动之一。各处公私立医院因此而改进的，固然已有很多，但是对于病人的待遇，远在水准以下的，却仍不在少数。所以这种调查的工作，并不能认为已经完成，到现在还得继续进行哩！

（二）**文字宣传** 全国委员会更有一种重要的工作，是在于普及心理卫生教育方面的。1917 年该会出版《心理卫生季刊》（*Mental Hygiene*），是代表全国委员会的正式刊物。内容范围

---

① See M. A. Clark："*Directory of Psychiatric Clinics in the United States, 1936*", Mental Hygiene, 1936 (1)，pp. 72－129.

很广，凡是关于人类适应的文字，全都一无遗漏地被登载着。且主义也很浅近，普通的人都能看懂，因为它原是一种宣传心理卫生的杂志，并非单供专家阅读的。每年定价美金三元，这对于一般杂志说起来，也是一个低廉的价格。这种刊物出版至今，已 20 年，流行很广，传播心理卫生的知识，影响最大，可说是最有力的一种文字宣传。此外各种不定期的刊物、报告和小册子，由全国委员会出版，供给大家免费阅览的，也颇不少。

（三）**口头宣传**　全国委员会的第一任医学指导萨蒙①博士（Dr. Thomas W. Salmon），第二任指导威廉姆斯②博士（Dr. Frankwood E. Williams）和第三任指导欣克斯③博士（Dr. Clarence M. Hinkes），教育群众，更为努力。他们利用自己流利的口才与动人的叙述，到处演讲宣传，使大众对于心理卫生，有一个明确的认识。这样，他们在人们心底里所唤起的适当的反应，更不是仪器所能衡量的！他们三位对于人类幸福的贡献，将永久不会泯灭。

（四）**诊察儿童**　更进一步，全国委员会已经注意到心理疾病的治本方法，那就是努力于儿童指导诊察所（child guidance clinics）的设立。当时几个心理卫生运动的领袖，都知道要预防心理疾病，应该在儿童时代，加以适当的指导。威廉·怀特④（William White）曾经说过："儿童时代是实施心理卫生的黄金

---

① 原文为"沙而蒙"，今译"萨蒙"。——特编注
② 原文为"威廉士"，今译"威廉姆斯"。——特编注
③ 原文为"欣克司"，今译"欣克斯"。——特编注
④ 原文为"威廉·花忒"，今译"威廉·怀特"。——特编注

时期。"因此，全国委员会在 1922 年发起筹设儿童指导诊察所的运动，一经提倡，各处都随波逐浪似地纷纷组织。美国这种诊察所正式成立的，自 1922 年以后，已有五百所以上[①]；各种行为异常的儿童，来所就诊和求治的，仅就 1932 年一年计算，已在五万人以上。

（五）**训练精神病医生**　自从心理卫生运动鼓吹改良疯人待遇以后，各处就很迫切需要有专门学识的精神病医生。因此，训练专门的精神病医生，也成为全国委员会的一种刻不容缓的积极活动了。为着要适应这种需求，该会更于 1931 年特设"精神教育分会"[②]（Division of Psychiatric Education），专以计划各大学医科精神病医生的训练。它的目的有二：（1）引起医科学生对于精神病学的兴趣，使以精神病医生作为终生的职业；（2）给予一般普通的医科学生关于精神病的基本知识。

国际心理卫生运动的发展　全国委员会的活动，不仅是限于美国国内，同时并向国外宣传，以引起全世界对于心理卫生的注意。1918 年，加拿大全国心理卫生委员会——第二个全国的组织——正式成立。凭借了美国已有的十年经验，可资借镜，所以加拿大委员会的工作计划，不必经过尝试时期，开始就是很严密的。并于翌年（1919）刊行《加拿大心理卫生杂志》（*The Canadian Journal of Mental Hygiene*），作为推广心理卫生教育的工具。法国心理卫生联合会（The French League for

---

① See Y. S. Stevenson & G. Smith：*Child Guidance Clinic：A Quarter Century Development*，1934.

② 原文为"精神病教育部"，今译"精神教育分会"。——特编注

Mental Hygiene）继起，于 1920 年成立。比利时全国心理卫生联合会（The Belgian National League for Mental Hygiene）又次之，成立于 1921 年。再后两年（1923）英国全国心理卫生理事会（British National Council for Mental Hygiene）和巴西全国心理卫生联合会（Brazilian National League for Mental Hygiene）先后成立。1924 年，匈牙利全国心理卫生联合会（Hungarian National League for Mental Hygiene）成立。1925 年，德国心理卫生协会（German Association for Mental Hygiene）和日本心理卫生协会（The Japanese Mental Hygiene Society）成立。1926 年，意大利心理卫生联合会（Italian League for Mental Hygiene）成立。① 此外如阿根廷②、奥地利③、古巴、捷克斯洛伐克④、芬兰、印度、新西兰⑤、南非联邦、西班牙、瑞士、苏俄、土耳其、智利、挪威、瑞典等国，也相继起来组织全国的心理卫生机关。最近，中国也追随着这些先进国之后，成立了中国心理卫生协会，在民国二十五年（1936）四月十九日开成立大会于首都南京，发起者 228 人，赞助者 145 人。到

---

① 见吴南轩：《国际心理卫生运动》，《中央大学教育丛刊》，第 2 卷第 1 期。
② 原文为"阿根庭"，今译"阿根廷"。——特编注
③ 原文为"奥大利"，今译"奥地利"。——特编注
④ 原文为"捷克斯拉维亚"，今译"捷克斯洛伐克"。——特编注
⑤ 原文为"纽西兰"，今译"新西兰"。——特编注

现在止，世界上有全国心理卫生组织的国家共有 32 国[1]。自从 1908 年美国发轫以来，不到三十年的时间，心理卫生运动的发展，已经遍及全世界，不可不说是迅速的了。

美国全国委员会的工作经过 美国全国心理委员会的工作以及贡献，这里限于篇幅，不能详细叙述。比尔斯著有一本小册子，名为《二十年来的心理卫生》（*Twenty Years of Mental Hygiene*，1909－1929)[2]，叙述美国全国委员会的工作经过，非常详尽，可供参考。此外普拉特[3]（Y. K. Pratt）同样有一篇文章，题为《二十年来的心理卫生》，登载在美国《心理卫生杂志》1930 年 4 月号，也将美国心理卫生的工作，作为一个纵的报告，很有参阅的价值。

心理卫生的国际组织 比尔斯自从首创美国全国心理卫生委员会后，就在他心里成长了进一步的志愿，想成立一个国际的组织。1918 年加拿大全国心理卫生委员会成立，国际化的空气，遂益浓厚。比尔斯于 1919 年 2 月 4 日在美国全国心理卫生委员会会长沃尔特·詹姆斯[4]（Walter B. James）的家中，召集美国和加拿大两国的同志，筹商组织国际心理卫生委员会的事

---

[1] 见 *The International Committee for Mental Hygiene*（*A Mind that Found Itself* 第 22 版附录第 371－373 页）。按原书附录第九章又谓，有全国心理卫生协会的组织的共有 35 国（见原书第 410 页。如加入中国心理卫生协会应为 36 国），不知孰是？

[2] 此书由 The American Foundation for Mental Hygiene 于 1929 年出版，共 259 页。

[3] 原文为"迫拉忒"，今译"普拉特"。——特编注

[4] 原文为"华耳忑·詹姆士"，今译"沃尔特·詹姆斯"。——特编注

项。当时先成立一个"组织委员会",比尔斯被推为该会的秘书长,负实际执行会务的责任。1922 年 12 月 11 日,"组织委员会"举行第二次会议于纽约,到会的有美、加拿大、比利时三国的代表,议决请比尔斯到欧洲做宣传,并接洽一切,以引起各国对于国际组织的兴趣。1923 年春,比尔斯亲赴欧洲,并于是年 5 月 28 日在法国巴黎召集第三次"组织委员会",参加的竟有英、美、法、意、比、丹麦、挪威、西班牙、捷克斯洛伐克等九国的代表。大家都希望 1925 年能在美国华盛顿召集国际心理卫生大会(The International Congress on Mental Hygiene),再在这个大会中,产生一个永久组织的国际心理卫生委员会(The International Committee for Mental Hygiene)。可是因为缺乏经费,未能实现。1927 年春季,比尔斯再度赴欧,参加 6 月 2 日在巴黎召集的第四次组织委员会,这次出席的代表,竟包括 14 个国家。各国对于国际组织的兴趣,发展很快,于此可见。1928 年,美国心理卫生基金会(The American Foundation for Mental Hygiene)接受凯恩夫人(Mrs. J. I. Kane)[①] 的遗产美金五万元,拨充召集国际大会之用。因此,延迟好多年的国际心理卫生大会,终于在 1930 年 5 月 5 日在美国华盛顿开幕了。

第一届国际心理卫生大会 这久已在许多人期待中的第一届国际心理卫生大会,确能算是一个代表国际的大会。各国到会的代表,共 3 042 人,代表 53 国,真极一时之盛!我国亦有

---

① 原文为"甘夫人",今译"凯恩夫人"。——特编注

五个代表参加，并由汪博士（Dr. T. H. Wang）在大会中报告我国心理卫生的情形。大会中的各项提案和宣读的论文，由威廉姆斯（F. E. Williams）编成详细的报告，共二厚册，1 643 页。这是研究心理卫生运动者不可缺少的参考资料①。第二届的国际大会，本定于 1936 年 7 月 27 至 31 日在法国巴黎举行，但因为近来全世界的不安静，所以执行委员会已经发出通告，大会将延迟到 1937 年 7 月，开会日期定在 19 日至 24 日。地点则仍在巴黎。预料那时各方参加的代表，必定更加踊跃。

第一届的国际大会，会期共 6 日（5 月 5 日至 5 月 10 日）除去讨论各种问题以外，并有一个最具体而有永久价值的结果，就是产生了一个国际心理卫生委员会，在 1930 年 5 月 6 日正式成立。成立的日期正是比尔斯创立康涅狄格州心理卫生协会的第二十二周纪念日。它的组织宗旨是：“完全从事于慈善的、科学的、文艺的和教育的活动，尤其关于世界各国人民心理健康的保持和增进，心理疾病心理缺陷的研究、治疗和防止，以及全体人类幸福的增进。”② 现任会长是美国著名的精神病学家威廉·怀特（William A. White），比尔斯是秘书长，名誉会长 6 人，名誉副会长 53 人，我国刘瑞恒先生，亦被推为名誉副会长

---

① *Proceedings of the First International Congress on Mental Hygiene* 由国际心理卫生委员会在 1932 年出版，因限于经费，只印 3500 部，除分赠各处外，只有少数余存出售，每部定价美金 5 元。（出售处：The International Committee for Mental Hygiene，50 West 50th Street，New York City，U. S. A. ）

② See *Proceedings of the First International Congress on Mental Hygiene*，pp. 42—43.

之一。国际委员会虽然正式而且永久的成立了，可是也许因为组织太大，不易推进的缘故，还未能充分发挥它应有的功能。不过我们展开了心理卫生运动的历史来看，经过多少学者和专家的心力交瘁，居然得能在二十五年那样一个短时期中，成立了如此伟大的国际组织，这里，我们便可见心理卫生运动推广进展的趋势的一斑了。

我国的心理卫生　心理卫生，已经引起全世界的注意了。"除我国外，日光照临之地，几于无处不有心理卫生运动的踪迹。"[①] 只有中国，虽然最近已经成立了中国心理卫生协会，开始做推进心理卫生的工作，可是社会人士对于这个重要问题，还很淡漠。不仅如此，一般精神病患者还是受着歧视和讥讽，甚至戏弄。所谓精神病医院，真如凤毛麟角，而且这仅有的几个，差不多都是监狱式的拘留所，锁链桎梏，尚不脱十八世纪的窠臼，距理想的待遇，相差不啻天壤，更谈不到治疗了。至于乡村内地，一般人认神经病有恶鬼附身，须用桃枝毒打，非如此不能驱鬼治病的，更是数见不鲜！在有些地方，对于精神病人，更有种种陋俗。例如杭州东岳庙，每逢废历七月，有一个"审疯子"的风俗，到了那时候，正如节日的赛会一般，前往观看的，比肩接踵，像山涛怒发似地，轰动全城，真不愧是每年一次的盛举！在这儿，是把疯人当做犯罪的囚犯看待，由"东岳大帝"加以审讯。审时有算作"东岳大帝"底命令的执行者，将被审的病人严刑拷打，真是惨无人道！而且还有人以为

---

① 见吴南轩：《国际心理卫生运动》（《中大教育丛刊》第 2 卷第 1 期第 39 页）。

愈打得剧烈，则愈有"治愈"的希望，因为鬼自然也怕刑罚的。这种愚昧的观念，可笑又复可怜！浙江算是教育发达的一省，杭州又是浙江的省城，以杭州尚如此，其他闭塞的乡村，如何待遇疯人，那简直是我们所不能想象并且不敢想象的了。卫生署长刘瑞恒先生，在心理卫生运动二十五周年纪念日寄给比尔斯表示称颂的信中，曾说："我们现在所需要的是一个中国的比尔斯。"① 真是有感而发之言！

心理卫生最近的趋势 心理卫生本来属于医学的范围，最初参与这个运动的人，也大半都是医生。但自心理卫生运动的重心从治疗转移到预防方面以后，心理卫生和教育便发生了密切的关系。从教育的立场，注重儿童行为的训导，健全人格的培养，这才是心理卫生最近的趋势。

结论 心理卫生运动，发源于一个复原的精神病者——比尔斯，由一州的组织，而扩充到全国，进而扩充到全世界，都是他一个人努力的结果。比尔斯的功绩，真不是几句话所能表示的！现在既有了国际卫生委员会的永恒的组织，而各国又都悉心研究，以期深造。心理卫生将有如何更大的发展，绝不是我们现在所能估量的！可是回顾自己国内，除了少数人有新的觉悟之外，一般人对于疯狂原因的见解以及对于精神病人的待遇，都还与十九世纪以前无异，这样，我们能不羞愧吗？诚然，我们需要着如比尔斯一般坚强的意志与无休止的努力，但我们不能愚痴地等待着一个中国比尔斯的到来。每一个人都可以做

①　见心理卫生运动二十五周年纪念日比尔斯演讲辞（*A Mind that Found Itself* 第 22 版本附录 432 页）。

比尔斯的! 每一个人都应该做比尔斯的! 愿所有努力于心理卫生运动的同路人，都用着这种信念、这种责任心去努力吧!

参考书：

[1] 吴南轩：《国际心理卫生运动》，《中大教育丛刊》，第 2 卷 1 期。

1. Barker，L. F.：*First Ten Years of the National Committee for Mental Hygiene*．1918．

2. Beers，C. W.：*The Mental Hygiene Movement*．1923．

3. Cross，W. L.（Editor）：*Twenty-five Years After：Sidelights on the Mental Hygiene Movement and Its Founder*．Doubleday．1934．

4. Howard，F. E. and Party，F. L.：*Mental Health*．Chap. 17．Harper and Brothers．1935．

5. May. G. V.：*Mental Diseases*．Chap. 7．Boston．1922．

6. Ruggles，A. H.：*Mental Health：Past，Present and Future*．Williams and Wilkins．1934．

7. White，W. A.：*Forty Years of Psychiatry*．Nervous and Mental Disease Publishing Co.．1934．

8. Williams，F. E.（Editor）：*Proceedings of the First International Congress on Mental Hygiene*．1932．

第三章　心理健康的标准

心理健康的标准　假定你到医院里去检查体格，你的体重和身长相称，目力、耳力都很好，没有痧眼，牙齿整齐无龋，扁桃腺正常。心肺都健全，皮肤洁净，营养充足，消化力也强，大便每日一次，其中并无寄生虫，体温 37℃，脉搏每分钟 72 次，全身姿势优良。于是，医生说"你的身体是健康的"，因为这些都是身体健康的标准。同样的，一个人的心理是否健康，也有它的标准，可以测量。自然，心理的标准，不及身体标准的具体与客观。那么，什么是心理健康的标准呢？

（一）**像别人**　同类的生物都是相像的。动物和植物都由形状性质的相似而归成属类。同类的生物虽然彼此相似，却并非绝对相同，我们决不能找出同样的两只猫、两只兔、两个人。就是树叶和稻谷，若是加以仔细的观察，也和人的手纹一样，没有两片或两粒是完全相同的。至于人类间的个别差异，更是显著：有的胖，有的瘦；有的高，有的矮；有的聪明，有的愚笨；有的敏捷，有的迟缓；有的强健，终年不生一病，有的孱弱，常与药炉为伴。各人的差别如此之大，简直使许多人对于"人类相似"的一句话，发生疑问。

但是这些差别是有限制的。各人的体长虽然不同，而超过普通长度五寸以上的人，究属少数。各人的体重虽然相异，而超过普通重量 50 磅以上的人，也是不多。最长的人总不致比最矮的人高一倍。据柯克帕特里克①（E. A. Kirkpatrick）的意见，"假使男女两性分别比较，则普通成人体长的差异，总在一英尺范围以内，最长的人倘若比最矮的人高上二英尺，真要算是绝无仅有的了"。②

各人生理上的变化，也非常小。成人的脉搏，每分钟总在 70 次左右，假使速度的变化太剧烈，生命就有危险。人类的体温，总在 37℃相近，上下超过两三度，病也就很严重了。人体骨骼的构造，大致是相同的。内脏各器官的地位和大小，各人所差，也极微细。据统计家的调查，在任何不经选择的团体中，常态的人——就是彼此差异很少的人——总占绝对大多数。惟其大半的人类是相似的，所以以全人类为对象的生理学、心理学、社会学等，才能存在。

精神病学中的无限制联想测验，目的就在发现某人的联想反应是否和普通人一样，借以诊断他有无病态。这方面的研究，当归功于肯特③和罗山洛夫（Kent and Rosanoff）的贡献。他们

---

① 原文为"开耳派屈力"，今译"柯克帕特里克"。——特编注

② See E. A. Kirkpatrick：*Mental Hygiene for Effective Living*，p. 26.

③ 原文为"亨特"，今译"肯特"。——特编注

择定了一百个单字作为刺激字①，逐一由主试念给被试听。被试听见每个刺激字之后，就立刻把他心里所联想到的第一个字说出来。这个测验所根据的理论基础，就是常态的人底联想反应字，应该大致是相同的。肯、罗二氏曾把这一百个字测验过一千个人，然后把各人的反应字，统计起来，汇成一张标准表：哪几个是普通反应字（common reaction words），哪几个是个别反应字（individual reaction words）。譬如刺激字是"桌"字，大多数的人都回答"椅子"，"椅子"便是普通反应字；但是有人听见了"桌"字之后，竟联想到"死"字，这便称作个别反应字。因为由"桌"字而联想到"死"字的人，在一千人中所占的比例是极小的。任何被试者的反应字都可以和这张标准表对照，看他一百个反应字中，有几个属于普通的，有几个属于个别的。一人的普通反应字愈多，心理也愈健全，个别反应字太多了，便是病态的表现。

一个常态的人，总愿意和别人一致，不愿独异。六指只眼的人，往往自惭形秽，深感不安。面上有红斑或是他种缺陷的，自己也常认为是一种莫大的遗憾。他们常被人讥笑，被人怜悯，但从不被人羡慕。所以"像别人"是心理健康的第一个标准。倘如一个人的思想、举动、言语、好恶、态度、服装等，都和人不同，显然，他的心理不是很健康的。譬如现在大家都剪发了，有人还固执地留着辫子，这人的心理是不健全的。小孩子大半爱活动，跑跳吵闹，不肯安静，但有一个却终日独坐一隅，

---

① 肯特和罗山洛夫所用刺激字的中文译名表，可参阅萧孝嵘著：《变态心理学》（正中书局出版），第112—114页。

默默无言，这人的心理也是不健全的。国土被别国侵占去了一百多万平方公里，大家都痛心疾首，认为非常耻辱，有人却嬉笑自若，无动于衷，这人至少在心理上也是不健全的。至于头发应不应该剪？小孩子跑跳吵闹对不对？国土失去，痛心疾首有无用处？这些都是另一问题。心理学对于行为的价值，是不加以估计的。凡是大家都如此，而有一人例外，从心理学的观点来评判，这人多少不能算为常态。

但是失常也有两种：一种是病态的失常，一种是完整的失常。前者自然是心理不健康的表示；后者却不一定是心理上不健康的。例如孙中山、爱迪生[①]、牛顿、亚里士多德[②]等人，或则有功国家，或则有功人类，或则留下了不朽的理论和名著。他们都做了常人所不能做的事体，但是他们有着坚毅不拔的精神，集中努力的勇气。他们的行为是一致的；他们的人格是完整的。这种完整的失常，不但丝毫不带有病态，也许还可以说是极其健康。所以心理卫生的目的，一方面固然在改造病态的失常者，使他们的行为能符合常模；但另一方面，却并不压抑这些完整的失常者，勉强每个人都趋于一致。相反地，心理卫生应该培植这种特殊天才，充分发展，使人类社会，能有进步和生长的希望，不致停滞在一个水平面上，永远不动。

（二）**和年龄相符**　所谓"像别人"，还得有一个附带的条件，就是指像与自己年龄相仿的人。人的行为，总是随着身心的发展而逐渐改变；所以各年龄的人，他们的兴趣、态度和能

---

①　原文为"爱逊生"，今译"爱迪生"。——特编注
②　原文为"亚理斯多得"，今译"亚里士多德"。——特编注

力，都不相同。成人有成人的嗜好，儿童也有儿童的嗜好。少年人所最喜争逐的事物，在老年人看来，也许会觉得毫无意思。反之，也有同样的结果。所以一个人的行为，一定要和他的年龄相称，才能被认为健康。有许多小孩子的举动像老头子，又有许多老头子的举动像小孩子；这些都是变态的。中国人素来是敬老的，以为老者的行动，应该是少年人甚至幼年人的模范，值得他们仿效。因此假使有一个小孩子，穿了宽大的长袍马褂，举止斯文，不轻易言笑，做出一种久经世故老态龙钟的样子，完全是一个具体而微的老人，那他就会从看见他的人那里，博得几声"少年老成"的美赞。其实，这几乎是我们所不忍叙述的，这样的"小老头子"，正是已经被成人错误的观念和教育，戕害了他的心理健康呢！与这种情形相反的一端，那就是有许多大人却脱不了小孩的习气。往往有 20 岁以上的人，还是躲在父母的羽翼下，像一只未成长的小鸟似地，需要随时的照料与保护，他们不能离开家庭，自营独立的生活。著者尝见有好几位同事，夜里必须回到自己家里去住，不能独自宿于校中。因此他们所从事的职业，自然也就受了地域的限制，不能到外埠去。这些人的人格，都是没有获得健全底发展的。

普通所谓年龄，总指"实足年龄"（chronological age）① 以生后年份计算，但是我们如果用"发展年龄"（developmental age）——表示身心成熟的程度——来做标准，一定更较适当。各人身心发展的速度，不是成一水平线的；实足年龄相同的人，

_____

① 原文为"生活年龄"，今译"实足年龄"。——特编注

发展年龄并不一样。所以，一个小孩，假如他身体上和心理上的成长，都早熟一二年，他行为的标准，也应该提高一二年；反之，他身体上和心理上的成长，迟熟一二年的，则其行为的标准，也应该降低一二年了。

我们训练儿童，必须要顾到他们的年龄。若是叫儿童做超过能力的事，对于心理健康是很不相宜的。一般父母往往爱子心切，对他们有过分的奢望，总想他们能做超越的工作。例如父母常常希望子女在学校中能跳级，至于他们的年龄和能力是否相称，那却从来不曾加以思考。这样的结果，孩子们对于功课，常不能应付，而且易产生畏难和自卑的感觉。强其力之所不能而勉为支持，影响于心理的健康很大。万一后来竟因成绩不及格而致留级，儿童遭遇到失败和自己的欲望不能满足，心理上的损失就更大了！又常见有许多家庭，因为羡慕历史上某神童七岁能赋诗的传说，自己的子女在三四岁的时候，就教他们识方字，读唐诗，不管他们能力能否胜任，只一味逼迫着死念死记，希望他们也能挤于"神童"之列，传为千古美谈，但是结果常是非常不幸的。同样，我们也不应该使孩子们常常做过分简易——那必须是从他们的年龄和能力比较而得的评断——的事，太多次因一举即成而引起的骄傲与自满，正如太多次由挫折失败而产生的失望与自卑，有着等量的危险。凡使儿童做超逾能力或是毫不费力的事，这些都是忘记了儿童的年龄，不足为训的。这里有一句警惕着人们的西谚："适合你的年龄"（be your age），我们应该悬诸座右，奉为圭臬。

（三）**能适应他人**　交际的能力，也是心理健康一个最重要的标准。同时，常和朋友过从——尤其是常和年龄、能力相仿的人来往——不但能维持心理健康，并且是获得心理健康的一种方法。有许多罪犯，在监狱中过了十多年惨淡孤独的生活，一旦期满释放出来，行为显然的会和常人异样，甚至变成疯狂。那些湮没在荒村僻地的隐士以及与尘世隔离的僧道，因为极少与他人接触的缘故，性情也常是乖僻的。在以往的监狱中，凡系重罪犯，都是彼此隔离，单独监禁的。现在知道这种办法，摧残罪犯的心理健康，很不人道，简直和使罪犯生肺病一样的残酷。所以各文明国家，最近已经废去了长期单独监禁的办法；凡是须受几年以上监禁的囚犯，都常有彼此接触的机会。

当一个人渐渐离开了朋友，喜欢用孤独的生活来折磨自己，心理上已开始现出不健康的趋势。这些人大部分的时间都默默地沉湎于独自的幻想之中；他们从想象中满足现实中所不能得到的一切。久之，不自觉地养成了一种逃避社会的习惯和态度。他们以为社会上所有的人，不仅没有一个和他们表同情，而且都在讥笑他们，侮辱他们，甚至设法谋害他们。他们没有朋友，只有仇敌。他们憎恨一切的人类，因此和这人类的集团——社会——愈离愈远，程度高深的，竟会变成一种严重的精神病，叫作"精神分裂症"① (schizophrenia or dementia praecox)。

学校中的教师，普通常认为训育上成问题的，是一般会吵会闹不安分的儿童；对于那些性情孤僻、落落寡合的孩子，常是不加注意。其实，后者的严重性，要远过于前者。愈是沉默

---

① 原文为"少年痴"，今译"精神分裂症"。——特编注

孤独的儿童，心理愈不健全，也愈应该受特殊的注意和迅速的矫正。

假如同伴只限于同性一方面，或者只有一个朋友，绝不与其他的人交结；或是专和年龄较大（或较小）的人在一起，这些人换了一个环境之后，便不会适应。所以对于心理健康，都不相宜。最理想的同伴，应该是年龄相仿，而且包括异性的。在和许多朋友接触之中，儿童自然学会了应付的技巧。有时候他领导，有时候他服从，他能把这一些处置得很适当，因为过去的经验已经将在团体中生存的方法告诉他了。人是属于社会的动物，永不能脱离社会而独立。所以我们应该鼓励儿童，从小就多和旁人在一起游戏，以充实他团体生活的经验，培养合作同情的态度，避免独自幻想的趋势，这是很重要的。尤其是独子，家庭内没有兄弟姊妹在一起生活，父母更应该在家庭以外，供给他交接朋友的机会，练习对于他人的适应。我记得美国有一位儿童教育家曾经说过："和无论怎样不好的朋友在一处，它的危险性总比较没有朋友要小一些。"这句透彻的话，真是值得我们注意的。一个孤独的人，纵然未必变为疯狂，可是这种特异的性质，终究是人格上的缺陷，和健康的发展有非常底危害的。

（四）快乐 常有人以快乐与否来断定一个人有无疾病，这是很确当的，因为快乐对于无论身体或是心理的健康，都有关系。快乐表示你身心的活动很和谐，很满意；不快乐表示你至少有些地方不能适应。快乐表示心理的健康正和体温表示身体的健康一样准确。① 但体温的升降，有体温计可以测量；快乐的程度，却至今还没有量表能够精密地测量出来。精神病学家虽然也有几种研究感情的测验，可以推知一个人快乐的程度，可是终究还不能怎样准确，因此大都仍得根据病人自己主观的报告和对于病人言语表情的观察，正如从前的医生，在体温计还未发明的时候，须依靠个人主观的感觉来确定病人体温的高低一样。

一个态度乐观的人，做事积极，对任何事都安放下一种希望，无论遭遇到什么困难，并不畏怯，像一个战士般地，用尽可能的勇敢去征服它们。这样的人，他的心理常是健康的。反之，一个人如常常被失望和灰心的铁链锁住，囚禁在抑郁的狱中，心理上就有了毛病。快乐的程度愈低，心理不健康的程度也就愈高。但是，一个人总有不幸的遭遇，例如疾病、挚友死亡、财产损失等等，当这些不幸的事压到心上的时候，倘想避免不快乐的情绪，自然是不可能的。但是一个心理健康的人，虽然遇到如何的不幸，他不久就能重新适应，不致常处于抑郁的环境之中。例如一个人的挚友死去了，他自然会受着伤感与惨痛的袭击，但那只应该是短时期的，假如他竟因此永远怜悯自己，陷于抑郁的深渊，那就不是常态的现象了。

快乐虽然是健康的标准，我们却不可直接去寻求。我们应该力谋自己对于环境的适应，而使快乐成为自然的结果。这样间接地得到快乐，才是对的。假如你生活中有种种不能适应的

---

① See J. J. B. Morgan: *Keeping a Sound Mind*, p. 6.

事实，任它存在，不去设法消弭，而在另一方面，却直接地去寻求快乐，那仍是无济于事的。譬如有一个人，常因为很微细的事体和他的妻子冲突，以致家庭中乐趣毫无，他不想用正当的方法去解决，只是酗酒或是沉湎于其他暂时的肉体的享乐，希望用这样强迫的手段，使自己遗忘了这深刻的创痛。这样，当他稍稍清醒的时候，他将会感到更不可遏抑的苦痛。还有些人当不快乐的时候，故意找一些表面的理由来欺骗自己，说是非常快乐，这种方法，造成心理的冲突，也只能增加不健康的严重性。

不快乐是不能适应的表示；所以当你一有不快乐的情绪产生，你就应当非常注意，不可忽略。不快乐应该是一个刺激，驱策我们去找寻痛苦的原因，等到原因被发现之后，记着，不要用畏怯来贻误自己，你应当再鼓起勇气，力谋适应。正本清源，才是正当的途径。

（五）**统一的行为**　心理健全底人的行为是一致的、完整的。反之，心理不健全底人的行为是分裂的、矛盾的、互相冲突的。犹之一个国家，内部各派的意见完全一致，对外政策也大家相同，自然是一个强盛的国家。若是内部的意见，彼此分歧，各有各的主张，互相攻击，不能统一，这个国家一定已濒于危境。健全的人格也正缺不了这种"统一"（integration）的要素。所以伯纳姆①（W. H. Burnham）说："健全的人格就是统一的人格。"② 人格统一的人，无论做什么事，常是按部就班，

---

① 原文为"勃痕"，今译"伯纳姆"。——特编注

② See W. H. Burnham：*The Wholesome Personality*，p. 216.

有条不紊，并且专心于工作上，带着一种坚强的毅力。他们遇到一个问题，便能集中全力，去求得圆满的解决，决不三心二意、有头无尾的。若是时常在慌张惑乱的态度中做事，而且没有一定的计划，一刻儿做这样，一刻儿又做那样，这就是心理不健康的开始。同样的，心理不健全的人，思想也纷杂到不可分析，宛如一堆错综多结的乱丝，找不出一点头绪。他们的言语，支离琐碎，毫无组织，当他们正在描摹天空的云，忽然又会叙述地上的蚂蚁，使听者莫名其妙。他们和人谈话，因为思想时常游移的缘故，也不能对一个问题，支持很长久的时间；常会在谈论一件事的时候，忽然又转到另一件事上去。这样的"语无伦次"，极不是健全的人所应有的现象。有些心理不甚健康的教师，在教室中演讲，就有这种情形，致使学生不能一贯地笔记下来。总之，兴趣时常移动，注意不能集中，思想不时矛盾，处置事件毫无秩序的人，就是行为不统一的表示，他们在心理方面，多少是失去了健康的。所以我们应该常常训练自己，在工作的时候，把注意完全集中在活动上面，专心致志，心不外骛，用全部的精力去对付。这是统一人格的训练，也就是心理健康的训练。

（六）**适度的反应**　心理健康的另一种表示就是适度的反应。一个人开始变态不能适应的时候，反应的强度上，常先起了变化：或者容易兴奋，或者异常淡漠。固然，人的个性差异很大，有的反应敏捷，有的反应迟缓，但这些差别也有相当的限制，反应敏捷绝不是反应过捷，而反应迟缓也不是没有反应。假如有人情绪偏于两极端，他的心理也必是不健全的。譬如突然听见一声响声，稍微震惊了一下，这原是常态的反应，若是有人竟因此大惊小怪地哭喊起来，好似泰山倒在身旁的危险，这样过度的反应，就表示他的情绪不稳固，人格容易倾覆的。同样，凡是遇到一点小危险、小不幸、小损失，或其他无足重轻的小事，情绪即刻异常强烈的人，心理上必已失去了平衡。所以如果自己稍微受点挫折，就不能容忍，兴奋起来，憎恨着甚至仇视别人，这就是心理失常的先兆。当然，我们可以推知，时常大哭大笑的人，心理也是不健康的。但是偶或一二次的大笑，可以发泄神经内蕴藏的力量，也很有益于卫生。据伯纳姆的意见："在某种限度以内的兴奋，对于心理方面，正和一二次激烈运动对于身体一样的有益。"①

在另一极端，没有反应或反应过于微弱，也是心理不健康的表示。例如有人听见他母亲死亡的消息，毫不悲戚，若无其事，没有一点表示。无疑地，这人是病态的了。再如那人听到母亲死亡，并不如常人一般地不自禁会流泪，而只以轻唔微叹来结束这一个悲惨的事，好像死者与他之间，仅有极浅泛的关系。这种过弱的反应，也是表示着心理的不健康。某人在某情境中所生的反应，和常人相反的，例如见了使常人恐惧的刺激，反而感到有兴趣，像这样反应不适当，亦是心理不健康的人才会有。

对于儿童一种最有价值的训练，就是缩短他们情绪表现的时间，或是把情绪的力量，移转到较有效率的适应上去。情绪

---

① See W. H. Burnham：*The Normal Mind*，p. 656.

的存在，对于各方面的效率，都会减低。所以我们如用讥笑辱骂或恐吓去加深或延长儿童的情绪状态，实在是一种很大的错误。但是我们如果设法去抑制儿童任何情绪的表现，这会使神经系统受到极大的压迫，对于心理健康，有更坏的结果。我国因袭至今的古训，一直是教人态度深沉，"喜怒不形于色"的。一般在社会上占有优越地位的士大夫，都主张压抑自己的情绪，以为情绪显露在外面，便是失去了庄严和体统。可怜我们受了这种不适当的训练，情绪从小便受了极大的拘束，试问怎样能够得到常态的发展？

（七）**把握现实**　心理健康的人，常能直面现实的环境，有一个明确的认识。不健康的人，却往往因为不能适应的缘故，而逃避现实。例如有一个亟待解决的困难问题横在面前，健康的人必能坦白地认识困难，并找出症结所在，设法得到妥善的解决，或是奋勇地克服它。不健康的人，却没有勇气去应付。他们或者把困难问题，暂时抛诸脑后，不去想起它，以为悬搁些时，困难就可消灭；或者竟否认困难，以为这个问题，本来就不紧要，容易解决，聊以自慰；或者把责任推向别人，卸脱自己的肩子；或者从想象的世界中，得到满足，不从实际去努力。这些逃避现实的行为，都是心理不健康的表示。

人当与现实的环境不能适应的时候，自然会像一个战败的兵士一般，退息到想象的世界中去，希冀避免实际问题的困难；在那空虚的想象中，他那与现实环境不合的情结①（complex），

———————

①　原文为"心组"，今译"情结"。——特编注

得能任意放纵和发展，而使他满足了自己。这种变态的出路，心理学家称之为"白日梦"①（daydream）。这样屡次地从自己的空想中获得满足，对于实际的环境，一定分外感到不易应付。疯人的各种变态行为，亦大半是逃避现实的结果。有许多人的欲望，在现实的环境中不能满足，就造成一种有系统的妄想（delusion），以为自己是世界上唯一的成功者，或者自以为是帝王，是世界的巨富，他们甚至详尽地幻想着帝王与巨富的生活，仿佛身历其境一般。有些人却造成了另一系统的妄想，认为有人在妒忌他、谋害他，全世界的人都是他的仇敌。虽然他的境遇很可怜，可是他自以为毕竟是一个英雄，所以才会遭人嫉妒。这些精神病者对于他们实际所处的环境，是完全不认识的。所以"一个天天擦地板的女仆，也许会自以为是世界的女王；一个拾香烟头的可怜人，也许会自以为是万能的豪富"。②

逃避现实更有一种结果，是想象的疾病（imaginary illness）。这种疾病的原因，并不是机体上真有什么损坏，不过是因为现实中有困难，希图借此避免应付的麻烦而已，所以叫作"想象的疾病"。一个国家的行政当局遇到外交上发生问题，无法解决的时候，常会称病休息，因此可以暂时延搁一下。欧洲大战的时候，很多的军士生一种奇异的病症，叫作"弹震神经症"（shell shock）③，他们到前线作战，一听见炮弹的声音，立刻发生肢体麻痹、感觉丧失等现象，调到后方医院休养，病就

---

① 原文为"昼梦"，今译"白日梦"。——特编注
② See B. Hart: *The Psychology of Insanity*, 4th Ed, pp. 50—51.
③ 原文为"弹震病"，今译"弹震神经症"。——特编注

会慢慢好起来。但当他们重新被送上战场的时候，病又会立刻再发。据医生的检查，弹震神经症并没有身体上的原因，只是为了贪生怕死的欲望，想逃避作战的义务罢了。

至于有许多人的想象，含着设计的性质，预备后来实施的，这种建设的想象，自然和逃避现实的白日梦，不可同日而语。

白日梦，在想象当中过生活，是不能适应环境的表示。"这是一种很有价值的表示，因为大都发生在心理不健全开始的时候，我们可以及早注意矫正。庶不致变成严重的疾病。"① 因此，我们必须认清我们自己所处之环境，想方法去适应，勇敢地把困难承受下来，再从实际上去努力，克服障碍，切不可畏难而退。那些逃避现实的方法，都是没用的人自己骗自己，无裨实际的呀！

（八）**相当尊重他人的意见** 心理健康的人，对于他人的意见或主张，必能相当尊重，虚心容纳，而同时自己仍有主见，并非一味盲从。假使自己毫无主意，完全惟他人之命是从，人说好他也说好，人说坏他也依附，这样也不是理想的人格。反之，个性很强的人，常一意孤行，刚愎自用，固执自己的主张，绝对不肯接受他人的意见。这样的人，决不能和他的同伴相适应，必致常起冲突。

我们应该把自己的主张和判断，与他人的互相比较，用相当的自信保存自己的观念，用虚心的诚意接受人家的主张，然后作一个精密的考虑。同时再注意到一般专家的说法和自己的有无不同，这样便不致流于主观太强之弊了。

---

① See J. J. B. Morgan：*Keeping a Sound Mind*，p. 133.

　　结论　普通的人常是彼此相似的。假如一个人的行为，迥然离开了常模，便是心理失常，往往是不健康的表示。所以，适当的行为是心理健康的第一个标准。但是我们得注意，失常不一定是病态的。世界上有许多名人，成就了轰轰烈烈不朽的大事业，虽然他们和常人两样，可是他们统一的人格、积极的精神以及面对现实的不断奋斗和努力，都表示他们心理健康的程度，要远超于常人之上。他们代表了另一极端的人物。心理卫生所要防止的是病态的失常，而不是健康的失常。岂但如此，心理卫生的最高理想，正要使全民众都能向着健康的大道，勇往迈进。所以，心理健康的标准是什么？我们可以列举下列几点：完整的人格，快乐的情绪，适当的行为，虚心的态度以及现实环境的认识和适应。

参考书：

1. Burnham，W. H. ：*The Normal Mind*．Chap. 20．Appleton-Century．1931．

2. Hollingworth，H. L. ：*Educational Psychology*．Chap. 17．Appleton-Century．1933．

3. Kirkpatrick，E. A. ：*Mental Hygiene for Effective Living*．Chap. 11．Appleton-Century．1934．

4. Morgan，J. J. B. ：*Keeping a Sound Mind*．Chap. I．MacMillan．1934．

5. Wheeler，R. H. and Perkins，F. T. ：*Principles of Mental Development*．Cliap. 1 and 2．Crowell．1932．

第四章　健全的人格

形成健全人格的两个因子　在上一章我们已曾叙述到心理健康底几个重要的标准，并且下了一个正确的结论：凡行为和这几个标准相符合的，他底人格便算健全。可是形成健全的人格（healthful personality），那就是说要做到这些标准，又被两个因子——常态的天赋和适宜的环境——所决定。为着想使读者得到较清晰的概念，在这里有如下的分别的讨论。

（一）**常态的天赋**　常态的人，总是占绝大多数，所以假如一个人底天赋的一切，都和普通人一样，就很容易找到和他相仿的人做同伴。因此，心理的发展，也便能走上正常的路。那些能力过高或过低的人，因为人数很少，所以平常所接触的，大半都是和自己不很相类的人。一个人处在和自己能力不等的团体中，是很难适应的，心理自然不易健全了。

假使一人的天赋，和常人异样，无论是身体上或心理上有了缺陷，对于健全人格的发展，都会是一种重大的障碍。独眼、聋耳、跛腿、麻面以及智力较低的人，由于他们身心上的某一部分失了常态，对于寻常的环境，很难适应。所以他们的性情，常是很怪僻的。他们不能适应环境的原因，据说并不在缺陷的本身，而在于旁人对他们的态度。只要看社会上一般人对于那些有缺陷的人，不是常毫不留情地掷给他们以有意的讥笑和戏弄吗？他们既然只能得到旁人轻蔑的歧视，对于自己的缺陷，便不可避免地产生一种过度的感觉。他们时常自怨自艾，抱憾终生。有一些人以为残疾者的心，每较常人狠毒，因此就更憎厌他们，这简直是一个荒谬的错误！也许有些残疾者确是较常人残酷，但记着，这种变态的心情绝不是与他底残疾同时产生的。同样地，它是由于那种不利于他的环境孕育而成。当他们时常遭遇到不能忍受的歧视，因而对他们所接触到的一切人、物，发生激愤和憎恨的时候，变成残酷凶恶原是一件可能的事。所以他们的凶狠，绝不能说是一种先天带来的罪恶；从而，它更会随着外来歧视程度之加深而变成格外剧烈。试想处于这种环境之中，如何能产生健全的人格？所以有缺陷的人，最好和他的同病者，生活在一起，使彼此之间，并不感觉特异，更不会得到轻视、讥笑的待遇。这也就是盲哑院、低能院等机关，已经获得显著的效果的原动力。因为歧视是不会产生于有着同样的缺陷的人群中的，并且，在那些场合，他们能与能力相等的人竞争，也是一种重要的利益。譬如聋子和耳聪的孩子，因为生理上的优劣，彼此竞争是很不公平的。跛子和长腿赛跑，他的必然失败，也自是在意料中的。但在残废院中，聋子只和聋子竞争。跛子只和跛子竞争，大家都有成功的机会，对于自己的缺陷，便不会十分地注意了。所以残疾儿童的父母，极应采取这种政策，把儿女送到残废院中去教养；若和常儿在一起，常会因屡遭失败而产生一种自卑的感觉，成为人格上永久的疾病。

这是一个几乎不能使人相信的事实：略微有点缺陷的人，比较缺陷很深的人，反而容易产生心理异常的疾病。一个全身瘫痪不能移动的人，常能得到大众的怜惜和同情，适应较为容易；一个一足微跛的人，却最容易受到大众的讥笑和歧视，因此适应反而困难。所以索性是低能或者有严重的缺陷，问题还小；稍微和常人不同的人，关系倒大，应该格外注意。

有缺陷的人，最好能和同病者处在一起。可是疯狂的人却是例外。自然，我们对待疯子的态度，应该和对常人一样，不应有些微的歧视。但是让许多疯子，共同生活，互相接触影响，很少见到常态的行为，这并不是一种适当的方法。有许多人都以为疯子的最理想的环境，莫过于私人的家庭。因为在家里一则病人可以得到家人的安慰，再则又可减少和常人两样的感觉。最近丹麦已经采用这种主张：精神病人并不移住医院，而由医生到病人的家里分头去医治和指示一切。施行以来，效果很著。在这儿，病人的家属对待病人的态度，是最关紧要的，若是把病人锁在家里虐待，不听从医生的指示，那可又当别论了。

同样，罪犯合住在一起，也是不相宜的。所以有许多人批评监狱制度，认为不良。甚至有人说监狱是犯罪的专科学校，因为在那儿，各种犯罪的课程，如奸淫、抢劫、贩卖违禁品、吸食鸦片等等，都应有尽有，包括得非常完备。所以有一个偶然犯罪的罪犯，被拘禁在监狱中之后，和许多经验丰富的老罪犯朝夕相处，受了他们的熏陶和指导，一旦释放出来，反而变成职业的罪犯了！所以罪犯住在一起，不但不能发展成常态的人格，反而有增加变态的趋势。

生来身材特别高大或特别矮小的儿童，往往不能适应，会变成有问题的儿童，尤以身材高大的为甚。希利①（William Healy）发现有许多身材过高的儿童，并没有其他身体或是心理的缺陷，但在一些集团，如家庭或学校中，都不能适应。因为一则，这些儿童自己有了"我已长大了"的错误的观念，就常会离开与他同年龄，同能力的一群，而喜欢和他们身材相仿的人在一起。换一句话说，便是因为自己身材高大，就常和年龄较大的人为伴，能力既不相等，适应自感困难。二则，旁人也常当他们大人看待，从身材上推测他们的能力，对他们有过度的希望。所以当他们成功的时候，好像是应该的，得不着奖励；但若遭遇到失败，却会受到过分的责备。我们不是常可以听到大人这样责备儿童说："看你的样子这样大了，连这点事都还做不来吗？"这样，儿童渐渐地对一切的兴趣都减退了，为着没有一个快乐的效果作为第二次做事的鼓励，这也是难于适应的一个原因。

至于身材矮小的儿童，因为大家都当他比其本身年龄更小的小孩看，所以还比较地容易适应。但是也有一层危险，就是很容易受到大人过度的保护。为此，大人们不敢信托他们做负责的事；而他们的错误，也会受到过分的原谅。这样，有许多

---

① 原文为"希来"，今译"希利"。——特编注

能力所及的事，因为大人不让他们有尝试的机会；正如一管有着一个锈了的钥匙的锁一般，他们的想象和创造得不到充分的启发，渐渐地他们真不能做那些事了，他们的进步非常迟缓，然而却不自觉，且常以此自满，终于变成一个呆子了。

智慧的定义，也有人定为适应的能力，所以智力可以帮助儿童适应环境。天赋智力较低的人，心理容易失常。根据许多调查的统计，疯狂和罪犯，以智力较差的人为多，这正是证明他们的不能适应。智力低的儿童，恰如身体上有缺陷的儿童一般，假使常和普通儿童在一起，因为各方面都竞争不过，常易产生自卑的感觉。对于健全人格的发展，也是一种妨碍。所以在低能院中或学校中将智力较低的儿童，另外组成一班，使他能和智力相仿的儿童在一处工作或游戏，不会屡遭失败，换言之，不会时常受失望的打击，必定要快乐得多了。

只要在适宜的环境中，无论智力较高或较低的儿童，一样都有发展健全人格的可能。主要的原则：是具有各级智力的儿童，应该和他年龄能力相仿的儿童，多相接触。愈是在竞争的团体中，显明的表示出成败，而且很容易受到一般羡慕或轻蔑的，愈应该如此，否则便和心理健康有害。

一个天赋有缺陷的人，所处的社会环境，往往和常人不同。这种缺陷，如果很是明显，容易被他人所注意，或者常自己想到别人对他两样的态度，适应必定愈加困难。反之，假如这种异常的部分，比较隐蔽，不易被人觉察，或者虽然觉得而并不表示奇异，或者自己并不关心这个缺点，那就比较容易有常态的发展了。有缺陷的人，神经常是过敏的，向跛子作一个善意的微笑，往往会发生误会，被认为是在耻笑他。所以我们对于有缺陷的人，应该非常留意，不可丝毫露出异样的态度，使他们感觉到难堪，以致驱策他们走上不健全的道路。

有缺陷的人，如果常是受到旁人的讥笑，为着要去除这种苦痛的难堪，他们往往会避免同伴，养成孤僻的行为。怯弱者逃避现实，退向自己的幻想中去获得满足。强硬者则故意反抗，产生种种反社会的习惯。后者不但和本人心理健康有很大的危害，就是社会也常蒙损失。我们又怎样可以不注意呢？

无管腺分泌异常——太多或太少——常是产生变态行为的原因。它对于情绪的变化，关系更大。有些人容易兴奋，有些人却异常淡漠，推究原因，大半由于无管腺分泌失常所致。所以生来分泌太多的人，应该施行手术，减少它的分泌量；生来分泌太少的人，也应该另外注射一种内分泌精，补充它的不足。最近有许多精神病者，都因为经过无管腺分泌量的治疗，而恢复常态。从这里，我们可以看出两者密切的关系了。

（二）**适宜的环境**　健全人格的发展，决不能单只凭借常态的天赋，它必须还要看环境是否适当。譬如一座房屋，要它牢固不倒，固然用的材料要坚固，但是另一方面还得视环境中有无意外的发生；假如常有飓风、地震等变故，纵使材料如何坚固，也经不起这些暴力的摧残，而终至于倒坍。人，也正是如此。所以要培养健全的人格，适宜的环境，也是不可少的。

一个理想生活的环境，自然不是有非常困难，不能适应的；但也不是毫无困难，太容易适应的。适宜的环境必须使住在此环境中的人，要花相当的精力和辛劳。简单得像一条直线似的环境，缺少适当的刺激，使人应有的自然发展受到阻碍；太困苦的环境，也容易使人失望灰心，都不利于心理健康。

家庭生活美满的人，容易有正常的发展。反之，家庭中常发生变故的，如死亡、离婚、重娶或再嫁等等，因为遭受风波，所以不易获得健全的人格。同样的，有家庭组织的人，比较没有家庭随处流浪的，少有心理异常的问题。凡是家庭内父母、兄弟、姊妹、夫妇、子女都全，有彼此接触适应的机会的，才是最适宜的家庭环境。

环境突然变易，因为缺少准备，适应比较困难。例如从家庭生活忽然改为学校生活，从乡村突然迁移到都市，从一种职业换到另一种职业，从一种经济状况换到另一种经济状况。虽然环境的改变是富于刺激性，足以发展人的适应能力，但是太多或是太大的转变，也会使适应发生困难，和人格的发展有害。现代的文明，减少了人们由改变环境所受到的震愕。交通的便利，各地报纸的流通，以及电报、电话、邮政不断的往来，使我们对于别种环境，都早有了精神上的接触，所以环境的改变对于人格发展的影响，已经不如以前的剧烈了。

但是从相反的一端，现代的文明也正是促进人们变态的原动力。著者已经在上面提及，现代的文明形成一个错综复杂的环境；而这个多变更的环境，又使人们产生一种不稳固的情绪。一切人事都趋于尖锐化，只消轻轻一击，人格立即便会破碎了。因此人们很易失却心理上的平衡，尤其是智力较低的人，因为他们本身所具有的适应能力，已经是很薄弱的。

遗传与环境　在这儿，我们遇到一个当前的问题，便是对于人格的发展，遗传和环境，究竟哪一种比较重要？这个问题在心理学中，已经有很长的争论，此地没有篇幅可以详细讨论。不过总括起来，不外两派：一派主张一个人人格的发展，全被先天所决定；另一派立于相反的地位，以为人格的形成，全凭环境的势力。这代表两个极端的意见，其实都不适当，而且会使人误以为遗传和环境是彼此独立的。遗传和环境互相关联着，不能分离，绝不是背道而驰各不相谋的。农夫种稻，希冀着丰富的收获，不但要选择优良的种子，并且要用肥沃的泥土，以及滋养的肥料与充足的灌溉。好的种子，必须种在好的泥土中，得到好的营养，然后才能有好的收获。人类遗传和环境的问题，也应该同样看待。所以要想发展成健全的人格，天赋的遗传和后天的环境都很要紧。不过遗传是固定的、不变的，除出慎选配偶实行优生以外，是人力所不能及；环境却是可以改良的。

凡是培养儿童人格责任的父母或教师，不可过分看重遗传，忽略自己的责任；更不应该用遗传的名义来掩人耳目，借此推诿自己的责任。我们应该利用适当的环境，使儿童先天的能力，得到一个最大可能的发展。农夫要得多量的收获，固然最好是先有优良的种子；但若把它们不经意地撒在瘦瘠坚硬的土地上，也不经过一番应有的努力，那么纵然它们是出自优种，又何能获得丰满的生命？由此可知，肥沃的泥土，适宜的天气，谨慎地保护，这些也都是不可或缺的。即或种子不是顶好，农夫仍应竭尽他们的能力，去改良环境，以冀得到较多的收获。决不可因为种子的欠佳，便索性不去理会，肥也不施，草也不拔；这样的结果，一定更会不堪设想。所以无论是父母或是教师，不管儿童的天赋是厚是薄，都应该一样的努力改善环境，培植他们长大起来，发展成健全的人格。

发展儿童人格的条件　伯纳姆（W. H. Burnham）曾经贡献过八个条件，为发展儿童人格的参考。[①] 这就是改善环境的方法，使儿童能处于适宜的环境之中，得到正常的发展：

（一）**保存儿童统一的趋势**　统一的行为，原是心理健康的一个标准。当人们注意集中向着一个目标的时候，就表示着人格的统一。儿童生来有注意的力量，所以统一是生物天赋的趋势。我们应该保存儿童这种自然的趋向，不让有分散的机会。当儿童专心致志地从事于某种工作，从心理卫生的观点看来，正是一种统一的训练。可惜我们最容易忽略这点，例如当孩子们正在聚精会神地运用他们的想象和创造，用积木建造他们理想的美屋，大人往往会对他们作别的差遣或呼唤，致使他们一贯的精神也随着工作中止了。这种情形，当儿童读书的时候，也许比较少见；反过来说，在儿童游戏时最容易碰到，譬如儿童玩沙泥，甚至就会遭受到故意的禁止；因为在现在，我国一般的家庭，还是贬抑着游戏在儿童时期应占的地位。但无论是有意或无意，这样不时地去干涉儿童的工作或活动，分散他们的注意，对人格发展而言，总是很不相宜的。

（二）**儿童的工作**　伯纳姆以为发展人格最便利最有效的方法，莫过于做有价值的工作，使能全神贯注。所以我们应该供给儿童各种工作的机会，任他们自己去选择适合兴趣的工作，

---

① See W. H. Burnham: *Wholesome Personality*，pp. 192—213.

因为只有如此，注意才会集中。大人指定的工作，不一定就是儿童所愿意做或喜欢做的，也许更会相反地使他们感不到丝毫兴趣的，这样又怎能引起他们一贯的注意呢？所以，最紧要的，我们应该让儿童有自由选择工作的机会；而且那些工作，最低限度也该是具有一般的儿童性的。我们决不能把许多极困难的工作，给儿童选择。这种合理的计划，在现代的学校中，已经渐渐实现。幼稚园的新教学法，不是都在提倡儿童的自由活动吗？教育上的几种新方法，如蒙台梭利制度① （The Montessori System）、设计教学法（The Project Method）、道尔顿制（The Dalton Plan）等，都有着注重儿童自由工作的一个共通性，虽然在实行的方法上，有着若干相异之处。现在，甚至在大学中，也渐有这种让学生选择工作的新趋势：毕业的论文，是一种很重要的工作，它不正是给学生以自由选择和独立工作的权利吗？总之，在新式的学校中，自由活动，已经代替了强迫的工作了。唯有自己选择的工作，才会专心去干；也唯有自己选择的工作，才会有益于人格的发展。

　　（三）**困苦的应付**　过度的困难和阻碍，使人时常失败，对心理健康有害，但是如果能面向困难，克服困难，却可以增加势力，使人格格外统一。所以无论何人，都应有应付困苦的经验，然后才能生存在这世界之上，否则往往会被淘汰。著名园艺学家伯班克② （Lutter Burbank）对于植物的种植，有几句经

---

　　①　原文为"蒙脱梭利制度"，今译"蒙台梭利制度"，由意大利幼儿教育学家蒙台梭利所创。——特编注

　　②　原文为"勃朋克"，今译"伯班克"——特编注

验谈，很可作为一般父母及教师训练儿童的指南针。他比较仙人掌和玫瑰花适应环境的能力。[①] 仙人掌几千年来受尽了风霜的侵蚀，雨雪的摧残，因此适应的能力也最强。无论在热带、寒带或沙漠中，都能照常发展，丝毫不受恶劣环境的影响。伯班克曾把一株仙人掌高悬树上四年，再取下移植到泥土中，居然不到十天，仍能复活。他又曾把仙人掌放在麻布袋上，距地四尺，不久它的根居然能穿过了麻袋，自己伸到土中去。至于玫瑰花一向是受人保护惯了的，一点疏忽，便会死去。因为它从未有困苦的经验，所以适应的能力也差多了。人类也和植物一样，娇养惯的儿童，一生没有遇到艰难，一旦碰到小小的阻碍，就会手足无措，不能应付。因此我们教育儿童，必须使他历尽艰险，克服困难；累积起丰富的经验，对于恶劣的环境，才能应付裕如，不致被环境所吓退。卢梭（J. J. Rousseau）在他的名著《爱弥儿》中曾说过："苦痛为人间底运命。人生所到底地方，即伴有苦痛。设不与苦痛相会，则无论做什么事，都是不行的。所以在婴孩时代，使他尝婴孩相当的苦痛，以练其身体，乃为极幸福的事情。"[②] 又说："我们单想去保护儿童，这个实在是不完全的，凡儿童如变为成人，必使他自己能够保护自己，必使他足以支持运命的打击，必使他能够忍受贫富；而于必要的时候，虽冷如冰岛底白雪中，热如玛儿他岛底赤岩上，必使他都能居住。"[③] 又说："由经验所得，娇养惯底儿童，往往容易

---

① See L. Burbank and W. Hall：*The Harvest of the Years*，p. 239.

② 见魏肇基译：《爱弥儿》第 14 页（商务）。

③ 见同书第 8—9 页。

死亡。……锻炼儿童的身体，使他不论季节、气候、风土底变化，不论饥渴，不论疲劳，都能承受；即投入于司搭格司底海中，亦担当得起。"① 在中国，二千年前的孟子，已经有了这种主张。他说："故天将降大任于是人也，必先苦其心志，劳其筋骨，饿其体肤，空乏其身，行拂乱其所为，所以动心忍性，曾益其所不能。"② 总之，困苦的应付，身心的磨练，都能增加自信力，不畏艰难，使儿童敢直面困难，设法解决，不致见而远避。有这种经验的儿童，长大起来，自能有统一健全的人格。

（四）持久的态度　凡要想保持心理健康的人，对于心理卫生的原则，必须能继续实施，历久不倦，假如一曝十寒，效力自然很微。所以持久态度的训练，亦是人格发展底一个有力的帮助。

重复本来最易使人厌倦。任何足以激动情绪的情境，在第一次经验的时候，纵然可以使人情绪极度紧张，可是出现几次之后，刺激的力量便会逐渐减弱，不易唤起强烈的感情了。商店的广告时常变换式样，就要希冀保持它的刺激性。重复不仅会使情绪麻痹，无论何事，只要重做一次，也会使人厌倦不快。现在且举几件日常的事为例：做好的稿子被墨水沾污了，重写一次；复算一篇算错的账目；对于儿童的指导，因为他们未曾注意静听，把讲过的话再述一遍……这些都足使人感觉厌烦。消极方面的经验，也是如此。听人重述已听过的故事或演讲，虽然讲得非常流利动听，总是乏味的；一部小说当第二次看的

---

① 见同书第 13 页。
② 见《孟子·告子》章。

时候，兴趣便不及第一次看时的浓厚了；报纸、杂志上重复的词句，一再出现，也会使读者异常惹厌。同样的例子，不胜枚举。我们对于这种麻痹化的结果，应该设法预防，因为有许多习惯，都需要天天继续实行，不能随行随辍、有始无终的。不但如此，只有做事有恒心的，人格才能算为完整。若是兴趣容易转变，做事极易厌倦，丝毫没有毅力的，健康的程度，一定很低。所以儿童从小就应有这种持久态度的训练，使他们每日都能专心地从事于工作，以求人格的完整和统一。

（五）**适应的训练** 各人心理健康的程度，既然要看适应的能力而定，所以儿童幼时，就应该给予适应环境的特殊训练。在各种不同的训练方法中，最好的是将儿童放在自然的环境中，任他自己去应付。许多环境的势力中，气候要算是最重要的一种。亨廷顿[①]（E. Huntington）曾说过温带气候之所以适宜于心理的活动，就因为它富于变化。所以一个人如居于气候时常改变的地方，学习对于各种温度的适应，那于健全人格的发展，是显然地有利益的。

假使儿童所居的地方，得不到环境改变的利益，我们便应该给他们某种特殊的训练。至少如幼稚园中的陈设，应该不时换新的布置，或增加些新鲜的玩具。时常改变的环境，可以训练儿童适应底能力的。因此，多次的校外参观和郊游，正是儿童幸福的捷径。此外还有一事，我们应得注意的，就是儿童遇到新环境，应该让他自己去适应，切勿过度地帮助他。最可怜

---

① 原文为"亨听吞"，今译"亨廷顿"。——特编注

的要算是富贵人家的小孩了，他们的父母和仆役替他们准备好了一切，不用他们自己费一点心。他们简直没有练习适应新环境的机会，怎么能有健全的人格呢？卢梭也曾说过："诸君倘使常常指示儿童，常常对儿童说：'到这里来'，'去那边去'，'止'，'做这个'，'不要干那些事'，则是使儿童变为愚钝。倘使诸君的头，常去指导儿童的手腕，那么儿童的头，对于他自己变为不必要。"① 又说："无论什么事，教师有以权威去命令的习惯，则儿童除被命令之外，什么事都不去做。没有命令，他虽饥而不敢食，虽乐而不敢笑，虽悲而不敢泣，虽一换手，一动足，都不敢行。甚而至于不得容许，将不敢呼吸。诸君若代为儿童去思想各种事物，那么再要儿童去想什么？诸君既为他代想，儿童对于不论什么，就无思想的必要，诸君为儿童底安宁幸福十足地尽力，儿童自己，逐以为不必去担这种忧虑。这样一来，儿童不论什么，都靠着诸君的判断，自己什么事都不去做。……这种儿童，你不教他息，他只管会吃，除去你的命令，他不知道自己的肚子饱不饱。"② 因此，记着，让儿童自己去练习适应，不要过分地帮助他们；给予适当的指示，仅只在他们需要的时候。

（六）**睡眠的反应** 睡眠和人格的关系，素来是很少有人注意的，其实我们一生有三分之一的时间花在睡眠上，譬如你活了六十岁，睡眠的时间便实足有二十年，所以睡眠的重要，也

---

① 见魏肇基译：《爱弥儿》第 75 页。（商务）
② 见魏肇基译：《爱弥儿》第 75—76 页（商务）。

就可想而知。最近法国变态心理学家克拉帕瑞德（Claparède）[1]
认为睡眠不是一种消极的状态，而是一种积极的反应。他以为
睡眠并非因为疲劳，乃是防止过度底疲劳的。我们如果承认克
氏底主张，那么睡眠对于人格的关系，就显得格外密切了。

睡眠的功用，既然在防止精力的疲竭，结果可以巩固人格，
自属不言而喻。凡是日间足以分解人格的势力，如紧张、冲突、
忧虑、怕惧等等，一到睡眠，便会自然松懈，失去势力。所以
睡眠的习惯，非常重要，必须从小养成。尤其在儿童时代，充
分的睡眠，对于统一人格的发展，似乎格外重要。有许多心理
疾病，都由于睡眠失常而起，因为睡眠的时间太少，正表示分
解人格的恶势力异常跋扈，人将时刻停留在紧张的状态之中。

（七）**情绪的控制**　情绪是一种骚动的状态。愤怒和怕惧，
都会使人身体颤栗，语言无序，动作失了调节；在身体内部，
也有许多有害生理的变化，例如消化停止，血压增高等等。换
句话说，剧烈的情绪是一种破坏人格的势力，我们应该加以控
制。但是不幸得很，我们对于情绪的知识，到现在还是异常浅
薄。情绪怎样可以改变，我们也还不很明了。至于训练情绪的
目标，也不曾很具体的确定。甚至有许多人误以为情绪的控制
就是情绪的压抑。其实，情绪过度的压抑正如过度的表现是一
样的有害。我们应该使情绪有正当的出路，把情绪过分的力量
导向有益的工作。例如图画、雕刻、塑造等艺术品以及文学的
创作，都是发泄情绪的处所。歌德[2]（Goethe）在抑郁的时候，

---

① 原文为"克拉泊来"，今译"克拉帕瑞德"。——特编注
② 原文为"哥德"，今译"歌德"。——特编注

据说做一首诗，就可将不快的情绪消灭尽净；在我国的古人中，也不乏许多"有感赋诗"的例子。所以我们应该从事于有兴趣的工作、游戏、艺术以及种种社会活动，使情绪得到正常发泄的机会。

（八）幽默的性质　幽默的空气，包含着快乐和希望，所以也是发展健全人格的一个重要条件。善于幽默的人，处于任何沮丧困苦的境遇中，必能将严重紧张的情势，缓和松懈。幽默可以使人发生轻松的感觉，减低心理冲突的程度，所以有人称它为精神的消毒剂（mental disinfectant）。例如做错了一件事，善于幽默者往往一笑置之，不以为意；不善于幽默者，却因此烦恼愤懑，郁郁不乐，并且时时会想到这个错误，而自怨自艾。幽默的人不但容易使朋友接近，而且对于人生，必有一更远大适当的态度。伯纳姆说："有几种职业，例如教师，幽默就是最重要的性质之一，虽然一般教师常是缺少这种性质的。"[1]　在他的名著《常态的心》中又说："教师而不幽默，是件最不幸的事体。"[2]　一阵开心的大笑，可以使许多不快意的事，一扫而空。所以幽默是去除隔阂最好的方法。演说家当向一般有敌意的群众演说时，也常利用这种方法，先讲一段有趣味的故事，以转变听众的态度。幽默既然有消除内心毒素的功用，对于心理健康，自然有很大的裨益。可惜一向未曾被人注意，所以普通一般人常缺少这种性质，或虽有而不充分，仍旧不能排除内心的抑郁和冲突。因此，培养幽默的性情从心理卫生的观点上看来，

---

①　See W. H. Burnham: *The Wholesome Personality*, p. 211.

②　See W. H. Burnham: *The Normal Mind*, p. 41.

不能不算是一种急务。

以上八个条件，是有裨于健全人格底发展的。近来人格上发生疾病的很多，我们为预防起见，在训练儿童的时候，对于伯纳姆所提的八种要件，自应加以深切的注意。

结论 健全的人格，小半由于遗传，大半由于环境所决定。一个天赋较劣的人，若能一直生长在适宜的环境中，仍然能获得健全的发展。所以我们必得使环境（包含生活的训练）尽可能地理想化。分析地说，按照伯纳姆伟大的贡献：让儿童在一个有着适度的困难与变化的境地里，自动地去谋适应；训练他们有恒心地专致于他们所选择的工作；不要让情绪毁损他们的健康，更与此相反地，利导他们的情绪去发展想象和创造；使他们有充分的安恬的睡眠，培养他们幽默的态度；在这种情境中孕育成的人格，一定会是健全的。

参考书：

1. Burnham，W. H.：*The Normal Mind*. Chap. 2. Appleton-Century. 1931.

2. Burnham，W. H.：*The Wholesome Personality*. Chap. 6. Appleton-Century. 1932.

3. Dorsey，G. M.：*The Foundations of Human Nature*. Chap. 10. 1935.

4. Howard，F. E. and Party，F. L.：*Mental Health*. Chap. 5. Harper. 1935.

5. Kirkpatrick，E. A.：*Mental Hygiene for Effective Liv-*

ing. Chap. 7. Appleton-Century. 1934.

6. Riggs，A. F. : *Intelligent Living*. Doubleday. 1929.

7. Rosanoff，A. G. : *Manual of Psychiatry*. Part Ⅱ Chap. 25; Part IV Chap. 8. John Wiley. 1927.

8. Taylor，W. S. : *Readings in Abnormal Psychology and Mental Hygiene*. Chap. 23. Appleton. 1927.

第五章 破坏人格的势力——怕惧

怕惧的影响 破坏人格的势力，是分裂人格底统一的，所以我们必须消灭它，不让存在，才能使心理臻于健全之境。这种势力很多，现在只能提几个最重要的：第一种是怕惧。怕惧使动作失去调节，使有秩序的行为变为纷乱。试想一个手无寸铁的人遇见一只猛虎的情形是怎样的？他一定慌乱异常，不知所措。是呼救好呢，还是奔逃好呢？是爬上树去躲避好呢，还是用石子吓退老虎好呢？……各种可能的方法，都会一齐挤上来，结果便造成纷乱的状态。再试想戏园失火的情形，那种争先恐后秩序混乱的样子，也不难想象的。人们当怕惧时，不但外表的行为，显得慌乱无序，就是内部生理方面，也同时起了骚动，失去常态。剧烈的怕惧，甚至可以使人不能行动，完全失了自主的机能。所以怕惧是一种分裂人格的主要势力。

怕惧的类别 怕惧分两种：一种是建设的怕惧，[①] 对于个体

---

① See D. A. Thom：*Everyday Problems of the Everyday Child*，p. 150.

生存以及社会适应，都很需要。譬如怕危险，怕毒药，怕人批评，这些都是应该有的怕惧。若是有人在车水马龙的马路中心横冲直撞，而自以为胆大，这人一定会被汽车撞死；有人狂吃苍蝇吃过的食物，毫无顾忌，这人也一定会生病。至于不畏人家物议，抱着"笑骂由他笑骂，好官我自为之"的态度的人，一旦任为公务人员，也一定会有一个糟透的结果。凡事小心、谨慎、仔细等等，都可以包括在建设的怕惧之内。严格地说起来，心理卫生是由于怕惧心理疾病而产生的，又何尝不是建筑在怕惧的基础之上呢？至于另一种破坏的怕惧，则是恰与前者相反，怕着不应怕的东西，那才是一种破坏的势力，对于人格的发展才有害。例如怕动物、怕空地、怕高楼、怕生人、怕血、怕死、怕黑暗等等，都是不必要的怕惧。布兰顿①（Blanton）也以为理想的儿童，并不是什么都不怕的；见了应该怕的东西怕，不应该怕的东西不怕，才合乎我们的理想。②

麦独孤（W. McDougall）分别怕惧的情绪（emotion of fear）和怕惧的情操（sentiment of fear）底不同③。他以为前者的产生，生理上必随着一种骚动；后者却不过是一种态度，没有什么生理上的变化。所以情绪是暂时性的，情操是带有永久性的。陆志韦用"畏惧"这一个名词来代表麦独孤的怕惧情操，很是适当。④ 例如我们常说的"畏难""畏热""人言可畏"等

　　① 原文为"勃兰顿"，今译"布兰顿"。——特编注

　　② See S. Blanton and M. R. Blanton：*Child Guidance*，p. 148.

　　③ See W. McDougall：*An Introduction to Social Psychology*，pp. 126—128.

　　④ 见陆志韦：《心理学》第 10 页。（商务）

等，都是对某种事物的态度，和怕惧不同。这个区别是很确当的：因为他所说的畏惧相当于建设的怕惧，而他所说的怕惧，才是指破坏的怕惧而言哩！可是在人们所有的怕惧中，属于建设的很少，应归入于破坏的却很多；所以是一个严重的问题，值得我们注意。

原始的怕惧　儿童先天怕惧的东西极少，据华生（J. B. Watson）最近在实验室中研究，发现怕惧的原始刺激，只有大声和悬空二种。①学会的刺激，却有无数。小孩子怕猫、怕狗、怕巡捕、怕黑暗以及怕其他许多非原始刺激的东西，全都是学会的。

怕惧的起因　怕惧是如何学会的？大概不外乎三种情形：第一，凡一种本来不怕的东西，只要和我们已怕的东西联在一起，即可变为可怕。例如小孩本来是不怕黑暗的，但是他怕大的声音，有一天他在黑暗的地方，偶然听到了大声，因此，他以后就怕黑暗了。小孩子见了火光，本喜用手去玩弄，但若灼伤过一次之后，火和痛的经验联在一起，从此他就怕火，不敢再去玩弄了。又如小孩本来不懂得“怕”字的意义，听见父母说怕，他丝毫也不怕；但只要当他遇见他所怕的东西的时候，父母在旁边“怕呀！”“怕呀！”的叫几声，使“怕”字的声音和可怕的刺激联合一起，他便学懂了“怕”字的意义，以后听到父母嘴里叫“怕”，就会引起怕惧的反应了。这样一种无效的刺激，因为和有效的刺激在一起，几次之后，便能产生后者所能引起的反应，在心理学上叫作条件反射②（conditioned re-

---

①　见陈德荣译：《华生氏行为主义》第 266 页。（商务）
②　原文为“交替反应”，今译“条件反射”。——特编注

sponse)。有许多变态的怕惧，如怕空地、怕小室、怕人多等等，大都皆肇源于儿童时代的条件反射。因为这些情境，并非他们真怕的东西，不过在他们的经验中，这种情境曾和真怕的刺激，联合在一起罢了。但是事过境迁，他们忘记了以前的经验，只知道怕，不知道为什么怕了。

　　由条件反射而产生的怕惧范围极广。因为一个由条件反射而生的怕惧，正像原始刺激能影响于它本身一般，往往又会对另一情境发生条件反射，而使那情境也成为一种怕惧的刺激。再把前例在此引用：如一个小孩因在黑暗中偶然遇到怕惧的原始刺激——大声——黑暗与大声造成一个联结，以后他便怕黑暗了。但因老鼠时常在黑暗中出现，渐渐地它们也成为他的一种怕惧。又如有些人怕看见死人，连带地就怕盛纳死人的棺木，更因此而怕停枢的庙宇。这样由甲至乙，由乙至丙，甚至由丙至丁的辗转交替，就如工厂中机器的大量出产般，使人们的怕惧，增加到一个不可估计的巨数。在这里，我们当能看出条件反射对于怕惧的影响。而且，正因为这种复杂的蔓延，使人们对于怕惧的原因，简直无从记忆。

　　学会怕惧的第二种情形叫作泛化①（transfer）。我们对一种东西发生怕惧之后，见了与它形状性质相似的东西，也都会怕了。例如有人被疯狗追过一次，他以后不但见了疯狗怕，见了所有的狗都怕了；不但见了狗怕，见了四只脚和狗相像的动物也都怕了。陈鹤琴曾经举过一个类化的实例②：

---

　　①　原文为"类化"，在此处今译"泛化"。——特编注
　　②　见陈鹤琴著：《家庭教育》第96页。（商务）

一鸣到了一岁零三个月的时候，他母亲用黑墨涂在乳头上，要断他的奶；他看了黑乳头，就不要吃奶了。后来给他吃素来所喜欢吃的葡萄饼干，他看见饼里有黑的葡萄就怕，也不要吃，但把葡萄取出，他就要吃了。过了几天，给他一块外国的黑糖，他看见它是黑的，就不要吃；又过了一个星期，他看见桂圆的黑核就有点害怕。

学会怕惧的第三种情形是模仿。儿童不仅模仿大人的种种言语举动，而且对于情绪态度，亦往往在不知不觉中，随着父母学会。所以假使父母怕狗、怕黑暗或是怕响雷等，就很容易将这种怕惧转移给他们的子女。有些人常将这种现象，误以为是遗传，其实并不，完全是因为小孩模仿的缘故。所以父母自己如果有无谓的怕惧，应该非常留意，不使在子女面前表现出来，免得小孩子遇到相同的情境时会发生同样的情绪；更应注意的，切忌故意装出怕惧的样子来恐吓子女。

总之，儿童的怕惧，大半是学会的。小孩在三岁时，怕惧的东西极少；但进了幼稚园，怕惧的数量，渐渐增加起来；进了小学，怕惧更多了。这种学会的怕惧，虽然各人之间也许会有若干相同，但绝不是千篇一律的，因为它们须视各人的经验而异。所以各人都是怕惧，而各人所怕的东西不同。有许多人怕狗，有许多人却怕鬼。我所怕的，不见得就是你所怕的，反之亦然。所以往往有他人的怕惧，在我看来是非常幼稚可笑的；同时，我的怕惧，在他们看来，也许会觉得是同样的无谓呢！

怕惧的肇源期 怕惧是很容易学会的，而且多半肇源于儿童时代；可是学会之后要取消它，却十分困难。所以我们——尤其是父母——应该非常留意，不可教小孩子怕这样，怕那样；同时更应该保护儿童，勿让有交替怕惧的机会。因为怕惧一多，不但妨碍工作，而且可以使人失去自信力和勇气，甚至一切生活的环境，都不能适应，成为人格上永久的缺陷。汤姆（D. A. Thom）说："一个胆小退缩的军士，并非在战场上造成，而是在婴儿院中造成的。"① 这是一个明确的指示，给予我们以严正的警惕，使我知道应该如何地注意到儿童的怕惧！

怕惧对于学习的阻碍 在学习方面说，怕惧可使各种学习，发生阻碍。拿口吃来说吧，最近心理学家发现有许多口吃的人，原因并不是机体上的缺陷，而完全基于缺乏控制的能力。口吃的人当要说话的时候，先就陷于恐惧状态之中，怎么还能自然流利呢？弗莱彻②（J. M. Fletcher）发现口吃的人倘被叫到讲话，每分钟脉搏数平均增加到九十，有几个最高的，竟增加到一百二十次。③ 口吃者愈焦急，口吃的程度反愈剧烈；愈怕说不清楚，往往更是说不清楚。所以口吃的人如和熟人闲谈，或是听者表示不去注意他所说的一切，或是他夹在旁人的声音之中一同唱歌或读书，或是和小孩或动物去谈话，他口吃的程度，一定减低不少，甚至有时可以完全与常人说话一样地发音，没

---

① See D. A. Thom: *Everyday Problems of the Everyday Child*, p. 157.

② 原文为"弗来秋"，今译"弗莱彻"。——特编注

③ See J. M. Fletcher: "An Experimental Study of Stuttering" *American Journal of Psychology* vol. 25，pp. 200—252.

有一字重复。他当一人独处的时候，自语读书，也常无口吃的现象。一般口吃的人说话最困难的时候，便是回答旁人的问题。如感觉到有人注视着他并在等候他的回答，他常是格格不能出诸口的。根据了这，对于口吃的儿童，我们切不可嘲笑他，责骂他，或时时提及他的缺陷，以引起他的怕惧和自觉；我们须谨记着，许多的例证都明白地告诉我们：口吃的原因是在于怕惧抑制的势力；所以要矫正口吃首先要解放他的怕惧和紧张；若是想用嘲笑和责备的力量来希望他改正，这正是背道而驰的蠢法呀！

轻视怕惧的危害　一般人常轻视怕惧。无论在学校或家庭里，脾气不好的孩子，每被认为成问题的儿童；怕惧多的小孩，大家却不以为意，不知许多精神病的根源，都由于怕惧而起。一般无知的父母和教师，以为儿童应该有怕惧，而且愈多愈好，这样他们才能安分守己，所以常喜欢恐吓儿童，养成儿童许多不应有的怕惧，实在是错误的观念。这些人因为要使儿童服从听话，觉得恐吓是最简捷见效的方法。他们只顾到眼前的便利，而忽略永久的危害了。许多人常拿警察或医生作为恐吓儿童的工具，不是说："警察要来捉你了！"便是说："医生来挖眼珠了！"使警察和医生成为儿童脑中恐怖的印象。实际警察和医生都是与我们有利益的：我们当有危险的时候，可以得到警察的帮助；有病的时候，可以请医生来诊治。如果小孩子怕了警察和医生，那么在必要的时候，他们也不敢求助于警察和医生了。著者有一位亲戚，他家的仆人，常用外国人来恐吓小孩子，到后来他家的小孩子，一见了外国人，便惊慌失措，哭着要逃，甚至连兆丰公园都不敢去（因为兆丰公园的游客中，西人很多），养成了这样懦弱的习惯，不但使个人人格的发展有了阻碍，便是对民族前途，也是大不利的啊！我们应该知道儿童的情绪是不可以随便拿来玩弄的，因为偶一不慎，危险很大。贤明的父母和教师，都知道儿童的眼睛或耳朵是不可以任意拿来做试验品的，对于儿童的情绪，也应该抱同样的态度。

成人的各种怕惧　成人的怕惧，除出了由于儿童时代养成的以外，伯纳姆（Burnham）分析成下列的五类[①]。

（一）不明白　凡是不明白的东西，都足以引起我们的怕惧，这是一种普遍的原因。无论文明人或野蛮人，都是如此。在天文学未曾发达的时候，有许多气象上的现象，人们因为不明了的缘故，都有点害怕；如同雷电、彗星、地震、日月蚀等等，都会被认为是灾难将临的恶兆，见了异常惊恐。人人都怕死，正因为死是神秘的，死了之后究竟怎样，谁也不知道！恰如莎士比亚（Shakespeare）所说，死后的国家是还未发现的境界，只见一批一批的人去，却未曾见有一人转来。又如前几年大众对于苏俄的情形，不很熟悉，都用神秘的眼光望着它，不知它葫芦里究竟卖的什么药，所以世界各国对于苏俄，差不多都抱着害怕的态度，认为是洪水猛兽，非常危险。可是近几年来到苏俄去游历参观的人很多，随着对于它的了解程度，也逐渐加深了，才觉得并没有什么可怕，而且反有许多地方，很可供我们效法。另有一个例子：凡是新发明的东西，大家见了都

---

① 　See W. H. Burnham：*The Wholesome Personality*，pp. 298—305.

不敢轻易尝试，也正是因为不明白的缘故。当火车初发明的时候，很少的人敢以此代步，现在却不然了；可是对于飞机，大家都还有点害怕，恐生危险，不敢轻易去乘坐。但那是必然的，我们可以预料，不久的将来，人们会把飞机看的如火车一般安全，那时候，航空旅行也将成为一个普遍的现象了。总之，不明白就觉得不放心，不安全，所以怕惧。最近科学的发达和知识的增进，已经减少了无数的怕惧。等到宇宙间的一切，我们都能彻底明了之后，怕惧也就不能存在了。

（二）**疾病**　为着一般人对于生理的知识，非常欠缺，对于疾病，往往发生两种谬误的态度：有些人轻视疾病，等到它已临到头上，还是漫不经意，更谈不到预防了；但是在相反的一端，却有许多人作无病而呻。这些人自以为有病，或者时常想着疾病将要袭击他了，因此非常怕惧，而实际这些怕惧，大半都是不必要的。这里有一段神话，描写怕病的害处，虽是故事，可是却能对事实作确当的影射：据说有一个回教僧徒在路上遇见虎列拉神，回教僧问他到哪里去，虎列拉神回答说："到某城去杀死二万人。"后来那回教僧在他的归程上，又遇见了虎列拉神，回教僧责备他说话不守信，说："你说只杀二万人，怎么现在杀死了九万人呢？"虎列拉神回答说："不，不，我只杀了两万人，其余的是被怕惧杀死的呀！"德国著名心理卫生家福伊希特斯莱本（E. Feuchtersleben）① 也曾举过一个有意义的实例②。他报告一个病人，心里总是怕死着急，病也渐渐地沉重，后来

---

① 原文为"福区脱尔彭"，今译"福伊希特斯莱本"。——特编注
② See E. Feuchtersleben: *Zur Diatetik der Seele.*

医生对他说这病已经不能医治，没有恢复的希望。他自知绝望，反而把生死置之度外，倒非常安恬镇静，不像以前的焦急了，这样一来，竟把分裂的人格重归统一，不久病竟霍然痊愈。所以我们对于身体，固然应该有相当的注意，但也不可过分的怕惧，如俗语所说地："把痱子当作背疽。"一点轻微的疾病，好似遭遇到绝大的灾难，成天地把自己沉浸在杞忧之中；这样，破坏人格的势力一经存在，无论对于身体和心理，都有危害。

（三）**损失的危险**　财产的损失，也是一般人所常怕的。有些人怕金钱的损失比怕生病还要剧烈。很多的人是生了病不肯花钱求医的，这就证明一般人是如何处心积虑地要避免金钱的损失。在现在各种职业都没有保障的时代，各人都存了一个"五日京兆"之心，置身在不断的忧虑和怕惧之中，不但对于事业没有计划，不能发展，而且那一种不时的失业的恐慌，对于人格的统一，又将是如何的一种毁损！

（四）**谴责**　无论儿童或成人，都怕受人谴责。这本是一种建设的怕惧，对于人们的社会适应，原属有益。但是神经过敏，时刻地顾虑害怕，以为有人在批评责备，这样对于心理健康，也是有害，而且不仅怕谴责一种如此，凡是建设的怕惧，只要过度之后，也都可以和破坏的怕惧一般地有害。

（五）**噪声**①　大声本是怕惧的原始刺激之一（参阅第五章），甚至轻微的噪声，也可使人心神不安，成为破坏人格的一

---

①　原文为"声浪"，今作"噪声"。——特编注

种势力。莱尔德①（D. A. Laird）报告他关于白鼠的实验②。他把白鼠分作两组：一组受噪声的骚扰，另一组却居于比较安静之处。结果后者的食量较大，发育亦较快。莱尔德断为噪声产生怕惧。而怕惧又使消化迟缓，血压增高，所以两组发生差异。莱氏又说近代城市，各种噪声很多，如电车汽车的声音、机械声、汽笛声等，终日不绝；都市的烦嚣，使我们的神经时时紧张，没有弛缓的时候，影响神经系统很大。所以城市中的居民，照莱氏的意见，每天应多睡一小时，庶几能以较多的休息，补偿日间神经的紧张。布里格斯③（V. L. Briggs）在第一届国际心理卫生大会的会场中，也曾大声疾呼，反对近代都市生活的噪声。他以为汽车的肇祸，大半都由于路上车辆的噪声过高，使行人发生怕惧，忙于躲避所致。而且在医院中对于被汽车撞伤者的观察，常可发现他们受噪声的震惊，已经很久④。又有医生研究噪声对于生物的影响，据说，幼年期的动物，受了噪声的影响，他的发音显然受了阻碍，而且长大起来，神经也容易不坚固。⑤ 此外还有许多精神病学家，也都深信噪声刺激之结果，可以使人神经不巩固，离婚，甚至于疯狂；而许多不幸的意外事件，也因此产生了。

近几年来，欧、美各国，对于噪声的危害，已经引起大众

---

① 原文为"来尔特"，今译"莱尔德"。——特编注

② See D. A. Laird："Noise"，*Scientific American* vol. 139，pp. 508—510.

③ 原文为"勃列格"，今译"布里格斯"。——特编注

④ See W. H. Burnham：*The Wholesome Personality*，pp. 302—303.

⑤ 见肖：《都市的骚音》，《申报月刊》，第4卷4期第88—89页。

的注意。1929 年，纽约首先成立纽约减噪委员会（New York Noise Abatement Commission）①，用科学方法研究如何能减低噪声。接着伦敦等市也有"非声法律"的颁布，即对于声音过大的机车，非必要的汽车喇叭，以及在医院、学校附近作种种的高声等，都在取缔之列。最近法国巴黎且将在市中设立一个无声区域，希望成为"欧洲的无声之城"。② 近来外国不但各种机械的制造，务使噪声减至最低，例如新出的打字机、汽车等，噪声都不如以前之甚，而且各工厂中，也都有防音装置，减低工作时噪声的强度。可惜在我国，却还没有人注意到这点呢！

消灭怕惧的方法　怕惧对于整个人格的发展，既有障碍，那么我们怎样去消灭它呢？消灭怕惧的方法，虽有不少，但有些都是无效的。现在提出几种如下。

（一）**移去刺激**　这是最简单的，却不是最有效的。有些人以为要消灭怕惧，只要把怕惧的刺激，移开一个相当的时期，待到自然地忘记之后，就不会再怕了。但是事实上怕惧往往不能忘记的。移开怕惧的刺激，并不能保证以后重又遇到时不再产生怕惧。所以这不是一个治本的方法。华生（Watson）报告琼斯③博士（Dr. Jones）的实验④，说一个小孩怕田鸡，于是把田鸡移开，在两个月中，不让这小孩有看见或接触田鸡的机会；可是以后他看见了田鸡，怕惧的反应仍和以前一样，丝毫没有

---

① 原文为"声浪防止委员会"，今译"纽约减噪委员会"。——特编注

② 见浩：《非声运动》，《申报月刊》，第 4 卷 1 期，第 164—165 页。

③ 原文为"钟士"，今译"琼斯"。——特编注

④ 见陈德容译：《华生氏行为主义》第 293 页。（商务）

减低。

移去刺激不但绝少成效，而且有时是事实所不容做到的，因为有些刺激的出现，是不能受人力的控制。例如有人怕狗，要使他出去的时候不遇见狗，当然是很难的；又如有人怕响雷，要使夏季雷不作声，自然更办不到。因为人类的环境，异常复杂，我们不能完全由自己的意志加以控制，那么，要使所有怕惧的刺激都绝对没有出现的机会，又岂是可能的呢？

（二）**刺激屡现**　这种方法适与前法相反。有些人以为要消灭怕惧，只需和怕惧的刺激常常接触，习惯之后，自然就会不怕。这在心理学中，叫作消极适应（Negative Adaptation）。例如著者上动物心理的课程，常拿美国白鼠做实验，女学生初见白鼠的时候，总难免有些害怕，不敢用手去接触，有时她们的手无意中和白鼠碰了一下，便会吓得大喊起来。可是日久之后，因为天天见到白鼠，怕惧的程度也就渐渐减低，终至敢把白鼠放在手中玩弄了。作者还有一个朋友最怕吃辣，但是他的夫人却最喜吃辣，她不但每天制许多辣的菜肴佐饭，而且强迫她的丈夫也吃辣味。没有多久，我的朋友居然也要吃辣味，并且竟"甘之如饴"了。这是消极适应的又一个例子。可是这种方法，只能适用于程度不高的怕惧。若是小孩子怕某种动物，异常剧烈，你强迫他去接触，结果只能增加他怕惧的程度，这是很危险的。正如强迫儿童去做他不愿做的事一样，反而会增加他的厌恶。华生（Watson）也说，用这种方法的结果，有时怕惧的程度，反会增高，成为刺激综合的现象。① 所以这也不是一种有效的方法。

（三）**重建条件反射**　这个方法，华生认为是取消怕惧最妥善的方法。人们的怕惧，既然是因条件反射的作用而学会，我们可以再凭借条件反射的作用而取消它。"解铃还须系铃人"，经过两次的条件反射，所以叫作重建条件反射（method of re-conditioning)②。现在引用华生所举的例子来说明③：三岁的孩子比得，很怕兔子，华生要想用二次交替的方法来解除他的怕惧。于是当比得吃饭的时候，把兔子关在笼中，放得很远，以后每当比得吃饭，就把兔子提出，并且距离也一天一天地移近，到了最后，比得可以一边用手吃饭，一边用另一只手去玩弄放在膝上的小白兔。他对于兔子的态度，已经变成积极的反应了。他不但不怕兔子，便连和兔子相似的东西——如棉花、皮毛、羽毛、白鼠等——见了也都不怕了。总之，重建条件反射的原则，是把已怕的刺激和愉快的经验联在一起，使怕惧受愉快的影响，而渐被克服。所以这是最有效而且毫无危险性的方法。

（四）**知识**　人们的许多怕惧，是因为缺乏知识而起，所以科学知识的增加，可以除去无数不必要的怕惧。譬如当美国开掘巴拿马运河的时候，有许多工人染了黄热病，当时的医生都不能推知病因，只得束手待毙，因此大家对于这病，无不恐怖异常，似乎再没有任何危险比黄热病更可怕了。可是现在我们

---

①　见陈德容译：《华生氏行为主义》第 296 页。（商务）
②　原文为"二次交替"，今译"重建条件反射"。——特编注
③　见同书第 300—304 页。

知道黄热病的起源，是由于蚊虫的传染，科学的研究，更发明了专治黄热病的特效药，我们因此便无须害怕了。疟疾，在以前，也曾被人误认是一种极严重的病症，现在大家的态度却不同了。著者有一亲戚，他家本有两个小孩，不幸大的中途夭折，因此他们便如惊弓之鸟，以后每逢小孩体温稍高，就陷入极度的惊恐，求医问卜，以为又是不治之症。假如他们稍能具备一些医药常识，能够分辨病的轻重，又何至于如此呢？可是一知半解的知识，有时反可暗示怕惧，却又不可不慎。初读变态心理的学生，每听到教师讲过一种心理疾病的症状之后，就好像自己也有这种疾病一样。其实教师没讲过的时候，他根本不知道有这种病，当然不会怕惧，讲过之后，反而怀疑起来了。理查兹① (E. L. Richards) 曾举过一个实例②：某校一个儿童，一天忽然昏去，四肢冰冷，心跳加速，但不久即愈。几天后又第二次昏倒，这次的时间却延长到一天。他的手掩在心上，嘴里喊着："要死了！"医生检查他的心脏，丝毫没有病变。仔细调查的结果，才发现在他病的前一天，教师在上卫生课时，曾通知过他们吃水果应当小心，否则把果核咽下去是很危险的。他因此想起自己曾经咽下几粒苹果核，万一它们竟滑入气管，跟着循环的血液，流到心房，必可置他于死地。这种极端的恐惧，才是他真正的病源。后来经过医生对他详细解释，病竟不再发了。这两个例子，从表面上看来，好像都是说明知识可以产生

---

① 原文为"李嘉特"，今译"理查兹"。——特编注

② See E. L. Richards："Hypochondriacal Trends in Children"，*Mental Hygiene*，7，p. 55.

怕惧。其实这些都不能算是完全的知识。真正充足的知识，确是和怕惧不两立的。摩根①（J. J. B. Morgan）说："愚笨和不安定产生怕惧，知识和保障却拒绝怕惧。"② 伯纳姆也说："知识完全的时候，所有怕惧，将统统消灭。"③

（五）**调节的活动**　防止怕惧的另一方法是有目的底动作。我们只要使注意集中在工作上，或专至于某种有价值的事体，怕惧就永不能获得出现的机会。战争的时候，在前线的军士，与常人所臆测的相反，他们常是不怕的。他们说：他们没有时间去怕惧，这是一句透彻深刻的话！美国波特④上将（General Porter）根据他平日的观察，认为在后方保管材料的军士，不需要什么动作的，才是最困苦的工作。他又报告有一位最勇敢的军士，有了保管材料的经验以后，向人说，他情愿上前线作战，假如以后他再被派来做这种工作，无疑地，他会被吓得逃走的。⑤ 初次演讲的人，一走上讲台，看见台下许多人眼望着他，自己成为大众注意的焦点，一种恐惧的情绪，便不可遏抑地升起来了；但是他若能把注意集中在他要讲的话和动作上，不顾台下的人，怕惧自然就会消灭。救火队员当火烧的时候，常奋不顾身地救人灭火，而怕惧从不会闯入他们的思想，这些都是调节的活动足以取消怕惧的明证。

（六）**直接的动作**　直接动作的意义，就是做你所怕做的

---

①　原文为"毛根"，今译"摩根"。——特编注
②　See J. J. B. Morgan：*Keeping a Sound Mind*，p. 69.
③　See W. H. Burnham：*Normal Mind*，p. 433.
④　原文为"包特"，今译"波特"。——特编注
⑤　See W. H. Burnham：*The Wholesome Personality*，p. 321.

事，"Do the thing that you are afraid to do"。你怕这样东西，偏向着它凝视，如此的结果，常会改变你本来底态度的。这和以前"刺激屡现"的方法，表面有些相似，其实却并不相同。"刺激屡现"是被动的，就是强迫人去接触他所怕惧的东西；而"直接动作"却是主动的，面向怕惧的刺激，完全出于自己的志愿，并不受旁人的勉强。所以这两个方法，虽可作为一件事的两面看，但因为主动和被动——自愿和强迫——的不同，结果也就迥异了。直接动作的结果，常是有效而没有危险的；反之，刺激屡现的结果，却常会发生很大的流弊。所以你如怕在人前讲话，偏要时常练习在人前演讲；怕一个人，偏偏常和他接近；怕做这件事，偏要干一下；怕睡不着，偏偏故意醒着不睡。这样，常是最好的方法。著者故乡有一种风俗，凡是死人睡过的床，当尸体移开后的第一晚，死者的家属，便必须睡上去，因为这样才可以减少怕惧，否则以后便不敢再睡在这床上了。这个方法，就是直接动作的一个好例证。当飞行生练习飞行的时候，如偶然失事坠地，没有受伤，训练的教官必立刻就再给他飞行的机会，让他继续练习。若是就此停止，必致愈想愈怕，终至不敢再飞行了。儿童在游戏时，不留神跌了一跤，或是受到一些微伤，如擦破了皮等，教师决不可露出十分可怜他的态度，他应该以"不痛的！""勇敢些！""再来！"这一类的话来鼓励儿童，增加儿童的勇气，使儿童重又兴高采烈地加入正在继续游戏的一群。这些，都是深合直接动作底原则的。只是有一点我们必得注意的，儿童的直接动作常须经过有力的暗示，才能实现。因为儿童不如成人一般，会对自己的行为做若何评价，或是对行为的结果，有若何预估。倘若有一件事已被他认为可怕，他决不会想一想这种怕惧是否正当，而后设法消灭。所以在那时候，我们应该给以适当的帮助，如前例一般，使他们不以此为怕惧，或者对于征服怕惧，产生强烈的自信，这样他们才会勇敢地去承受一切。当然，这是不能与被动的"刺激屡现"相提并论的。

消灭怕惧的基本要则　我们要取消怕惧，第一先要承认自己的怕惧。可是有些人有了无谓的怕惧，因为原因太幼稚，说出来不体面，所以讳莫如深，根本加以否认。明明怕做这件事，他却告诉人并非是怕做，不过他不愿做而已。某君怕鬼，夜里不敢一人出门在街上走。但在现在这样科学昌明的时代，再要怕鬼，很有点说不过去。因此他夜里不出门的理由，便不是怕鬼，而是怕强盗了。这种自欺欺人的态度存在一天，怕惧便一天休想消灭。我们应该直面怕惧，征服怕惧，不可以掩饰怕惧，逃避怕惧。

教师对于儿童怕惧的责任　小学教育的目的，原在促进儿童身心的健康。教师的任务，也是教人——培养完整的人格——比教书更为紧要；所以学校应该是消灭儿童怕惧的场所，是一个儿童的乐园。可是事实上，现在的一般学校，往往反是儿童怕惧的养成所。教师常拿不及格、留级、警告、退学等等来恐吓学生。更有些教师，因为要表示"师道尊严"起见，一天到晚执着教鞭装出一副凶狠的样子，使儿童见了毛骨悚然，畏之如虎；教室就像是一个坟墓，再找不出一些活跃的生气。我常见有许多活泼的小孩子，一进了学校，便显得面黄肌瘦，心事重重，再不见绮丽的微笑浮在他们唇边，儿童应有的快乐的精神，全被恐怖的浓雾蒙蔽了。在这种学校中，儿童没有欢乐，只有恐惧。教师好似审判官，学生是待决的囚徒，如何能不凛然危惧呢？我们希望贤明的教师们，能够深深地认识怕惧对于儿童人格发展的阻碍，纵不能取消儿童已有的怕惧，至少也不应再增加些新怕惧。凡是恐吓和讥笑，应该和戒尺一同被摒除于新式学校之外。伯纳姆说："发现及去除儿童的怕惧，是关心儿童心理健康的教师底先务之一。"①

结论　过度的建设的怕惧和破坏的怕惧，都是破坏人格的一种强势力；换一句话说，也即是发展完整人格底一重巨大的障碍；所以我们绝不能对此忽视，致造成许多不幸的结果。人类的原始怕惧极少，无数的怕惧都是在儿童时期或由条件反射，或由类化，或由模仿而学会。据伯纳姆的分析，成人所惧怕的各种事物，均可按其性质归入"不明白""疾病""损失的危险""谴责""噪声"五类。人类怕惧的数量既是如此地惊人，而怕惧的结果又是使人惶悚，则消灭怕惧必然地成为心理卫生当前急务之一；关于这一种工作，父母和教师负有相等重要的责任。消灭怕惧的方法应是积极的不是消极的，应是自动的不是被动的，这就是"重建条件反射""知识""调节的活动""直接的动作"所以优于"移去刺激"与"刺激屡现"的理由了。

---

① See W. H. Burnham：*The Normal Mind*，p. 435.

参考书：

[1] 章衣萍、秦仲实译：《怎样做父母》第九章（商务）。

1. Burnham，W. H.：*The Normal Mind*. Chap. 14. Appleton-Century. 1931.

2. Burnham，W. H.：*The Wholesome Personality*. Chap. 9. Appleton-Century. 1932.

3. Howard，F. E. And Patry，F. L.：*Mental Health*. Chap. 6. Harper. 1935.

4. Morgan，J. J. B.：*Keeping a Sound Mind*. Chap. 3. MacMillan. 1934.

5. Watson，J. B.：*Behaviorism*. Chap. 7. and 8. Norton. 1930.

6. Williams，T. A.：*The Treatment of Emotion*.

第六章　破坏人格的势力——失败

失败对于人格的影响　破坏统一人格底另一种主要势力是失败。考查许多精神病的原因，大半都由失败而起。考试的失败，爱情的失败，投资的失败，事业的失败，都足使人心理失常。根据苏州福音医院精神病部医生的报告，该部病人最普通的致病原因，就是"抱负太高，所志不遂"。①纵是轻微的失败，如果次数太多，结果产生自卑的感觉（feeling of inferiority），以为事事不如旁人，对于一切都怯懦着，这于健全人格的发展，也是一种非常严重的危害。

失败与自卑的关系　凡是身体上或心理上有缺陷的人，不能和普通的人竞争，自然失败的机会较多，所以容易产生自卑的感觉。阿德勒②（A. Adler）认为自卑感觉的起因，完全由于

---

① 见张耀翔：《自觉心理》，国立暨南大学《教育季刊》，第 1 卷 2 期，第 73 页。

② 原文为"阿德诺"，今译"阿德勒"。——特编注

器官有病①。别人看得见的东西，他们看不见；别人听得见的声音，他们听不见；别人能做的事体，他们不能做。因此他们自己感觉到不如旁人，就会由失望而丧失勇气，甚至什么事都不敢尝试了。在小学校中，每年有成千盈万的儿童，因成绩不及格而致留班降级；仔细考查原因，十分之九是因为他们身体上有疾病而未曾被发觉之故②。美国著名训练低能儿的专家弗纳尔德③（W. E. Fernald）最近在国家教育学会（National Education Association)④ 席上，表示意见，他说训练低能儿童所遇到的一种极大困难，就是自卑的感觉；有了这种感觉，结果会使许多能力所及的工作，都没有勇气去尝试；更有些低能儿童，却故意做出些惊人的罪恶，以弥补他们这一方面的失败。⑤ 儿童常是抱着"不能流芳百世，亦当遗臭万年"底态度的。正如塔夫特⑥博士（Dr. J. Taft）所说："儿童常希望得到别人的注意，不能用好的举动求得，即以坏的举动求得。"⑦ 总之，一般低能儿自卑的程度，常高于他们实际低能的程度，这成为训练低能儿童的唯一致命伤。

---

①　See A. Adler：*A Study of Organic Inferiority and Its Psychic Compensation*。

②　见章颐年：《慈幼教育经验谈》，《儿童教育》，第 6 卷 7 期，第 56 页。

③　原文为"法来而"，今译"弗纳尔德"。——特编注

④　原文为"全国教育会议"，今译"国家教育学会"。——特编注

⑤　See W. H. Burnham：*The Normal Mind*，pp. 453－454.

⑥　原文为"塔虎脱"，今译"塔夫特"。——特编注

⑦　See J. Taft："*Problems of Social Case with Children*"，*Mental Hygiene*. July 1920，pp. 537－549.

自信与失败 无论做什么事，要想成功，"自信"是必需的。倘若从事于某一种工作，自己先没有把握，结果每致失败。越王勾践，被夫差大败于夫椒，逃到会稽，又被围困，不得已卑辞厚礼以请降。但是他并不因失败而灰心，始终有报仇克吴的自信力；终究，在他坚毅的努力中，强大的吴国被他毁灭了。这足见任何重大的困难，只要我们有坚强的自信力，总不难征服而达到目的；最怕的是自己先不相信自己，以为已经绝望，束手待毙，那才是无可救药。可是，偶或的失败虽有时反能成为一种努力的兴奋剂，屡次的失败，却只会使人灰心失望，勇气消失。所以成功是和自信互为因果的：成功可以增加自信，自信也可促进成功。所以一个人愈成功常愈会成功，愈失败也免不了愈会失败。一个屡遭失败的人，他自信力的日渐减少，成为一种无可避免的倾向，试问怎样还能担负责任？因此，儿童偶尔失败，教师如时常向他提及，或是讥笑他的短处，实在是最愚蠢的方法，因为如此，徒然摧残儿童的自信力，使他感觉自卑和失望，造成严重的悲惨的结果。

留级对儿童心理健康的妨碍 我们试看目前的学校，不但不能供给儿童成功的机会，反而只见有大批的儿童，如败北的士兵一般，失败了退出来。根据美国斯特雷耶[①]（G. D. Strayer）从前的调查，学校中所有的儿童，至少留级一年的占全数25％[②]。在我国，学校中失败儿童的数目，没有全盘的统计，但

①　原文为"司曲来由"，今译"斯特雷耶"。——特编注
②　See G. D. Strayer："Retardation of Pupils" *In Monroe's Cyclopedia of Education*，5，pp. 169—171.

张文昌调查 73 个中学的结果，留级人数每校有 23％弱①，和美国的统计也不相上下。我们再看许多中等学校，一年级招进新生 50 名，等到毕业那一年，剩下的却不到 30 人，更足见留级问题的严重。其中自然也有许多是由于家庭经济以及迁移等原因的，可是因为留级退学而被淘汰的，一定是占大多数。学生被留级或退学，他们金钱上的损失，固然很大，而精神上的损失，更其严重。推孟（L. M. Terman）②说过："学生留级，不但是学生的失败，也是学校的失败。"陶知行也以为留级和生长的原则相反，曾经做过一首打倒留级歌，说是替"留级妖怪"送行③：

今年留一留，

明年留一留，

留到那年才罢休？

父母也羞，

同学也羞，

小小眼泪像雨流。

花儿也愁，

草儿也愁，

生长如今不自由！

---

① 见张文昌：《中学教务研究》第五章。

② 原文为"推蒙"，今译"推孟"。——特编注

③ 见陶知行：《打倒留级》，《儿童教育》，第 4 卷 9 期，第 544—545 页。

　　不自由，不自由，

　　把它从字典里挖出来，

　　摔到天尽头！

　　摔到天尽头！

　　从今小孩儿，

　　一级也不留。

但愿一般办理学校的人和教育行政当局，能够深深地记着推孟和陶知行的说话。

　　会考制度的流弊　我国自从举行毕业会考以来，每年失败的学生，数目较前大增。以浙江省做一个代表：民国二十一年（1932）度春季，浙江举行第一次初中毕业会考，全省初中核准应行毕业的学生共 558 人，会考及格准予毕业的仅 140 人，占 25％；[①] 反方向地说，就是会考失败的竟占了四分之三。这个比例，岂不可以惊人？此后浙江中学会考的成绩，固然较前大有进步，可是结果因有一二科不及格应行补习或有三科以上不及格而要留级的，仍旧不乏其人。民国二十二年（1933）六月，浙江高中第一次毕业会考，及格的也只占了 60％，即有 40％的学生遭遇失败。[②] 民国二十四年（1935）四月，全省师范学校又开始举行会考，参加者共计 409 人，及格者仅 203 人，不到二

---

① 见《浙江省二十一年度春季初中毕业会考特刊》。
② 见《浙江省二十一年度第二学期中小学毕业会考特刊》。

分之一，失败的学生竟占全数 50％强。① 浙江一省如此，其他各省市，也不难推想而知。所幸小学毕业会考制度，已经取消，否则对于儿童心理健康的戕害，当更不堪设想了！

儿童与失败 著者所以特别要提出这一节——儿童与失败——是希冀引起特殊的注意，因为失败对于儿童的危害当更甚于成人，换一种方式说，儿童比成人更经不住失败的打击。当成人遭受到任何一种失败的时候，只要那不是极严重的，他底累积的社会经验每会教导他以各种排遣之法；在达观的态度里把这一次的失败渐渐地淡忘了。但这些在儿童却是不能的，他们底生活经验浅薄得太可怜了，这些差不多不能给予一些有力的帮助。正与桑代克底"效果律"相符，那种不快乐的失败，单纯只能给他们以强烈的不快乐的情绪，使他们对那失败的事，不愿作再度的尝试；甚至，渐渐地成为一个对什么都怯懦着的弱者。所以我们必得加意地当心，不使失败强暴地毁损了他们健全地发展。

儿童失败的原因 当我们看到前面那些统计之后，立即就可以发觉到学校中失败儿童的百分比，高到如此惊人！这确是当前一个值得注意的问题。偶尔的失败是有益的，是必需的，这理由我已曾在上面提及；可是屡次失败或是处处失败，却是非常不幸。为使儿童避免不适当的失败，首先，我们必得推究到儿童失败的原因。失败的原因很多，重要的约有下列几种：

（一）没有适当的身心测验 儿童初进学校的时候，虽然有

---

① 见民国二十四年（1935）四月二十一日杭州《东南日报》：师范毕业会考学生第一览。

许多学校要举行所谓"入学考试"，但是适当的身体和心理的测验，却都付缺如。只要入学考试及格了，不管有无疾病，一起收了进来。大半的学校对于儿童身心的疾病是不加注意的，近视眼、聋子、低能儿等，不但自己不知道，就是父母和教师，也都未曾发觉，让他们和寻常儿童做同样的工作，这真是最可怜的事了。其实，时常头痛和牙痛的儿童，工作的效率，已绝不能与常儿相比，何况感觉器官有病或是智力太低的呢？教师的责任，在发现儿童的疾病，加以救济或矫正。所以当儿童入学的时候，必须给他们一种细密的身体和心理的检查，庶几有疾病的，可以及早设法救治，不致入校以后，因为工作不能胜任，一再失败，而永陷于万劫不复之域！美国全国父母教师联合会最近组织一种夏季巡回视察团，在学校未曾开学之先，由医生分赴儿童的家庭，检查他们的身体，有无疾病。① 这种设施，真可以补学校行政之不足。

（二）**重教不重学** 儿童的失败和教师教学的方法，也有密切的关系。一般人以为教师的责任，只在于"教"；书教得好的，自然被称为好教师。这样过度重视"教"的结果，便剥夺了学生学习的机会。教师教的时间愈多，学生学习的时间就愈少。我们须知道成功的要件，在于积极的努力和工作；学生在校，既然全是消极的被动，没有自己工作的机会，难怪没有成功的希望了。在另一方面，兴趣也是走上成功之路的一个指针。名教育家桑代克告诉我们，真正的兴趣是由不断的努力产生的。

---

① 见章颐年：《慈幼教育经验谈》，《儿童教育》，第 6 卷 7 期，第 57 页。

实际不仅如此，它们且是相互有着正面的影响；恒久的努力产生了兴趣，兴趣又使努力更为激增。这样循环着，愈有兴趣而愈肯努力，"成功"自然不难拭目以待了。但努力当然要自动的，实地去做的；要不给他们以自动的机会，只叫他们听从着如戒尺一般严冷而且乏味的教训，这样要想引起他们底兴趣和努力，恐怕是很困难吧！所以，教师们应该一反以前传统的重教不重学的旧态度，多给儿童适当的工作以及自动的机会，这样才能鼓励儿童成功。否则，若是教师只顾自己准备，上课时滔滔不绝口若悬河的讲书，不顾学生的工作，结果成功的是教师，而可怜的学生，都不免一起失败了！

（三）**忽略个性差异** 教育心理学告诉我们，人类的个性差异是很大的。一级的儿童，虽然已经经过选择，但是程度的差异仍是非常悬殊。斯塔奇[1]（D. Starch）说："一级中最优儿童的工作可以比最劣儿童多 25 倍或好 25 倍。"[2] 又说："小学三年级算学最好的儿童可以和八年级算学最坏的儿童相比。"[3] 此外他更做了一个调查，发现小学八年级的学生，每九个人中有一个人的能力和中学二年级普通学生的能力相等；有两个人的能力和中学一年级普通学生的能力相等；有三个人是刚合八年级的程度；有两个人却只有七年级学生的普通能力；还有一个的能力却只相当于六年级的普通学生。[4] 无论在哪一个学校中，同

---

[1] 原文为"司搭趣"，今译"斯塔奇"。——特编注
[2] See D. Starch：*Educational Psychology*，p. 28.
[3] 见同书第 37 页。
[4] 见同书第 39—40 页。

级的学生，最好的和最坏的相比，最差好几年程度，这是很显著的事实，无可否认。但是一般教师对于这个事实常是忽略的；他们用同样的教法和教材来处置这一群能力不等的儿童。较愚笨的学生，不能与他人并进，自然是失败；聪明的学生，觉得缺乏兴趣，不去努力，结果也是失败。推孟（L. M. Terman）曾经特别指出聪明的儿童容易留级，以引起大众的注意。有些教师，虽然知道儿童的个性差异很大，可是在现在班级教学的制度之下，也觉无能为力，只好眼看着许多儿童因为工作不适合，战败了退回去。

（四）迷信平均发展　近来我国教育行政当局和学校的迷信各科平均发展，也造成了许多失败。我们可以在许多本已成为名著的《教育概论》中，发现"小学教育的目的是在于多方兴趣均齐发展"那一种冠冕的理论。但儿童的性格，对于各科绝不是一律相近的：有些人近于文学，不擅数理，有些人却偏于数理，不长文学；也有些人爱好音乐、美术，其他的科目，往往置诸不问。现在要截长补短，使各科都能有平均的发展，不但是不必要，而且也是违反儿童的天性的。勉强儿童去从事于不相宜的工作，当然失败的机会很多。下面所叙述的故事，虽然是寓言，但是很可为迷信平均发展的先生写照①。

　　　　在太古的时候，所有的动物，可以分做爬的、跑的、

---

① See A. E. Dolbear："*Antediluvian Education*"，*Journal of Education*，68，p. 44. In W. H. Burnham："*Success and Failure as Conditions of Mental Health*"，*Mental Hygiene*，3，pp. 387—397.

飞的和游泳的四类。当时有一个学校，是专门训练动物底发展的；它的原则是：理想的动物应该四样都会才行。假使一只动物有了很长的翼翅，但是很短的腿，便应该竭力训练它跑路，庶几可以与它的飞行齐美。所以鸭子不必再游泳了，终日蹒跚着练习赛跑；鹈鹕也一天到晚振着它的短翅学飞；老鹰自然也不必再飞了，应该努力去练习跑路才对。

这种都算为教育的。动物的天性，置之不问；为了它们自己和整个社会的利益，动物应该有平均的发展，力谋彼此的相似。

凡有不愿受这种训练，而喜发展自己天赋所特长的动物，便为大众所不齿。"偏狭""浅见""一技之长"等等的名词，就一起加到他们的身上。因此，如有敢藐视该校底教育原则的，必会遇到种种特殊的困难。

所以，任何动物，必须能爬、能游、能跑、能飞，并且达到规定的标准，否则便不能毕业。鸭因为天天学跑，不再游泳，后来游泳的肌肉退化，简直不会游泳了。加之，他天天受呵斥、刑罚，以及其他残酷的待遇，终于忍辱离校。

老鹰学习爬树，也是老没有长进。虽然它同样能够飞到树顶，但是因为不是照着规定做，就被宣布无效。

有一只变态的鳗，长着两只大胸鳍，他能跑、能游、能爬树，也稍微能飞一下，于是，他便被推举在毕业式中致答辞了！

现在一般学校的训练儿童，和这个太古时候动物学校的教育原则，又有什么两样？教育部颁布的中学规程第六十二、六十三两条，不是明明写着"学期成绩三科不及格，或仅二科，但其科目在初中为国文、英语、算学、劳作四科中之任何二科，在高中为国文、英语、算学、物理、化学五科中之任何二科之学生，均应留级一学期；学期成绩仅有一科不及格，或有两科，但非如前条所规定的学生，可以在第二学期补考一次，倘仍不及格，仍须留级"吗？[①] 所以中学生在十几门科目中，只要有一科的学期成绩不能及格，就有留级的危险。至于毕业会考，也明白规定："会考各科均须及格，始得毕业。"[②] 从此便可以看出教育行政当局底重视平均发展了。许多学校因为要应付会考，把不会考的科目，一律停授，专门加紧准备要会考的功课，这和小鸭停止游泳天天学跑，岂非又如同出一辙？这样过度的提倡平均发展，结果造成了失败空前的记录，所幸许多教育家已经着眼到会考对于学生身心健康的损害，树起反对底旗帜[③]，希望不久这会考制度便会消灭。

（五）**家庭底过失** 有许多儿童在学校失败，却是因为家庭的过失。有些父母，非常苛刻，对于自己的子女，吹毛求疵，求全责备，因此养成了儿童的自卑感觉。他们是那样堪怜地被

---

① 见《修正中学规程》。

② 见《修正中等学生毕业会考规程》第九条。

③ 参阅余家菊：《会考问题之商榷》，《中华教育界》，第 22 卷 6 期；陆殿扬：《毕业会考实际问题研究》，《江苏教育》，第 4 卷 3 期；赵轶尘：《怎样防止会考的流弊》，《中华教育界》，第 22 卷 12 期，第 1—7 页。

推入沮丧与灰心底陷阱，所有少年的志愿、热情和勇气，全都从他们身旁去得远远地了。任何工作，还没有开始，已先不寒而栗，自然处处会遇到失败。还有些父母，对他们的儿童作超能力的奢望，例如希望子女能越级或早点毕业，二年级还没有读了，却要换个学校，跳上半年或一级；又如小学还没有毕业，就想进中学。这种劣等的习气，足以代表一般家庭的态度。至于跳了之后，工作是否能胜任，那却完全未曾顾及，因此而被留级或仍降入原班的很多。这个过失的责任，自然应该由家庭来担负。也有些家属，不能和学校合作，或是在儿童前任意批评学校底设施和教员底教学，使儿童对于学校和教师，失去信仰；或是儿童回家以后，任他们无限制地嬉戏，夜深不止。这些都是失败之源。更不幸的是有些父母把孩子当作他们底附属品，当作生命底点缀，把儿童随心所欲地纳入自己底典型，正像对待无生命的衣饰和帽饰一般。每常见有的父母自己有了不良的嗜好，便也让儿童深陷其中或是渐渐倾向于彼；例如父母喜欢赌博，就让儿童将课余回家的时间，浪费地消磨在"观战"之中，这样不但造成了目前的失败，甚至奠定了永恒的危害！还有些父母，常把他们底孩子带往任何交际应酬的场所，至于缺课的多少，儿童学业的荒芜，以及那些场所是否适合于儿童，却是他们从未顾念到的。他们带着孩子，引以为荣，也正与孩子们将玩偶炫耀于人前相似！由于这样而引起的失败，除了家庭之外，我们还能归咎于谁呢？总之，家庭教养底不当，也促成了许多失败。

　　（六）不明失败底危害　伯纳姆说："学校中失败底儿童，

就是精神病院底候补者。"① 可是一般教师能明了失败对于儿童底危害的却不多。有许多教师反以不及格学生多为荣耀；他们常在人前夸耀他班上不及格的大量学生数。他们以为学生不及格的众多，才能表示他教学认真。姑不论学生底不及格，是否是教师底光荣；纵使是的，教师为了自己底荣耀，而拿学生做牺牲品，于情于理，也都说不过去。还有许多私立学校，因为学生的人数和学校底经费有关，于是录取新生的时候，不很严格。一学期后，大批学生淘汰出去，一方面又另外招进了大批新生；这样循环不已，人数永远不会减少，而学校底经济遂能维持其水准状态；这也是以学生做工具。纵使这样玩弄青年，对于学生心理底健康，无所损失，我们已经要加以反对，何况结果又常是很严重的呢！

正因为有许多教师不明失败底危害，他们频数地向儿童提及已往的失败，甚至当着儿童底面告诉别人。当儿童做出一些错误的行为或是又遭遇到失败的时候，我们常可以听到直接的呵斥："从来也没有看到你做好一件事过，你自己想，这样容易的事也不会做！"或是间接的讥刺："你瞧，这孩子多愚笨！什么都不成！"真的，他们有时还以为这样会使儿童因感到羞耻而奋发，正是一种良好的教育法呢！但是，结果却适得其反！孩子正在因自己底失败而被沮丧所覆掩的时候，得不到安慰与鼓励，所有的却仅是一些无同情的责备，他们因此便怯懦了，自卑了，或是忿激了！从此他们再不会感到教师是亲切的朋友，

---

① See W. H. Burnham：*The Normal Mind*，p. 480.

只觉得他可怕或是可憎。所以责备儿童以失败只是播下更多失败的种子。

在我国教育界中，最近常可以听到一个流行的名词，就是"提高程度"。其实提高程度的流弊很大，断送在这个名词之下的儿童一定不少。教师常惑于"提高程度"底意义，把过于艰深的工作，指定给初学的儿童做；照理在开始的时候，应该尽选容易的工作，使儿童能够获得成功，养成他底自信力。我们应该效法体育人才底训练。体育教练常用极简单的运动，教新进的运动员去练习，然后逐渐加深，使他们慢慢学习到繁难的技术，绝不是"一蹴而就"。固然有许多人底失败是由于懒惰的结果，可是教师们更应该知道，失败也可以成为懒惰的原因。不见有很多的儿童，因为教师指定的工作太多、太难，便索性不去理会吗？

我国中小学的学生，课程繁重，远过于外国。一个小学生，差不多从早到晚，成天地没一些空闲。在校里不必说，傍晚回家以后，还要做日记、抄笔记、演算草、看课外读物，无时不在紧张忧虑之中，这样日积月累，对于心理底损害是很大的。若是再加以多次失败，那简直要把他们底人格，分裂得支离破碎了！这也是因为对失败底危害，不能认识的缘故啊！

教师对于减少儿童失败应有的注意 我们期望减少儿童在学校中的失败，除出对于上述的六种原因，应该设法消弭外，教师们倘能再注意到下列几件事，收效自然更宏了。

（一）**明了成功对于心理健康的重要** 教师底责任，在给每一个儿童以适当相宜的工作，使他们可以得到成功和满足。唯有成功才能鼓励我们底勇气，唯有成功才能增强我们底自信，也唯有成功才能固结我们底人格。新式精神病院医治精神病的方法，已不像从前单叫病人睡着休息了；最新的疗法，却是给病人一种简单而有趣的工作，让他们得到成功的机会，心理底健康就不难恢复。类似地，低能院也已由慈善机关变为教育机关了。每一个低能儿都得做些极轻易的工作，来发展他们有限的智力。巴克①（L. F. Barker）说："一个小孩极不应该使他感觉到不如旁人的，这种自卑的感觉，为害很大。甚至一个低能的人，最好也不让他自己知道是低能，所以，我们应该把低能儿和普通儿童分开，不让他们在一起竞争。"② 在学校中，教师所用的几种老法子——警告、记过、"吃大菜"、通知家长等——都是失败的刺激，对心理健康有害。唯有供给成功底刺激，才是最妥善的方法。

（二）**有解决问题的态度**　近来教师研究儿童心理的虽很多，但似乎没有什么成效，因为学校中失败儿童底数量不但没有减少，反而继续激增。推究它底症结，多半在教师缺少解决问题的态度。一般教师不认学生底失败是一个严重的问题，他们能找许多原因来卸脱自己底责任。儿童底失败，可以归罪于他们天赋低下的智力，懒惰的习性，太多的外务；倘离开儿童说，又可以是由于编级不当，班级太大，以前教师底不良，父母管教底失妥。诸如此类的理由，不必苦思便可随意列举出许

---

① 原文为"巴扣"，今译"巴克"。——特编注

② See L. F. Barker：*"How to Avoid Spoiling the Child"*, Mental Hygiene, 3，p. 251.

多。自然，这些都是造成失败的原因，但是教师如果不去仔细研究，轻易地就把过失推向别人身上，认为不可挽救。这种逃避问题的态度，实在不是贤明的教师所应取的。所以教师们应该认知学生失败是一个急迫的问题，积极地设法去解决，绝不可用"无可造就"四个大字来自欺欺人。儿童底智力，固然各人不同，但充分利用个人高低不等的智力，无可推诿地，那是教师底责任。

（三）**了解成功底真义** 真正的成功，要看儿童本人心理上的态度，所以小孩子做些简单的动作，会感到高度的兴趣，因为在他们看来，击一下铁锤，也算是成功的。大一点的孩子，就不能以这样简单的工作为满意了。他们需做些自己以为有意义、有目的底活动，才算成功。机械的动作，在普通成人看来是最乏味的，但低能儿和小孩子却很愿致力。实现自己底理想是最大的成功。所以成功底程度，并不以工作底困难而定；只要能满足儿童底欲望和理想的，不论工作是大是小，是难是易，是复杂是简单，都是一样的成功。教师若能认清了这一点，便不会禁止孩子们从事于他所认为无意义的工作，或是勉强他们做他所认为有价值的事了。这样，对于儿童健全人格底成长，实是一个有力的帮助。

（四）**认识儿童成功底唯一方法在有自由工作的机会** 教育家已告诉我们，儿童只有从自己不断地做，才会发展，单靠父母、教师底教训是无效的。三百多年前，夸美纽斯[①]

①　原文为"科末尼司"，今译"夸美纽斯"。——特编注

［J. A. Comenius（1592—1670）］已经在他底大著《大教学论》①（*Great Didactic*）中，提倡儿童底自动，作为学习底要旨。直到现在，"自学辅导"的方法，还是一个流行的口号。可惜这仅是一个口号而已，能实行的并不多。教师对于儿童自己底活动，不是加以干涉或禁止，即是过度的帮助。当儿童发现了一种新方法的时候，教师就会立刻制止他说："照我这样做！"现在的儿童，实在太少自动的机会了。他们没有自由；他们不能创造；他们只许依样画葫芦地模仿。教师规定了工作，命令儿童做，这是教师底成功，不是儿童的成功。有许多教师一方面不让儿童有自由工作底机会，一方面又深觉儿童对于规定的工作缺乏兴趣和注意。他不知道他所用的方法，正是阻抑儿童兴趣和注意的方法。幼稚园的原则，本来是特设一个环境，让儿童能够毫不受到干涉地过他们自由的生活，但是现在一般幼稚园，悬着刻板的日课表，清晰地规划各科的界限——正如中小学一样——固定儿童底工作，不让有自由选择的机会。真正能让儿童充分自由活动不去加以干涉的幼稚园教师，试问究竟有几人呢？

（五）**能利用失败底价值**　失败并非是完全有害的，适当的失败，可以表示我们能力底限制。凡是超过能力的事，就可不必徒劳地去尝试。一个从来没有遇到失败的人，往往以为天下无不可能的事，好像移星换月，都是可以随心所欲而见诸事实的，这实在是幼稚的见解。而且这一种美丽的幻梦，将使他在第一次遭遇失败时，受到较旁人更深的打击，因为他从没有想

————————

①　原文为《教学法》，今译《大教学论》。——特编注

到过失败，也从没有接受失败的准备。还有的失败是因为忽略要点的缘故，我们应该训练儿童找寻失败底原因，加以特别的注意。经受了一次失败，以后工作，自然要格外谨慎，预备也将更为完密了。俗语说："失败为成功之母。"正是这个意思。

（六）知道竞争的危险　竞争是学校中教师常用的方法；教师常利用竞争来鼓励儿童底进步。但是结果的危险，往往是出于意料之外的。竞争可以使各人间底差异，格外显著，一方面养成骄傲的态度，一方面养成自卑的感觉。若是能力相仿的人，互相竞争，有时这方胜，有时那方胜，胜败不是一定的，害处还小；但若与能力不等的人竞争，一方始终是胜利，一方始终是失败，不但败的一方会失望消极，胜的一方也会自矜自诩，不求进步。商店里竞争，彼此跌价，结果双方都蒙不利，促成营业的失败，所以竞争在商业上，也已变成穷途末路了。许多同业公会，都把货物定出划一的价格，任何一家店都不得贬价出售。这正是有鉴于竞争的失败而谋的补救法。学校中也应该用团体竞争来代替个人竞争，因为团体竞争含有合作的意义。团体中的各分子，看自己能力底大小，来担任各种不同的工作，各尽所长，各竭其力，替团体谋福利。在团体竞争中，只有团体的成功，没有个人底成功；有时为了团体底利益，且须牺牲自己底声誉。在球类比赛的时候，常可以看到有训练的球员，每把球传给旁人，打入网中；若是单顾自己底表演，不和同队的人合作，这是为人所不取的。但是竞争的团体如果太久，没有改变，也会互相仇视，往往以伤害对方为目的，造成了战争的局面。所以学校中的团体，最好能时时改组，并不固定，今日为敌，明日为友，这样，团体竞争的缺点，便可免除了。

（七）**了解过分催促底不当**　"一寸光阴一寸金"，我国自古就有惜时的教训；而近来的生活，又处处重视速度，以"快"为成功的条件之一。在小学校里，自然也逃不出这个定律；各科的测验，无不以速度为标准。这样侧重速度的结果，常可以看到教师频频催促儿童底工作，使他们不能从容地尽力。"快点！""快点做！"这些催促的声音，常可以从教室中传出来。有时教师发问，学生也没有思索的余地，正要回答，教师已经等不及，先讲出来了。固然，速度是表示效率的；真正优良的成绩应是兼有着两方面——质的精良与量的丰富。我们不反对天然的速度，我们却不可不反对人工的催促。我们应该让儿童有充分的时间，去处理他自己底工作。督促儿童，固是教师底责任，可是教师应用督促的方法，却要非常审慎，不可流于催促。无论做什么事，过分的催促对于儿童总是不相宜的。伯纳姆举过一个实例[①]：某儿几何的成绩，异常恶劣，简直做不来，常被同学所揶揄，于是教师吩咐他离开教室，让他独自慢慢去工作，先从简单的问题入手，居然得了一百分。这个成功的刺激使他相信自己底能力，因此格外努力，进步很快；毕业的时候，居然名列前茅！倘使他底教师不让他有慢慢工作的机会，而只一味地催促他，责备他，结局的悲惨和不幸，自不难想象得到的！

结论　多次的失败将人推在永远的颓丧与自卑底深渊中，成为破坏人格的一种跋扈的势力。留级、退学以及毕业会考，

---

① See W. H. Burnham：*The Normal Mind*，p. 471.

全是失败的强刺激，足以使学生底人格发生可怕的分裂，因此都该被消灭的。现在的学校中，既无适当的身心测验，又乏儿童自动工作的机会，勉强个性差异很大的儿童受同一的训练，还勉强他们尽力于性所不近的科目；由于不明了失败底危害，教师和父母更轻易将失败掷在儿童头上，所以儿童失败的可能性委实是太大了。因此，欲使儿童有健全统一的人格，减少他们底失败实是一种要策。除了消除上述的多种原因之外，教师自身底修养也是非常紧要：所以教师该明了成功底真义和它对于心理健康的重要；不要忽略了给予儿童以自动的机会，并且善用失败底价值；避免竞争底危险；有解决问题的态度；更不要对儿童底工作过事催促，致使他们失去了思考创造的时间。这些，都是能免除儿童失败而助长他们人格底完整发展的。

参考书：

1. Burnham，W. H.：*The Normal Mind*. Chap. 15. Appleton-Century. 1931.

2. Burnham，W. H.：*The Wholesome Personality*. Chap. 12. Appleton-Century. 1932.

3. Ide，G. A.：*Why Children Fail? Chapman and Grimes*. 1934.

4. Morgan，J. J. B.：*Keeping a Sound Mind*. Chap. 8. MacMillan，1934.

5. White，W. A.：*The Mental Hygiene of Childhood*. pp. 129－151；189－190.

第七章　破坏人格的势力——冲突

冲突对于人格的影响　心理的冲突（mental conflicts），不用说，也是破坏人格的一种重要势力。一个政治紊乱的国家，中央政府无权统制，眼看着那些军人政客，各霸一方，彼此对峙，互相争雄，结果破坏了国家的统一，形成分立的局面。同样地，心理上的势力，如果各不相容，发生冲突，人格也会有分裂之势。冲突正和战争一样，能把和平宁静的空气，扰乱得异常紧张。所以心理冲突愈剧烈，愈长久，心理状态也愈不安宁。哈特[①]（B. Hart）在他一本小册子《疯狂心理》里讨论心理冲突，最为详尽；他并且断言种种疯狂，都由冲突而起。[②]

冲突的概念　要明了冲突的概念，最好莫如引用哈特所举

---

① 原文为"哈忒"，今译"哈特"。——特编注

② Bernard Hart：*The Psychology of Insanity*，1932，4th Ed.，The MacMillan Company. 我国有译本，系照原书第 3 版翻译，书名《疯狂心理》，李小峰、潘梓年二君合译，北新书局出版。第六章《冲突》和第十二章《冲突的重要》，更有一读之必要。

的例子①：假如一个人爱上了别人底妻子，他的心里自然会受到两种相反势力的袭击：一方面在想那女子，一方面又要顾到道德底制裁和结果底不良。在这种两不相容的情境之下，结果就产生冲突。我们每个人都有冲突的经验；描写冲突的戏剧、小说，古今中外，尤其是更仆难数。总之，人在婴儿的时代，没有羞恶的观念，生活全受欲望所支配；等到后来，经验底增长使他逐渐发觉个人的欲望并非完全都能实现，常受社会风俗、习惯、礼教等底限制。因此，欲望和道德相冲突了；理想和现实相冲突了；原始的冲动和教育的势力相冲突了！

心理冲突底发展　我们现在且从发生心理学（genetic psychology）底立场，来研讨心理冲突底发展。心理冲突在什么时候发生？这个问题是很难回答的。虽然弗洛伊德②（S. Freud）以为人之冲突是与生俱来，可是一般心理学家研究底结果，却断定心理冲突，并非从小就有。伯纳姆说："我们在很小底婴儿身上，很难找到心理冲突底证据。"③ 瑞士生物学家皮亚杰④（J. Piaget）最近对儿童人格底发展，做过一番很有价值的科学研究⑤，也以为在六七岁以前的小孩是很少有心理冲突的。人在婴儿时代，除出了身体上的痛苦以外，常是无忧无虑，不知其他。所以吃饱以后，只要身体上没有刺激去骚扰他，便会自然

①　见原书第 94 页。
②　原文为"弗洛特"，今译"弗洛伊德"。——特编注
③　See W. F. Burnham：*The Wholesome Personality*，p. 343.
④　原文为"辟轧"，今译"皮亚杰"。——特编注
⑤　See J. Piaget：*The language and Thought of the Child*.

地睡去。成年的男女却不仅以获得身体舒适为满意，他们有更高、更远的志愿，需要满足。婴孩生下不久，他们从经验上知道要去除身体底痛苦，母亲是大有帮助的。因此，他们不直接去寻求身体的舒适，却间接地设法获得母亲底称许，作为达到目的底手段。等到年龄渐长，环境逐渐复杂，而经验亦渐次丰富之后，他们把这种获得母亲称赞的要求，扩充到环境中其他的人，希望得到社会大众的赞许。他们根据了社会上的好恶，造成了自己行为的标准。例如大家都反对欺骗，他们于是努力于行为底诚实；又如大家都颂扬勤劳，他们便努力工作。他们依据社会的要求，定下了整个行为的规律，并且即以这种规律来测量自己。当他们发觉自己的行为不能符合标准的时候，便会感觉到异常的不安。在这里，我们可以看出儿童和成人的区别：儿童是和产生身体痛苦的环境作战；成人却和违反标准的行为作战。成人已经把战场从外面移到身体里面了！成人的冲突底对手常不是环境或他人，乃是自己。自己和自己的内部冲突，才是心理的冲突。所以，我们如果在一专制而严格的环境中养育成长，因为要得到那些吹毛求疵的大众底称赞，自己行为的标准，便不得不随之提高，因此，发生的心理冲突，也较严重。假如生长在一个比较自由的环境中，行为的标准，并不很高，心理冲突自然也就不很猛烈。

但是，自己所定的行为规律，并不处处都能一致的，有时一种行为，会和在同一道德观点上的另一种行为相反，以致彼此也起了内部的冲突。例如，战场上的军士，对于忠于国家及恪守和平两义，常会犹豫不决；一般人对于忠于母亲或忠于妻子，也常是不知适从的；有时父母向我们说的话和教师说的不同，我们也会不知究竟应该服从父母还是应该服从教师。又如一个年老病重的妇人，她的儿子又突然死去，这个不幸的噩耗，是否应该告诉她，尤其是当她问到她儿子的时候。倘若谎她说没有死，这显然是欺骗，不诚实；倘如真的告诉她说死了，必然地会增加她底疾病，也许更因此而产生最悲惨不幸的结果。又如当一个朋友做了不应该做的事体，倘替他代为隐瞒，严守秘密，这是通同作恶，欺骗大众；但若给他宣布，这又是对于朋友，太不忠实。这种"处于两难"的例子，真是不胜枚举的。处在这种场合，无论他选择哪一方面，另一方面的标准，就一定不能顾及，所以在心理上也会发生内部的冲突。

从冲突的必然性说到冲突底价值　实际，每一个人在他底历史中，必定遇到过许许多多的冲突。莫斯[①]（F. A. Moss）说："无论哪一种人，哪一种生活，冲突是不能避免的。"[②] 要想避免心理的冲突，在目下还没有尽善的方法。所以心理冲突对于破坏人格底影响，与其说是冲突的本身，毋宁说是应付冲突的不当。摩根（Morgan）说："应付心理冲突的方法，决定一个人的将来，还是达到心理健康，还是变成心理疾病。"[③] 我们倘使能把内部的冲突很圆满地解决，精神上不但不会有什么损失，反而会觉得愉快。冲突的解决是有裨于心理底发展的。心理冲突固然使情绪紧张，但是这不过是唤起我们底注意，叫我们赶

---

①　原文为"摩司"，今译"莫斯"。——特编注
②　See F. A. Moss：*Applications of Psychology*，p. 194.
③　See J. J. B. Morgan：*Keeping a Sound Mind*，p. 40.

快去小心应付。等到问题解决之后，紧张的状态，自然也就消灭。若是我们对于所生的冲突，不去设法解决，而一任这种紧张的心理状态延长下去；或采用一种无效的方法，暂时敷衍一下；那才会对于心理健康，发生妨碍。譬如我们走路不小心，脚触着了石块发痛。痛乃是一种警告，引起我们对于环境的注意。若是我们并不因痛而改变走路的方向，仍旧向石块走去，也不设法把石块移开，结果必致再撞痛了脚。若是我们因为脚痛，仅仅坐在地上哭泣流泪，或者怨天尤人，认为是别人的过失；或者以为荆棘遍地，因此就不敢前进。这些也都是无补于事的。所以撞痛了脚以后的应付，当更重要于撞痛脚的本身。现在假定我们能很满意地解决了这个困难，虽然脚上受了点小小的痛苦，但是我们从这次的教训，却获得了不少经验，以后不至于再会有同样的事实发生了。这样看来，脚上所受的些微痛苦，对于我们底生活，不是有很大的帮助吗？这个例子正足以说明心理冲突对我们的关系。若是冲突初起的时候，我们能立刻有适当的解决。不但可以增富我们生活的经验，同时也足以促进我们人格的发展。

解决冲突的方法 心理冲突既然很普通，而且不易完全避免，我们便应该注意到解决冲突的方法。这些方法很多，有些能够使人继续他们美满的生活，毫无阻碍；有些却剥夺他们工作的能力，不能有完美的适应。现在举几种较为普通的方法如下：

（一）**药品** 去除心理冲突的一种最古老而且最普通的方法，谁也知道是服用某种药品或强烈的刺激物，例如鸦片、亚氧化氮、酒精以及他种麻醉剂等等。人们当心理冲突异常剧烈无法解决的时候，常会求助于麻醉性的药物，一扫心中的积闷。詹姆士（Willian James）曾经报告过他自己的经验，服用这些药物之后，凡是内心所蕴藏底矛盾的哲学理论和冲突的见解，都会肃除净尽。[①] 但是药品只能暂时使心境糊涂，不能忆起那些冲突，它的效力是暂时的，不是永远的。若是继续服用，不但会变成习惯，而且所用的药量必然要逐渐加多，这对于整个的健康，有着极大的危害。

（二）**搁置**　有时内部的冲突非常紧张，而一时又不易找到适当的方法来解决，于是暂把冲突搁置一旁，不去理会，希望它能自然地消灭。虽然有许多简单的冲突，经过了相当的时间之后，会得自己忘记或是不解而决；但是搁置究竟不是一种最有效的方法。它往往只能暂时和缓紧张的空气，静待最后的解决。所以严格说起来，搁置不能说是解决冲突的方法，它只把要解决的问题延搁些时间而已。而且倘若遇到亟待解决的冲突，不容你采用消极的搁置，那时候它便完全无能为力了。

（三）**逻辑分隔法**（Logic-tight Compartment）[②]　这也是解决冲突的一种方法。他们把两种互相反对的行为标准，同时都保存在心中，而一方面却不使两者之间有所接触，让它们各自占据一个区域——逻辑分隔法——去进行发展。好像一个音乐队，里面的队员各人奏各人的曲调，不管和同队所奏的是否调和。这是哈特底一个适当而且巧妙的比拟。他们此时受一种

---

① See W. H. Burnham：*The Wholesome Personality*，p. 345.
② 原文为"论理封锁区"，今译"逻辑分隔法"。——特编注

标准的管理，彼时又听另一种标准的指挥。他们让两种标准都能满足，而不相冲突。有些人对于朋友之间，金钱来往，手续非常清楚；而对于公款的进出，却常是不明不白。又有些人竭力提倡尊重女子人格，到处演讲，发表男女应该平等的"宏论"，但仔细一调查他们的家庭，暗中"金屋藏娇"却都还不止一处。这种言行不符的伪君子，都是靠了逻辑分隔法来掩盖自己底冲突的。这样两系不调和而又隔绝地单独发展，程度严重一些的，竟把整个的人格，完全分裂成两个或数个独立的人格；在变态心理学中，不乏这些双重人格或多重人格的例子，其实都是不敢应付冲突的结果。

（四）合理化①（Rationalization）　我们有时假借一种理由来原谅自己违反标准的行为，这种解决冲突的方法叫作理由化。例如当一个人受了冲动到妓院中去狎妓，他可以托辞为要体验社会罪恶的真相。类似地，吸鸦片的人常拿治病作为吸食的借口；饮酒的人也总说酒有辟除瘟疫的效力。当一个学生准备出去游玩，而同时又觉得应该在校温习功课的时候，往往会安慰自己说："我已经接连用功了好几天，为自己的身体着想，也该有一个休息的时候了，读书固然紧要，可是健康的身体却更必需呀！出去消遣一下吧！"于是前一种欲望，遂占了优势。这些假借的理由，起初往往用来欺骗别人，后来却大半都用来欺骗自己。譬如在前例中，并没有人禁止他出去，他却假借了一种理由使他自己相信他所要做的事是对的。换一句话说，他凭借

---

①　原文为"理由化"，今译"合理化"。——特编注

了一种假托理由来解决了他心理的冲突。合理化固然解救了无数人的内部冲突，但是过度之后，不但幼稚可笑，而且也是一种精神病——妄想狂——的张本。①

（五）投射（Projection）　更有人把违反行为标准的过失推到旁人身上，借以免除自己的责任，这种方法，谓之投射。不用功的学生考试不及格，常怪题目不好，或是教师不公。有人天天酗酒，说是受他父亲的遗传。还有人犯了罪，推说是社会的压迫，朋友的引诱，使他无力抵抗。更有人由于自己的不谨慎，烧毁了房子，还不肯自认疏忽，说是运气不好，归罪于天。有的人暗自觉到自己底某种过失，但他却苛刻地批评甚至痛骂别人同样的过失，借此避免了那种惭愧的不安，得到心理上表面的平伏，这是表现投射的另一种方式。我们做了无论怎样不好的事，总可以找到别人来担当过失。这种怨天尤人以推卸自己底责任的方法，使我们对于问题的焦点，不去设法解决，自然也是不足为训的。

（六）压抑（Repression）　冲突的另一种结果是压抑。两种相反的行为或观念，经过一番剧烈的战争之后，强的把弱的整个排挤出去，冲突自然消灭了。哈特（B. Hart）举过一个简单的例子，说明压抑的性质②：设有一人，以前有过某种过失，由此而引起的不安与惭愧一直存在着，所以每次想到这事的时候，悔恨之余，就会觉得非常苦痛，因此他把这个苦痛的经验，

---

① 关于理由化的养成，请看 J. J. B. Morgan：*The Psychology of the Unadjusted School Child* 第十二章第 8—185 页。

② See B. Hart：*The Psychology of Insanity*，4th Ed.，p. 106.

完全排挤到记忆之外，免得再惹起烦恼。弗洛伊德也曾举过一个压抑的实例①："一个女子平时很敬爱她的姐丈，她以为这是至亲骨肉应有的情谊，自己却不曾知道她对于姐丈的敬爱实出于寻常亲戚情谊之上。有一天她和母亲正在外面旅行，猝然间得到她姐姐底病耗，匆匆地回到家里，可是她姐姐已先死了。在灵床前面，她心头忽然浮起一个念头，自己向自己说：'现在他自由了，可以娶我了。'她登时就觉得这个念头可羞恶，把它极力压抑下去。此后她就得了迷狂症，把灵床前一番经过完全忘记。"所以弗洛伊德以为我们一生中所有的遗忘，有许多并不是自己消灭的，乃是一种有意的压抑，是费了心力把那种不快乐的经验拒之于记忆之外的。简明地说，我们所忘记的常是我们所不愿记得的。达尔文（C. Darwin）曾说他观察的事实，假使和他的理论相矛盾的，必须立刻记录下来，否则极易忘记。②但是被压抑的观念，并非完全消灭，不过是被排挤出去，把它固有的功能夺去。它依然存在着，并且时常在暗中和战胜的标准相对峙；压抑愈严厉，反抗也就愈强，这种被压迫的观念，常会在本人的行为中，间接地表现出来。有许多精神病，都是由过度的压抑而起的，所以用压抑来解决冲突，实在是最危险的方法。

（七）工作　用工作来解决心理冲突，自然是比较安全的。当我们的欲望和所定的标准冲突的时候，立刻去努力从事于一种工作。一方面使注意集中在工作，不致再为那种欲望所骚扰；

① 见朱光潜：《变态心理学》（商务版）第 82—83 页。
② See P. Sandiford：*Educational Psychology*，p. 248.

同时欲望所蕴藏的力量，也可借工作而发泄。例如人的性欲，本是很强的欲望，但是在文明的社会里，永远不许自由发泄，因此有许多人就努力于诗歌、美术等等的创作，他们性欲欲望的力量，既已借此发挥，心理冲突，自然也就不会剧烈了。不仅如此，由于那种强力的善用，所产生的不朽的结晶，将给予将来的人类以更丰饶伟大的遗产。

（八）**高级的统一**　这是面向冲突，权衡轻重，用客观的态度来决定一个解决的办法，伯纳姆称这种方法为"高级的统一"（integration at a higher level）。[①]　这自然是一种最妥善的方法，因为结果，可以促成完整统一的人格。伯纳姆借用霍尔特[②]（E. B. Holt）的例子来说明[③]：有一位生长在乡村的女孩子，受她母亲的教育很深，后来到了一个大城市进大学。有一天，一位素识的少年约她去看戏，这戏虽然情节卑陋，但确是轰动一时的。她一方面不愿拒绝这位少年的要求，一方面又回忆起母亲的教训——她母亲曾经叮嘱她不要到戏院去的。她应该怎样办呢？因此，就不免发生了心理的冲突；这个冲突自然使她内心非常苦痛。但是她继而一想，她母亲所以反对她去看戏的理由，是因为怕她受到戏中不良的暗示，假使去看有教育价值的戏剧，她母亲当然会改变态度的。因此，她立刻复少年一信，说明她很愿意赴约，不过提议去看另一种富有意义的戏，那少年自然是同意的。她的冲突便由此解决了。这便是"高级的统

---

①　See W. H. Burnham：*The Wholesome Personality*，pp. 346—350.

②　原文为"霍尔脱"，今译"霍尔特"。——特编注

③　原例见 E. B. Holt：*The Freudian Wish and its Place in Ethics*.

一"的表现于事实。

又如有一少年，初进大学，父亲给他二百元，作为一学期中的费用。这二百元的数目，除出了缴学膳费、书籍费、杂费之外，还有来往川资、邮票、理发以及无数的零星用处，都得在此款内开支，所余的自然是很有限了。开学的时候，适逢国内空前的水灾，遭难的有十几省，许多慈善机关和政府机关，都在筹募款项，拯救灾民。这位少年看到了报纸上登载募捐的广告，颇有将所有款项悉数捐助之意，但是他又想到他所携带的钱，都有正当用途，不能移作别用。于是，他的恻隐之心和自己的需要便起了冲突。要应付这种冲突，有下列各种的方式：

第一种最简单的方式，就是把救灾这回事，整个地忘记。他当初固然受了报纸宣传的激动，但不久就有许多新的兴趣去吸引他；进了学校之后，更有不少工作需要他的注意。在这种情况之下，救灾这种没有切肤之痛的事，自然是很容易被忘记的。

第二种普通的方式，虽然他对于遭难的人民有很深的同情心，但是他转念一想，这种全国的灾荒，理应由政府想法去救济，否则也应由那些富商大贾出些钱来赈灾。为什么他们都不拔一毛。反而要他没钱的人来捐助？而且他所有的钱也实在太少了，总共不过二百块钱，即使悉数捐了去，也是杯水车薪，无济于事。何况他的钱都有正当的用途，并没有一宗浪费。找到了这许多理由，他觉得他的不捐一文是可以原谅的。

更有一种方式是和"投射"相仿。他以为募捐的经手人，都是靠不住的；以前曾有好几次的赈灾捐款，都被他们半途中饱；可怜的一班灾民，仍旧没有得到丝毫实惠。他并且能举出许多实例来证明他自己底说话。他想：若是募捐的人，都能廉洁自守，涓滴归公，凡是国民，自然应该踊跃输将，尽国民一分子的义务；但是办理赈灾的人，既都是暗中的窃盗，那又何必去送冤枉钱给他们用呢？这样，他把不捐钱的过失，又推在别人身上了！

还有一种解决的方式，是比较地少见的。他感觉到灾民的苦痛可怜，就如自身经受着疾苦一样。因此，他把所有余剩的金钱，全部捐助赈灾，情愿自己受苦。他既不留一钱，生活自然异常困苦，衣服褴褛不堪、发长数寸、时常挨饿，更不同人交际……一切必需的开支，都停顿了。但是他对于这种窘迫的生活，不但没有一句怨言，而且非常高兴，以为他已经救活了无数人的生命，简直是在步基督、甘地的后尘。他虽然解决了他的冲突，但是这种解决的方式，究竟也不是顶聪明的。

最后我们可以举到"高级的统一"的方式：他考量两方面的情形和需要，他以为救济灾民固然是要紧的，但是他的进大学求学，将来对于社会人群，也有贡献，不能完全牺牲。因此，他把本学期中必不可省的一切费用，拟成一张预算表；自然，赈灾的捐款，也列入其中。他站在整个社会的立场，审度自己的责任，就这样统一了内部的冲突。用客观的态度解决问题，总是值得大家效法的。

总之，解决冲突，应该先认清事实，从根本上设法，切不可抹煞事实，仅在表面上敷衍。不顾事实的解决，绝不是真的解决；只能算是治标，不能算为治本。这样，冲突虽然暂时被隐盖住，但以后仍会出现，也许程度会比前更高的。

教育者底责任 我们不但自己要明了解决冲突的原则，更紧要的，就是当青年或儿童有心理冲突的时候，教师们或是作为他们生活的顾问的人，也应该立刻和他们坦白地讨论，发现症结所在，然后再徐徐导入正轨。和青年们讨论他们心理上的问题，态度应该很自然而又很诚恳，否则看得过于严重，反而会使他们缄口不言，或托辞以告。舍曼①（M. Sherman）说："情绪上有冲突的儿童，对于父母、教师的态度，最会多疑，往往不肯实告。结果表面上无关大体的小节，纵然很是明显，而真正的冲突，仍是悬而未决。"②指导青年，使他们勇于应付冲突，且能对之作正当的解决，这是我们从事于教育的人们不能推诿的责任。

对于青年冲突的错误的见解 我们对于青年们的冲突，常有三种错误：第一，许多人都以为青年们的冲突，不久自己会得解决；意思就是说：我们不必去管他，迟早他自己会找到满意的结果。其实冲突假如没有人去解决它，决不会自己消灭的。青年们有了冲突，心理上非常紧张，自然急于要找一条出路。可是若没有人从旁指导，他们自己找到解决的方法，也许会和人格的发展有害的。第二，许多人常劝青年们忘记他们的冲突，以为只要不去想到它，冲突就会消灭。其实也不尽然。每一种经验，多少会在心理上留些痕迹。叫他们忘记冲突，实在就是叫他们隐瞒冲突。冲突既然没有解决，后来自然会有再现的可

---

① 原文为"西门"，今译"舍曼"。——特编注

② See M. Sherman: *Mental Hygiene and Education*，p. 152.

能。而且即或是暂时的忘记，有时也未必可能；因为一种剧烈
的心理冲突，在没有得到适当的解决之前，常会产生不断地骚
扰与苦恼。第三，又有许多人以为心理上的冲突和困难，只要
变换一个环境，便可以完全解决，没有问题。其实，最要紧的
还在分析冲突的成分以及它们和环境间的相互关系；假如不做
这种工作，单单劝人改变环境，则舍本逐末，常是无济于事的。
物质的环境虽然改变了，而旧时的冲突依然存在。心理卫生学
又告诉我们，我们指导青年，不仅替他们解决了目前的冲突，
即算满足，并且应该指示他们处理冲突的正当方法，让他们能
够自己解决。唯有这样，才可以预防以后冲突将产生的许多危
险。儿童能不依赖成人，而准备自己去应付困难，这才是心理
卫生底目的。

结论 每一个人的社会环境都随着年龄而逐渐复杂，那时
候，人们底欲望常会与社会底标准相抵触，因此发生了心理冲
突。这种冲突，有时甚且会产生于同一道德观点的两种相悖的
行为之间。冲突极易使人格分裂，倘若对之忽视，简直可成为
心理健康的致命伤。一个人不可避免地要遭遇许多冲突的经验，
所以心理卫生告诉我们的绝不是在于徒劳地铲除冲突，而是如
何用最妥善的方法来解决冲突；而且，对冲突的适当应付，是
可以增进生活经验促进人格发展的。在各种解决冲突的方法中，
我们不应该采用麻醉一时的药品，或是将冲突作暂时的搁置；
不应该怯懦地逃避处置，让两种相反的行为都保存在心中，或
是假托一种理由来自欺欺人；也不应该把过失推在别人身上，
以卸脱自己底责任；更不可以在冲突的两端中，使强的把弱的

完全压抑下去，那是一条最危险的走入疯狂的捷径。相反地，我们应该将不可实现的欲望的力量，发泄在正当的工作上，更妥善地，我们要直面冲突，分析冲突，权衡两者底轻重，求得"高级的统一"。不仅对自己如此，我们还应该指导儿童和青年，勇敢地适当地而且自动地解决他们底心理冲突，使他们底人格发展，臻于完善。这正是提倡心理卫生的积极的任务。

参考书:

1. Burnham, W. H. : *The Wholesome Personality*. Chap. 10. Appleton-Century. 1932.

2. Hart, B. : *The Psychology of Insanity*. Chap. 6, 7, 8 and 9. MacMillan. 1932.

3. McDougall, W. : *Outline of Abnormal Psychology*. Chap. 11. Scribner's. 1926.

4. Morgan, J. J. B. : *Keeping a Sound Mind*. Chap. 2. MacMillan. 1934.

5. Moss, F. A. : *Applications of Psychology*. Chap. 11. Houghton Mifllin. 1929.

6. Taylor, W. S. : *Readings in Abnormal Psychology and Mental Hygiene*. Chap. 11. Appleton. 1927.

7. White, W. A. : *Mechanisms of Character Formation*. Chap. 4 and 12. MacMillan. 1918.

8. White, W. A. : *Principles of Mental Hygiene*. Chap. 2 and 3. MacMillan. 1919.

第二编　各　论

第八章　心理卫生与医学

各国心理病院人数的统计　心理卫生的产生，本来由于改善精神病人的待遇而起，它和医学的关系，不用说是很密切的。而近来心理疾病的普遍和逐年病人加速率的增加，格外使现代的医生对于心理的知识，不容忽视。美国全国心理卫生委员会资料统计部主任布朗[①]（F. W. Brown）曾经把各国心理病院的数目及在院的病人统计成一张颇有价值的表格，以供我们的参阅[②]。

国别	报告年代	心理病院数目	心理病院病人数
阿根廷	1928　1929	7	13 100
澳大利亚[③]	1928　1929	35	21 584

---

① 原文为"白郎"，今译"布朗"。——特编注

② See F. W. Brown：*"A Statistical Survey of Patients in Hospitals for Mental Disease and Institutions for Feeble-minded and Epileptics in 32 Countries"*，Proceedings of the First International Congress on Mental Hygiene，2，p. 786.

③ 原文为"澳斯大利亚"，今译"澳大利亚"。——特编注

续表

国别	报告年代	心理病院数目	心理病院病人数
奥地利	1928　1929	9	11 504
比利时	1928	47	18 213
巴西	1929	1	512
加拿大①	1927	23	20 253
捷克斯洛伐克	1928	19	13 993
古巴	1929	2	3 517
多米尼加共和国②	1929	1	191
英格兰	1928	169	122 635
爱沙尼亚③	1928	5	1 048
芬兰	1928	28	4 793
法兰西	1928	39	32 926
德意志	1927	260	117 341
匈牙利	1928	29	5 827
冰岛④	1929	2	136
英属印度⑤	1928	13	8 550
意大利	1928　1929	147	64 503
日本	1928　1929	19	3 122
莱特维亚⑥	1928　1929	7	2 255

---

① 原文为"坎拿大",今译"加拿大"。——特编注

② 原文为"多米尼根共和国",今译"多米尼加共和国"。——特编注

③ 原文为"爱斯唐尼亚",今译"爱沙尼亚"。——特编注

④ 原文为"爱斯伦",今译"冰岛"。——特编注

⑤ 指英国在1858年到1947年间所统治的印度次大陆,包括今印度、孟加拉国、巴基斯坦和缅甸。——特编注

⑥ 原文为"莱特维亚"今译"拉脱维亚"。——特编注

续表

国别	报告年代	心理病院数目	心理病院病人数
新西兰	1928	8	6 160
巴拿马运河区	1929	1	608
波多黎各①	1929	1	28
罗马尼亚	1929	11	4 710
俄罗斯（中央）	1928	72	25 602
萨瓦多尔②	1929	1	131
苏格兰	1929	51	19 050
瑞典	1928　1929	77	17 131
瑞士	1928	41	12 649
土耳其	1928　1929	5	1 355
南非联邦③	1928	9	8 037
美国	1929	383	338 251
委内瑞拉④	1929	1	324
总计	1 523		899 039

此表所列的人数，是依据各国心理病院所填报的数目的，但有许多医院，未曾填报，所以此表人数仅代表各国心理病院一部分的人数，而非代表病人全体。例如美国公私立心理病院本有564所，而填送报告的只383所，就是一个明证。假使各国所有的心理病院，都一律将住院的病人填报，也还不能包括全部精神病人的数目。因为在目前精神病学还未昌盛的时候，

① 原文为"卜特尼科"，今译"波多黎各"。——特编注
② 原文为"沙尔瓦多"，今译"萨瓦多尔"。——特编注
③ 原文为"南非洲联邦"，今译"南非联邦"。——特编注
④ 原文为"温尼梭拿"，今译"委内瑞拉"。——特编注

患精神病而在家中调养，不进医院的，还是很多，这些人便无法统计。还有些轻微的心理失常，并不需要住院医治的，也常被忽略而不计算在内。所以一国中心理上有疾病的人，假使能像调查户口一样地精密统计起来，数目一定是着实可惊的。

精神病者人数的激增 假如逐年的统计，都表示精神病人有逐渐减少的趋势，那也可使我们在无限忧虑之中，稍稍得一些安慰。但是事实恰是相反，精神病人的数目，每年只见增加。以美国为例：1910 年，全国州立心理病院收容病人计 187 791 人；1920 年，增加到 232 680 人[1]；1927 年的统计，数目又见增加[2]；到了 1932 年，州立心理病院的病人数，已超过 318 000 人以上[3]。至于病人在每十万人口中所占的比例，在 1910 年是 204.2；1918 年是 217.5；1920 年升到 220.1；1923 年稍降，比例为 218.5；1927 年，又升到 226.9。[4] 其他各国的病人，也是相仿。所以从进心理病院的人数看来，逐年数目的增加，已经成为一个不变的趋势。虽然近来一般人对于精神病渐有明白的认识，因此进医院求治的也日渐增多；但是最近精神病学的进步、医治及预防的方法，都较以前有效，这方面病人减少的数

---

① See Pollock and Furbush：*"Patients with Mental Disease"*，*Mental Hygiene*，5，p. 145.

② See H. M. Pollock：*"State Institution Population Still Increasing"*，*Mental Hygiene*，12，p. 103.

③ 前表中所列病人数，系公私立心理病院之总人数，此则单系州立病院之病人，故数较少。

④ See E. R. Grooves and P. Blanchard：*Lntroduction to Mental Hygiene*，p. 34.

目，应该可以和前面所说的知识进步的结果——就诊于医院者日众——相抵销。心理疾病既然是如此普遍，且又是每年大量地增加，它已经成为医学中一个异常严重的问题，不但专门的精神病医生，应该注意研究，就是一般的医生以及所有与医学有关的人们，对于心理疾病的认识和了解，也是责无旁贷的了！

预防工作的重要 据详细研究和估计的结果[①]，美国纽约一州，大约平均 22 人中，有 1 人迟早要进精神病医院。民国十九年（1930）度，我国全国小学幼稚园的儿童，共计 10 948 949 人[②]，假使借用美国的估计，那么其中就有 50 万人，将会发生严重的精神病。这些精神病，大半都是可以预先防止的。倘若我们能从事预防的工作，训练儿童养成健康适应的习惯，这 50 万未来的病人，便大半都可以逃避了精神病的危险。著者波洛克和马尔兹伯格[③]（Pollock and Malzburg）二氏的结论是这样说："在现状之下，精神病的发生，当可按照估计的比例，无甚出入；非等到心理卫生的原则能够推行较广的时候，发生的次数，大约不会有多大减少的希望。"而且，在美国心理病院中的病人，完全治愈的仅占 20％；经医治而稍愈出院的也大概占了20％；死在病院中的竟占全数二分之一以上。精神病既然治愈的机会很少，所以我们如要想减轻精神病的损失，预防的工作，比之医治，当更为重要了。

---

① See H. M. Pollock and B. Malzburg："*Expection of Mental Disease*"，*Mental Hygiene*，Vol. 13，pp. 132—163.

② 见第一次《中国教育年鉴》丁编第 146 页。

③ 原文为"梅滋堡"，今译"马尔兹伯格"。——特编注

自杀犯罪与精神病的关系 自杀和犯罪，也和心理疾病有密切的关系。由于心理上的变态，不能适应社会常模，于是，顽强的，为着要实现不为社会所容许的私欲，犯罪了；怯懦的，为着要避免欲望与现实的冲突，自杀了。总计美国每年自杀而死的约有 22 000 人；希图自杀而遇救的，每年有 35 000 人。①美国全国心理卫生委员会曾把这些自杀者的历史，仔细研究，发现心理失常的约占半数，但其中大多数都是可以预防的。斯特恩斯②（A. W. Stearns）博士调查美国麻省 167 个自杀者的原因，其中 65 人是心理疾病所致。③他说："精神病是自杀的最主要原因，这儿，65 人——或 33%——都有精神病的症状，是和近代一般人推测的结果相符合的。"促成自杀的心理原因，总不外失败和怕惧两种。因为太多次的失败，最容易陷人于消极厌世，而强烈的怕惧也常会使人不敢再直面人生，努力奋斗。费尔班克④（R. E. Fairbank）研究过 100 个自杀者的经过，其中有三分之一是以前曾经自杀过而没有成功的，又有三分之一虽未有自杀的尝试，却曾向他们的亲戚朋友讲过自杀底企图的。⑤这证明自杀者多半早就有了自杀的倾向，所谓一时悲愤的刺激，

---

① See The Notional Committee for Mental Hygiene（A Mind that Found Itself，22nd ed，p. 321.）

② 原文为"司登"，今译"斯特恩斯"。——特编注

③ See A. W. Stearns："Suicide in Massachusetts"，Mental Hygiene，Vol. 4，pp. 752—777.

④ 原文为"范朋克"，今译"费尔班克"。——特编注

⑤ See R. E. Fairbank："Possibilities of Prevention by Early Recognition of Some Danger Signals"，Journal of the American Medical Association，Vol. 98，pp. 1711—1714.

至多也只是一个导火线罢了。所以，倘能事先改善他们的环境，绝不会有这种不幸的结局。单就上海一市而论，据上海市社会局的调查，自杀的人数，年有增加；民国二十三年（1934）一年中，自杀者就有 2 325 人，不能不说是一个严重的问题，值得大家注意的。

至于犯罪的，也大半心理上都不健全。依据对于监狱中罪犯的分析，心理变态或有其他心理缺点的约占三分之一至二分之一之多。一年中犯罪的人数，自然比较每年自杀的及进心理病院的，更为广泛。其实，正与自杀一般，罪犯也不是一朝一夕造成的，都是由于心理失常或习惯不良所致。所以倘能从小注意预防，或发现得早，立刻加以补救，无疑的，必能把以后罪犯的数字减得很少。心理疾病既已成为趋入自杀与犯罪的捷径，那么，谁来负这种预防和补救的责任呢？不用说，医生们又是义不容辞的了。

目前医生对于精神病的漠视　虽然目前心理疾病是如此普遍，而一般医生却仍以为他们的主要职务，只和身体的疾病有关。齐格勒①（L. H. Ziegler）博士在 1931 年发表他研究的结果②：他访问过的 95 位医生中，只有 28 位表示对于神经方面，很有兴趣。他报告 93 位医生，其中只有 12 位承认对于心理疾病，有很浓厚的兴趣；56 位，略有兴趣；25 位，却自称毫无兴

---

①　原文为"谢格楼"，今译"齐格勒"。——特编注

②　See L. H. Ziegler："*Mental Hygiene and Its Relation to the Medical Profession*"，*Journal of American Medical Association*，97（16），pp. 1119—1121.

趣。他报告的 99 位医生中，有 46 位自认对于心理卫生，一无所知；48 位，则略知一二；自以为有足够心理卫生底知识的，只有 5 位。这几乎可说是一个不吉的现象，尤其是在现在，专门的精神病医生极为缺乏的时候；纵然待到特别有许多人侧重于精神病的研究与治疗了，但一般的医生还是必须具备丰富的心理卫生知识（当然，同样地，精神病医生也一定要有足够的生理卫生知识）。因为身心的相互影响与关联，极为密切，生理的疾病每能诱发心理的疾病，心理的疾病亦常易招致身体的不适。一个优良的医生，必须兼备两方面充分的知识，然后才能明察疾病底原因，而对症治疗。所以目前这种医生忽视心理疾病的态度，一日不改变，则心理疾病对于社会的祸害，也一日不会减少。

心理疾病之影响于生理 有许多表面上像是身体上的疾病，而实在肇源于心理上的问题。对于这种疾病，医生假使没有精神病学的训练，便只能束手无策。例如患忧郁病的病人，常常自己报告他的症状是乏力、心跳、头痛、肚痛、胸部作痛，或是背痛、失眠、头晕、呕吐等，虽然言之凿凿，而其实都无身体上的根据。当一班对于心理问题毫无兴趣的医生，遇到这种病症，常是笑为无病，或是劝病人停止工作，易地调养；或是劝病人忘记他身体上的痛苦；或是乱投些无关痛痒的药品，给病人带回家去常服，而对于真正的病源——心理上的问题——却丝毫未曾触及。这种"隔靴搔痒"的办法，徒然使病人常常换医生，常常换医院，但症候却始终未减。结果病人由不信任、疑惑，从而转入失望。其实这种疾病的原因，都是心理上或情绪上有了问题，不能解决，才转变成身体的症候，所以必需要有细心的研究和同情的医治，才会有效。若单单注意病人自述的身体上的痛苦而忽略根本的心理冲突，这种治标的方法，不但无用，有时反而有极大的危害的。

生理疾病之影响于心理　心理卫生的知识，对于一般医生医治许多身体上的疾病，也是有益。当病人获得了某种重病，医生向他宣布诊断结果的时候，就好像向他宣布死刑一样的痛苦。基尼尔佩林（G. Genil-Perrin）[①]博士对于梅毒，曾有下列一段说话[②]：

> 梅毒的发现，对于一位有自觉心的人，可算是一件莫大的悲剧。他眼看着生活的大门，已经在他前面关上了！他以为他已经生了可以羞耻的疾病，将被不齿于人类。组织家庭的希望，自然也就完全毁灭，他想和生麻风的一样，远遁于世界之外。假使他是已结了婚的，那种道德的捍击，将格外严重。他一方面深惧被他妻子发觉他的不贞洁，同时他又怕惧会传染到他的妻子和子女身上。他于是想出种种的托辞，为他独宿的借口，以希望能避免和他妻子的性交。这种怕惧传染而起的道德上的震动，有时竟非常厉害，甚至可以促成病人的自杀。所以一个初患梅毒的病人，极

---

①　原文为"甘列迫林"，今译"基尼尔佩林"。——特编注

②　G. Cenil-Perrin："*Syphilis and Mental Hygiene*"，*Proceeding of the First International Congress on Mental Hygiene*，Vol. 1，pp. 406 — 437.

需要道德的援助和鼓励，这就是心理卫生和梅毒发生关系的一点。

此外如生肺病或心脏病的病人，一经医生证实，情绪上也会发生强烈的震动。尤其是肺病，病人不但须牺牲了他的职业，而且须舍弃了家庭，去另度一种完全异样的生活。他的起居饮食以及身体的活动，统统不能自由，全部须受到束缚。他不能再凭借工作来发泄他的忧虑，也不能再从活动上面得到冲突的出路。在这样一个拘束的环境中，平素健全的人，恐怕都不易适应，何况他本来是有病的人呢？肺病和心理的关系，不仅如此，据最近许多医学专家的研究，肺病和心脏病的原因，竟有许多是由于心理上的骚动所致。心理的原因消灭之后，往往肺病和心脏病的症候，也立即会得减轻；反之，倘心理的原因重新出现，旧病也常会复发。所以有效的医治，必须对于病人生理和心理的生活，双方兼顾，不能单管身体一方面，就算尽了责任的。

心理卫生与儿科妇科　儿科和妇科医生，似乎尤其应该有受心理卫生训练的必要。很多研究的结果都告诉我们：精神病和各种犯罪的习惯，都不是到了成人之后才有的，一旦发生的，肇源常在很小的时候。所以儿科医生对于发现心理疾病的征象，加以治疗，使它不致延误下去，渐渐发展成严重的精神病，实在负着很重大的责任。儿科医生自然不仅是注意儿童机体上的疾病，就算尽职；儿童的全部生活，他都应该了解得非常清楚。换一句话说，他对儿童心理的成长及发展，作有兴趣的努力的研讨，应该恰如他对儿童身体方面的致力一般。有许多儿童的问题，在小的时候好像是无关紧要，但是却剧烈地影响于后来的心理健康。例如不要吃饭、做夜梦、睡眠时需要父母陪伴、遗尿、手淫、性的早熟、奇异的举动、畏羞、妒忌、白日梦、筋肉抽动、怕惧、好斗、残忍、谎语、偷窃、反社会的行为等等，都需要医生细心研究，及早矫正，因为这些情形都和后来的不能适应，有密切的关系。更明显地说，它们成为变态的础石。儿童行为问题的发生，大半都由于无知父母教养不当之故；所以除非儿科医生能充分利用心理卫生，指导父母以教育儿童的优良方法，他的责任仍是没有完成的。

至于妇科医生，和儿科医生一样，也特别需要心理的认识。生理上的变化，常使许多无知的妇女，发生恐慌，结果影响到心理的发展。例如有许多少女，事先没有准备，骤然看到月经的来临，顿被一种异常的羞耻和怕惧所袭击。这种心理上的震惊，自然对于心理生活，有很大的妨碍。因此当每次月经来的时候，她们常会充满了厌恶和怨恨，以致引起慢性的精神病。又如有许多妇女，因为得不到正当的性知识或是畏惧受孕，使夫妇之间，不易适应。其实女子在生产时的死亡率，最近因为助产方法的改良，已经减得很低；一般妇女的怕惧生育，大都还是根据无稽之谈的一种无谓的恐惧。妇科医生在这些地方，就应该详细解释，辟除误会。医生说的话，因为容易获得大众的信仰，所以见效也格外容易。此外，容貌上有缺点、不能生育、堕胎、手淫、过肥或过瘦、生殖器发育不全等等，也不只是单纯的身体上的问题，每有无数心理的因子，错综其间。医生假如忽略了这些心理的问题，舍本逐末，一定不会有圆满的结果的。

心理卫生与性的问题　性的问题，一向是被认为秽亵不雅，所以在男子方面，也不易得到正确的知识，因此常有许多心理失常的原因，是基于性的误解。拿手淫来说吧，一般人都认为手淫对于身心，有极大的戕害，可以引起许多严重的病症，如虚弱、失眠、健忘、阳痿、早泄、不育、神经衰弱、愚笨、疯狂等等，甚至斫伤致命。所以无论是父母、教师、医生或是社会上关心青年的人，对于青年的手淫，无不警惕恫吓，竭力禁抑；有些不学无术的医生，还故意在报纸上宣传手淫的危险，借此卖药敛钱，一方面还可获得爱护青年的美名，真不愧生财有道！以致一般犯手淫的青年，无不忧虑恐惧，以为不仅是犯了不赦的罪恶，而且成为不可挽救的致命伤，极度的悔恨与羞愧袭击着他们，甚至有好多人果真发生了上述的种种病症。其实这些病症，与其说是手淫的结果，毋宁说是心理上忧急的结果。最近开明的医生，都一致承认手淫的害处，远不如我们理想之甚。布兰查德①、马纳塞斯②（Blanchard and Manasses）二女士也曾说过这样的话："我们敢断言错误的态度，比较手淫的本身，更为有害。手淫在身体方面，假如不是极端的过度，大致没有什么损害；而且，它对于弛缓性的紧张，更有显著的用处。一般已经接受了错误的观念，以为手淫有害身心的青年，

---

①　原文为"勃兰家"，今译"布兰查德"。——特编注
②　原文为"门奈赛"，今译"马纳塞斯"。——特编注

应该给予彻底的矫正。"① 周调阳曾用问卷调查我国专科以上的男生，关于手淫的问题，得到这样的结果："此问有 3 人未答，他们究竟曾否犯了手淫，不得而知。其余的人，答犯了的有 301 人，占 86％弱；答未犯的有 50 人，占 14％强。这 50 个答未犯的当中，是否各人确为未犯，尚有可疑之点。因为有些答案，系写了之后又涂改过来的。惟无论如何，86％的比例，是已经确定了的。"② 至于女子手淫的百分比，据著者所知，在我国还没有过大规模的调查，但是戴维斯③博士（Dr. K. B. Davis）调查美国大学女生 2 200 人的结果，得到下列的结论："普通一般人总以为手淫是男孩子的问题，其实，普通女子犯这种恶习惯的，当在 50％以上。"④ 从手淫如此普遍的事实看来，其为害决不如一般人所传的厉害，已可想见。黄翼有一段说话，说得最清楚："手淫据可靠的研究，在事实上极为普遍，至对于身体损害的程度，至今没有确切的科学的结论。一般书籍，对于手淫之害，常有如火如荼的铺张，但大都是受教育的动机所驱使，想借此儆戒青年，勿染恶习，而不是根据科学的证据而发的。新近精神病学家多相信手淫者所受最大之损害，是在心理方面：手淫的人恐怕有伤身体，本来怀着忧惧，常常听见论手淫之害的叙述，更加惊疑；或者自己暗示种种症状，又增许多烦恼；

---

① See P. Blanchard and C. Manasses：*New Girls for Old*，pp. 33—34.

② 见周调阳：《中国学生两性之研究》，《心理杂志选存》上册，第 148 页。

③ 原文为"台维司"，今译"戴维斯"。——特编注

④ See G. L. Elliott：*Understanding the Adolescent Girl*，p. 75.

一面对于自己不正当行为，发生道德上、美感上的憎恶，时常感受良心的谴责，几次立志要改，结果总是再犯，更加上了失望自弃之感。在这种心情之下，精神的健康自然大受摧残，越发不能自拔。在生理方面的损害虽无定论，但这种心理的损害更为重要，似是新近学者所公认。"[①] 一位具有心理卫生知识的贤明医生，倘能对于青年种种性的问题，有适当正确的指示，顾到他们心理冲突的危害，不用传统的恫吓抑制的方法，使无数有为的青年，都被拯救，不致再沉沦海底。这样，他对于社会的贡献，已是不可计算的了。

心理卫生与医院情况 医院中的种种情形，从心理卫生底眼光看来，有改善底必要的也很多。例如病人在医生诊治之先，须先在拥挤黑暗的待诊室中，等待很久；诊断的时候，又非常草率，而医生一副冷淡无情的面貌，不但不能使病人因愉悦而感到病体的轻松，反令人望而生畏。他们并不详研病因，更不指示病人应该如何注意，照症状开了一张药方，便算完了他们的责任。当病人有所询问的时候，他们也常不耐烦回答，有时还要加上几句恫吓讥笑的说话。在我国的几个大都市，病人要看医生，还须先请个熟人介绍，否则就恐怕不能得到多大的益处；更有许多不道德的医生，惟利是图，每不顾病人底心理健康，把病底危险性铺张叙述，使病人旦夕忧虑，借以敛钱。病人到医院诊察之后，除出付了诊金换得一纸药方之外，对于自己的病情，往往仍是一无所知，和没有诊察以前一样。我国严

---

① 　见黄翼：《青年心理卫生问题》，《教与学》，第 1 卷 2 期，第 27—33 页。

正的医生，肯仔细诊断的，固然也有，可是生性暴躁，不能忍耐，对于病人毫无同情底态度的，确也不在少数。从心理健康一点来考虑，每一个病人，对于他自己的病情，以及应该怎样注意和预防病势的进步，都须有极清楚的认识。这样，病人的心理方面，才具备恢复健康了。

又如医科大学的附属医院，常拿病人作为活标本，教授当着许多学生面前，毫无顾忌地随意讲说。这种公开的办法，不但不能对病人表示丝毫同情，简直可说是非常残忍。尤其有些人，生了不名誉的疾病，不愿有第二人知道的，对于这样的情形，更会使他们精神上感受异常的苦痛。我们单为了学生的利益，而任意拿病人来作为牺牲品，这实在是很不公道的。巴西特①（C. Bassett）曾举过这样一个例子②：有一位医科教授找到了一个患遗传性梅毒的小孩，他认为是个极好的实例，于是把小孩叫来作为教室演示之用。他把小孩身体上的斑痕，逐一指给学生看。而且他每年都用这个小孩来做演示，并没有想到这种表演对于儿童人格是有非常危害的。这个才只 13 岁的儿童，因为屡次听到关于梅毒种种可怕的知识，深自感觉到前途的绝望；并且他因为满身都有了梅毒的符号，更觉得非常羞耻。因此，他不敢到街上去，为的是怕被路人发觉他的秘密；如有人向他注视一下，他更是自愧不胜；甚且即或是不经意的一瞥，他也会当作是恶意的歧视。他已经成为一个神经过敏的人了。他时常遭受痛苦的袭击，次数既多，对于心理健康的损失，自

---

① 原文为"装塞脱"，今译"巴西特"。——特编注

② See C. Bassett：*Mental Hygiene in the Community*，p. 35.

然很大。再者，这些附属医院，常用不收诊费的方法，来吸引许多贫苦的病人；同时还可挂上慈善的招牌，真是一举两得之策！但是这样利用病人来做演示范本的结果，不但会使一般病人失去对于医生的信仰，而且容易使他们产生一种不平的观念，以为贫苦的人应该受人玩弄，因此引起仇恨的感觉或是其他不适当的情绪反应。著者认定凡是医生都应该仁慈为怀，体恤病人的苦痛，获得他们的信仰以后，治疗疾病的收效，也就格外容易；否则不但无补于事，反而增加病人心理的难堪，或竟可说添上一些疾病。病人来看医生，原是希望医生能够减轻他们的疾苦，他们视医生为唯一的救援。医生们明白了这一点，不负病人的希望，才能被冠以贤明的荣誉。

心理卫生对于医学的最大贡献　心理卫生对于医学最大的贡献，当然在重视疾病的预防，促进人类的健康。可惜现在一般医生，对于这个医学的最高理想，多半还不能了解。只要看一看医院中的医生，不是都个个坐在很舒适的摇椅上，等待病人去诊治么？他们对于增进民众健康的计划，又何曾花过一分钟的功夫？在我国几个大都市，最近总算已设立了处理公共卫生的机关，可以在积极一方面尽一些力；但是它们的工作，却仍旧以偏于治疗方面的居多，偶尔替当地小学生检查一次体格，或是替民众种一回牛痘，打一下霍乱预防针，已经算是在民众健康方面，尽了最大的努力。至于健康指导的工作，儿童幸福的工作，或父母教育的工作等等，差不多都未曾加以过问。所以在医学界中，亟应举行一种心理卫生的运动，以引起一般医生对于健康的兴趣，辟除历来侧重治疗的见解。而学校中的校医，负着全校员生健康的责任，必须对于他们身心两方面，都能尽力指导，以期臻于健康之域，因此对于心理卫生的认识，尤其是刻不容缓。

心理疾病的预防 心理的疾病，和身体的疾病一样可以预防，即使症象已经显露，若是在初起的时候医治，也必能收事半功倍之效。但欲使疾病的预防获得良好的效果，首先当清晰地探得病的原因。我们必须能把原因加以控制，然后才可使疾病不致发生。例如在病菌没有发现以前，许多病都是无从预防的，等到知道了某一种病是由于某一种病菌的原因之后，只要设法不让那种病菌传入身体，疾病自然就可防止。所以发现了疟疾的原因是蚊子做媒介，那么灭蚊就可使疟疾绝迹；发现了天花的原因是由于某种病菌，那么种痘就可以增加抵抗的力量。在神前许愿祈祷等等迷信方法之所以无效，就是因为这些方法和病的原因没有丝毫的关系。不顾原因的预防，一定会失败的。所以，我们必须先晓得了心理疾病的原因，然后才能谈到它的预防和医治。

预防工作进步迟缓的原因 无可讳言地，心理疾病的预防，进步却很缓慢。原因有三：第一，心理疾病大都包括许多因子，不像身体上疾病的简单。除出了中毒、受伤、传染等近因之外，还有家庭、学校等环境的影响，有时更夹着先天遗传的因素。我们倘若只除去了一两个少数因子，而不能把全部的因子排除，往往还不能使病完全避免。第二，我们对于分析原因这方面的知识，也还太嫌欠缺；某种心理疾病究竟因为哪种特殊的原因所产生，大半都不很知道，所以更谈不到什么控制。第三，心理卫生的知识还不普遍，许多父母和教师，简直连心理卫生的意义也不懂得。同时他们不知道训练儿童的方法关系儿童的心理健康很大，因此对于儿童的行为，缺乏适当的指导。这也是阻碍进步的一个原因。

预防心理疾病的几种普通方法　诚然，等我们知道了心理疾病的原因，然后预防起来，才不致无的放矢。（例如麻痹性痴呆是由于梅毒所致，所以我们假如要预防这一种心理疾病，便应当先设法使人不染梅毒。）麻痹性痴呆的原因既除，麻痹性痴呆的病症自然不会发生了。惜乎目前对于其他各种心理疾病的原因，不能尽如麻痹性痴呆这样明了，还有待于将来的研究和发展。现在且将预防心理疾病的几种普通方法，分述于下。

为了便利起见，我们暂且把心理疾病的原因，分为两大类：一类是先天遗传下来的；一类是后天获得的。其实这两类的界限很难划分，所以处置的方法，有时也不能截然相异。关于遗传的心理疾病，一向都以为是很多，但是最近的统计却告诉我们心理疾病中，遗传所占的比例并不高。由于这，充分地显示出因袭观念的错误。以往因为我们对于疾病真正的原因，不很清楚，就都不正确地推在遗传身上，所以有许多人误以为遗传是疯狂的主要原因。精神病者底子女，往往因为教养不当，且终朝从这样变态的环境中成长起来，难免不在无形中受到沾染，以致行为怪僻的很多。这也容易使一般人误会到是遗传的结果。这样妄用遗传来做解释，对于心理疾病的预防，不但没有帮助，

而且显然会造成很大的障碍与危险，请看邦德（Hubert Bond）①
的说话②：

> 乱用遗传的名词，可使很多人发生异常的恐慌，结果
> 或者促成他们精神病的产生，或者使他们想逃避理想恶劣
> 的运命而自杀。凡是研究心理疾病这一个问题的人，自然
> 不能否认有几种心理失常的确是由于遗传的缘故，但是我
> 们应当非常审慎，不可妄用。当两个有血统关系的人，偶
> 然一同发生了精神病，假定没有把事实细细考虑过，决不
> 可就贸然的归咎于遗传。否则不良结果的产生，是绝无疑
> 问的。作者曾有许多事实的证明，格外使他对于随意采用
> 错误的遗传统计的一回事，不得不加以坚决地反对。

在另一方面，用遗传的名义来担当一切精神病的过失，只
会有碍于预防工作的开展。因为一般地说来，遗传是不易控制
的，于是，精神病几乎被认为是不治之症，极少有人想到这是
可以预防，而肯尽心致力于斯。那样，整个心理卫生的前途，
不是也将黯淡无光了吗？虽然据可靠的材料，低能的产生，遗
传确是一个很重要的因素，大半的低能儿都是由于先天智力的
欠缺。但心理疾病之由于遗传的，实在很少。在重性的精神病

---

① 原文为"朋特"，今译"邦德"。——特编注
② See H. Bond："*Prevention and Early Treatment of Mental Disorders*" in J. C. R. Lord：*Contributions to Psychiatry，Neurology and Sociology*，p. 12.

方面，差不多只有精神分裂症（dementia praecox）及躁狂抑郁症[①]（manic-depressive psychosis）二种和遗传有点重要的关系。[②] 癫痫（epilepsy）有时亦认为是遗传的，但是究竟是否，也还有疑问。迈尔森[③]（A. Myerson）就坚决地断定遗传对于癫痫是不重要的。[④] 至于轻微的心理疾病，大半都是幼时养成的不良习惯，和遗传更没有关系。

（一）**先天精神病的预防** 现在我们姑且假定遗传是产生某种心理疾病的因子，那么应该如何去补救？这个问题可以分做两方面来实施：

1. **预防不适者的生殖** 所谓预防不适者的生殖，就是对于生有遗传疾病的人——例如低能、精神分裂症、躁狂抑郁症等等——在生殖方面加以一种限制，不让他们底疾病，遗给后裔。近代的优生学（eugenics）虽然已发现了好几种限制生殖的有效方法，可惜和风俗、感情、习惯各方面牵涉的太多，实施起来，颇感不易。但亦不妨将各种方法，略述于后，以供留意此问题者之参考。

（1）**隔离** 这种预防的方法，就是把有精神病的人，和家庭隔离开来，另外住在一处。自然，要想这个方法有效，除非把病人永久隔离不可，尤其是在能够生殖的期间，更有隔离的

---

① 原文为"兴奋颓唐癫"，今译"躁狂抑郁症"。——特编注

② See F. A. Moss and F. Hunt: *Foundations of Abnormal Psychology*，p. 244.

③ 原文为"马耶生"，今译"迈尔森"。——特编注

④ See A. Myerson: *Inheritance of Mental Diseases*，p. 725.

必要。低能儿和重性精神病人，在各文明国家里，最近都已有低能院或精神病院，加以永久的隔离。但是那班智力稍低的和患轻性精神病的，又将怎么办呢？还有许多精神病人，他们的症状，直要到后来才显著的，对于这些人，又将怎样办呢？假使我们主张把行为怪癖或智力稍缺或有精神病嫌疑的人，都一律施以隔离的处置，这在事实上是绝对不可能的；不但会受到社会上极大的反对，并且也没有这许多机关和房屋来收容这大量的病人。但是，事实上这些轻性的病人倒比重性的病人更为危险。白痴（idiot）或无能（imbecile）①，极不易找到配偶；纵使结了婚，因为他们生殖器官未曾发育完全，也常不致生育。疯狂的人也同样不会有很多的子女的。只有那班行为稍为古怪的，或是智力稍为欠缺的，才会和常人一样地生下许多小孩子呢！

（2）**剥夺生殖能力**　第二种防止遗传心理疾病的方法是用外科手术，使病人不能生育。凡是疾病的程度不深，或是有精神病嫌疑的人，而同时又觉得无单独隔离的必要时，便可采用这种方法，使这种疾病不致再蔓延开来。美国已经有二十几州为了改进种族提倡优生起见，定下了剥夺生殖能力的法律，强制执行。但是实际上病人被施行手术的并不多，所以对于预防心理疾病，直到现在为止，还没有什么显著的成效。

---

①　低能中最低的一级为白痴，他的智商总在20以下，能力不及普通两岁的儿童。白痴常是一无所能，有的连吃饭、走路都不会。无能是较白痴稍高的一种，智商在20至50之间，能力等于普通三岁到六七岁的儿童，能做些擦地板、推削草机等简单工作。

（3）**节制生育** 节制生育虽然也是限制病人生殖的一法，可是目前一般人的提倡节制生育，与其说是讲究优生的缘故，毋宁说是为了经济的关系。实施节制生育的人，反而倒是知识阶级和社会上的优秀分子；至于心理上不甚健全的人，却都还不能明了节制生育的意义。所以要使节制生育有优生的价值，除了传播节育的方法之外，适当的教育，使大家认识节制生育对于人类和种族的贡献，似乎格外来得重要。

（4）**限制结婚** 欧美各国，对于低能者和精神病人的结婚，法律上都加以限制，政府不发准许结婚的执照。可是施行以来，也无大效。唯一的原因，就在发给结婚执照的人，根本没有精神病学的知识。他们并不知道来请求结婚的人，究竟有无心理的疾病。其次，结婚执照的滥发，法律执行的不力，也是减少效力的原因。所以，倘若来请求结婚的人，都能先经过心理学家的仔细研究，并给他们各种心理测验，以断他们心理上是否正常，然后再发执照。这样严密的办法，功效自然较大。但是性欲是人类极强的冲动，那些心理上有缺陷的人，纵然被政府禁止结婚，但他们尽可以采用不经正式婚仪的同居；因此，法律的限制，于事实上该亦不会有多大的裨益吧！

2. **预防已有遗传倾向底人的心理失常** 假使限制不适者的生殖，不能彻底地做到，社会上便免不了有精神病倾向的人存在。那么，我们对于这班人有无方法使他们不致发展成真正的精神病呢？自然，遗传的性质是很难改变的，我们惟有在他们的环境方面，加以防范，使他们安度平静的生活，不使因某种骚扰的刺激，受到情绪上的紧张和兴奋，而致激发他们潜隐着的先天倾向。但最近生理实验的工作，更有一种有价值的具体发现，就是先天遗传的倾向，有几种也有改变的可能。美国卡奈基研究院（Carnegie Institution）对这方面的研究，证明由于内分泌失常的先天精神疾病倾向，可以设法使之消灭，史密斯①教授（Prof. P. E. Smith）曾用发育不全的老鼠做试验，注射一种黏液腺的分泌物，便能将它不能生育的毛病，完全治好。史密斯的结论如下：

> 这个研究着重在一种事实，就是遗传的性质，在普通的情况之下，仍可用特殊的方法，加以改变。遗传不过表现一种倾向，绝非是固定不变的。我们对于内分泌器官的知识，逐渐增多，格外使遗传的性质有随意改变的可能。②

这方面的研究，在目前还不过是萌芽时期，逆料将来当有更大的发展。总之，我们对于有遗传疾病倾向的人，应该时时刻刻地留意。在他们症状未曾发生之前，就设法预先消弭；或者在症状刚发生的时候，便能立刻认识，及早处理，也可免了更深陷的延误。我们日常有规律的生活，适当的身体健康习惯，常能给予心理健康以积极的帮助。例如休息睡眠的时刻、食物的分量、娱乐的选择等，对于这些，我们只需能稍稍加以一点注意，便可避免了许多的心理失常了。

---

① 原文为"司密司"，今译"史密斯"。——特编注

② See Carnegie of Washington: *exhibition representing result of research activity*, p. 21.

（二）**后天精神病的预防**　先天遗传的心理疾病，其实只占了很小的一部分，大部分还是后天获得的。有许多心理疾病，虽则被人家认为是遗传的缘故，倘若仔细地分析起来，结果还是由于环境的关系。所以要预防这类的疾病，关键就在环境的控制。环境的范围很广：从横的方面看，由简单的家庭到复杂的社会；从纵的方面看，由胎儿一直到老死；到处并且随时都有发展心理疾病的可能。有些是因为中毒；有些是因为受伤；有些是因为情绪上的骚动；也有些是因为不良的习惯。我们现在不能把所有由于环境的心理疾病和控制方法，一一加以讨论，只能选择几种主要疾病的预防，作为讨论的代表而已。

1. **受产前和产时影响的心理疾病**　人类受环境的影响，从胎儿在母亲腹中就开始。母亲的疾病和毒素能影响到胎儿的发展，已是公认的事实。所谓先天性的梅毒，其实就是在胎儿时代被传染的。孕妇内分泌的失常，也能连带影响胎儿内分泌腺的发展。有人做过这样一个试验：当牝狗受胎之后，把它大部分的甲状腺割去，生下来的小狗都有颈肿病的。这个例子很明白地告诉我们，母亲液腺的变态，可以影响到腹中的胎儿。这些都是受产前环境的影响。母亲们当怀孕的当儿，应该深切注意，不让胎儿受到有害的影响。至于产时头部和身体的受伤，更产生了无数的局部瘫痪和低能；关于这一点，助产技术的改进，当然是唯一、最好的预防法。

2. **受酒毒或药毒的心理疾病**　最有效的预防方法，莫如除去疾病的原因，所以要避免这种疾病，唯一的方法，就是把产生疾病的毒素，加以限制。倘若我们能把酒禁绝，没有人再酗酒，自然可以减少许多精神病，至少因中酒毒而引起的精神病，不至于再会发生。但是禁酒的方法，用法律来禁止似乎不及用教育的力量较为有效；因为只有使人们彻底明了禁酒的意义与酒精的危害，才会自动地与酒隔绝，用外力来强制常是徒劳的。在事实上，美国以前禁酒的时候，中酒毒的精神病人，不但没有减少，反而比较不禁的时候增高。观乎此，可以知道方法的选择也是大有关系的。

3. **受梅毒传染的心理疾病**　麻痹性痴呆（paresis）[1] 是一种很严重的心理疾病，患此者智力显出强度的退化。运动失调（locomotor ataxia）是运动神经上有了损坏，使动作失去调节。少年麻痹性痴呆（jevenile paresis）和麻痹性痴呆一样，不过前者由于先天性梅毒，发生在儿童时代，后者常发生在中年时代而已。这三种病的原因都是由于梅毒，所以只要防止梅毒的传染，这些心理疾病，便可不致产生。梅毒的毒菌在人的血液里面，过了五年、十年或十五年之后，便会渐渐侵害到神经系统，结果影响神经的活动，产生显著的症状。对于梅毒的传染，现在已有很有效的预防方法；而在梅毒初起时，加以治疗，也极容易断根。但是梅毒的传播，都由娼妓及杂乱的性交而起，现在世界上几乎没有一个国家没有娼妓和乱交的现象，尤以大都会为甚，这可以说是现在这一个不健全的社会底一般症状，我们可以预断，在整个社会没有走上理想的道路之前，这种现象的存在是绝不能避免的。这样的病态既然在延续下去，又加以

---

　　[1]　原文为"瘫痪"，今译"麻痹性痴呆"。——特编注

人们传染到梅毒以后，往往自觉羞耻，秘不告人，因此迁延贻误。所以关于梅毒预防的问题，虽然这方面的知识已经非常普遍，但是前途似乎还不很可以乐观呢！

4. 液腺失常的心理疾病　有许多心理疾病是由于液腺失常而起，倘若能早一些认识，加以治疗，后来便不致变成精神病。例如甲状腺分泌太多的人，极易兴奋，往往坐立不安，动作不停。倘若预先能把甲状腺割除一部分，便不致于此了。甲状腺分泌太少的人，恰与此相反，他们常是毫无生气，行动迟缓，甚至对任何事物，都是异常冷淡。倘若能在幼时注射一种内分泌精，自然也不致于此了。总之液腺的失常，本来是可以疗治的；只要注意得早，心理疾病也可防止了不少。

5. 情绪紧张的心理疾病　情绪和精神病的关系是绝大的。不但精神病人的情绪，多少有点异常——或是过度兴奋，或是过度淡漠——而且长时期的情绪紧张，也很容易造成精神病。例如神经衰弱（neurasthenia），就大半非因工作过劳的缘故，而是由于忧虑过度所致。所以情绪紧张的人，常会发生失眠、容易兴奋、注意不能集中、食量减少等等的症状。患者不明白这些症状的原因，往往非常忧虑。愈忧虑，这些症状的程度也愈加深，结果遂使完整的人格，全部瓦解。至于因为情绪上的冲突，找不到适当的出路，因而酿成精神病的，更是不可胜数。我们要想避免这方面的疾病，应当给予每个人以成功的机会，使他们度着稳固恬静的生活。做父母或教师的人，更应该明了情绪紧张和心理疾病的关系，凡是责骂、讥笑、干涉、压迫等等足以引起儿童情绪紧张的刺激，都须一扫而空，勿任存在；

一方面更须供给适宜的工作，使情绪的力量，得能借此发泄，无暇再想到忧虑。这样，自然可以防止大部分精神病的产生了。

6. 不良习惯的心理疾病　有几种轻性的心理疾病，如同"歇斯底里"[①]（hysteria）[②] 等，是因为有了不良习惯的结果。病人的奇怪反应、妄想、失去感觉，或是带着强迫性的冲动，都不是无缘无故产生的，乃是基于病人经验中某种不良的交替。所以要预防这类疾病，只需控制儿童时代的环境，避免错误的交替以及能产生不良习惯的经验而已。心理病学家都承认儿童时代饮食、睡眠、排泄的习惯，养成得不好，或有偷窃、残忍、嫉妒、怕惧、自卑等问题，都和后来的不能适应有密切的关系。所以在欧美各国，有儿童行为诊察所（Child Guidance Clinic）的设置，专门指导儿童的行为，导入正轨，并且矫正多种恶习惯。各学校中也请有心理卫生的专家，作学生生活的顾问。这些地方，颇值得我们效法。因为在变态的症状显著以后，不但医治比较困难，而且病人和他的家属朋友，都会感到无穷的痛苦；至于经济上、时间上的损失，更是不用说了。

儿童行为诊察所的目的和方法　我们要知道心理卫生和医学的关系，则对于儿童行为诊察所的目的和方法，更是不能遗

---

①　原文为"歇士得利亚"，今译"歇斯底里"，又称"癔病"。——特编注

②　"歇士得利亚"缺乏适当的译名，日人译作脏躁症，亦有译为迷狂症，似均欠妥。此病症状极复杂，程度亦轻重不等。自失去感觉、动作失调、局部妄动一直到睡游、双重人格，都是歇士得利亚病。如欲知其详细，则 Janet：*Major Symptoms of Hysteria* 一书，应当一读。

漏的。根据美国全国心理卫生委员会社会诊察部主任史蒂文森①
（G. S. Stevenson）的叙述："设置儿童行为诊察所的目的，是为
了诊察或指导儿童行为上以及人格上的问题。"② 这种工作，自
然不是很轻易的，因为处理儿童的问题，不仅是处理一个儿童，
同时他的家庭、学校、友伴等等，也都须一并顾及——这些多
少和发生的问题有关系。所以一个儿童行为诊察所的组织，必
须有一位专门的心理病学家，一位普通的心理学家和一位社会
工作员（social worker）。当一位问题儿童被送到所里来诊治的
时候，除出了听取儿童家长的报告之外，对于儿童本人实施的
工作步骤：第一，须举行一种社会检查（social examination），
由社会工作员对于儿童的家庭、学校，以及过去和现在的环境，
加以精密的研究，发现与问题有关的因子。第二，由心理学家
举行能力测验，测量儿童的智慧及工作的能力。第三，再须经
过详细的体格检查，检查儿童的神经和液腺，有无变态；这种
检查，大半也由心理病学家来举行的。然后才轮到心理疾病检
查（psychiatric examination），在儿童的谈话和工作中，审察异
常的所在。最后，把四种检查的结果汇合起来，对于这个问题，
作一个总鸟瞰。造成问题的各种因子，既然都已明了，矫正起
来便不难了。美国一国，这种儿童行为诊察所最近已有五百多
所，并且诊察所的工作，也扩充到与儿童习惯养成最为有关的

---

① 原文为"司替文孙"，今译"史蒂文森"。——特编注

② See G. S. Stevenson："*The Children-Guidance Clinic-its Aims*,
Growth, *and Methods*", *Proceedings of the First International Congress on
Mental Hygiene*, Vol. 2, pp. 251—275.

父母教育以及其他各种具体研究。一方面对外用了宣传的方法，使父母们能有儿童心理卫生的常识；一方面对内努力地从事研究，使以后指导问题能格外见效。其他各国，同样性质的诊察所，最近竭力推进，不遗余力。希望我国至少几个大都市中，能在最近也有儿童行为诊察所出现。这不但是儿童的福利，就是对于民族的前途，也大有裨益。

结论　人的整个健康是包含身体与心理两方面的，并且心理疾病与身体疾病又互为影响，因此，为保持并增进人类健康的医学，也必须同时两方兼顾，才能得到最大的效果。现在心理疾病的普遍，更使我们确立普通医学与精神病学的关系；而亟须矫正社会人士——尤其是负着人类健康责任的医生——对于心理疾病的漠视，并促进他们积极的注意和兴趣。心理疾病不仅造成了许多自杀和犯罪，并且与医学上所特别注意的性病、儿科及妇科，有直接的关系；在另一方面，目前一般不适当的医院情形，如医院设备的简陋，医生缺乏同情的态度，草率的诊断，以及用病人来作为活标本供给演示之用等，依据心理卫生的原则，都有亟于改善底必要的。至于心理卫生对于医学的最大贡献，乃在疾病的预防，尤其是心理疾病的控制。事实告诉我们，人们的心理疾病每是在幼时先种下了失常的种子，然后才发展严重的。这里，儿童与心理卫生的不可分离的关联是谁也不能否认的了。要使儿童的人格获得正常的发展，而建立日后的健康基础，儿童行为诊察所是最值得我们提倡的。心理卫生还注意到预防一般心理疾病的方法。要是我们把心理疾病的原因归纳入遗传的与环境的——或是先天的与后天的——两种（虽然我们该承认遗传的影响常是极微细的），则对于前者我们可以采用预防不适者的生殖与预防已有遗传倾向的心理失常两种方法；而对于环境所造成的心理疾病，应该设法消灭环境中引起心理疾病的刺激。因为唯有去除疾病的原因，才是预防疾病的根本办法。可是人类的环境，错综复杂，不易控制，而心理疾病的原因，又到现在尚未能完全明白，所以这方面的预防，要想有显著成效，还有待于心理卫生家的研究和努力。

参考书：

1. Bentley，M. （Chairman）：*The Problem of Mental Disorder*. Mcgraw-Hill. 1934.

2. Campbell，C. M.：*A Present-day Conception of Mental Disorders*. Harvard University Press. 1924.

3. Crane，G. W.：*Psychology Applied*. Chap. 15. Northwestern University Press. 1933.

4. Franz，S. J.：*Nervous and Mental Re-education*. Chap. 6 and 12. MacMillan. 1924.

5. Howard，F. E. and Party，F. L.：*Mental Health*. Chap. 12，13，and 14. Harper. 1935.

6. Janet，P.：*The Major Symptoms of Hysteria*. MacMillan. 1924.

7. Kirkpatrick，E. A.：*Mental Hygiene for Effective Living*. Chap. 14. Appleton-Century. 1934.

8. Moss，F. A.：*Applications of Psychology*. Chap. 13

and 14. Houghton Mifflin. 1929.

9. Moss，F. A. and Hunt，T. ：*Foundations of Abnormal Psychology*. Chap. 9 and 10. Prentice-Hall. 1932.

10. Rosanoff，A. J. ：*Manual of Psychiatry*. Part III, Chap. 8. John Wiley. 1927.

11. Taylor，W. S. ：*Reading in Abnormal Psychology and Mental Hygiene*. Chap. 25. Applenton. 1927.

12. White，W. A. ：*Principle of Mental Hygiene*. Chap. 4. MacMillan. 1919.

第九章　心理卫生与父母

父母教育的重要　心理卫生的实施，最好是在儿童时代就开始，为着儿童时代是建立健康底柱石的时期；所以父母们对于如何教养儿童，如何给予儿童底行为以正当的指导，如何养成儿童健康的习惯和处置他们不适当的反应，都应有充分的知识。但是事实上，一般父母们对于这些艰巨的工作，却很少有什么准备。速记生、汽车匠、侍者、店员、机械师的助手、理发师等等，都须受相当时期的训练，但是负有教养子女重任的父母，却反而视为人人可做。他们担荷这种重任，绝对没有想到他们对于这方面的知识，是否可以让他们去冒险尝试一下。近来普通简单的职业，固然需要训练；而比较专门的职业，例如医生、看护、牧师、教师等等，因为对于人类的关系，更为密切，所以需要训练的时间也更长久。但实际医生、看护、牧师、教师等职务，对于人类的接触，究竟还是断续的，所以他们的责任，比诸时时刻刻和小孩相伴的父母，却又轻松得多。那么，现在的社会对于父母们丝毫不给予如何做父母的教育和训练，岂不是一件怪事？陈鹤琴曾说过下列一段说话，值得我们注意①："父母好像是人人可以做的，做父母的这种职业，好像是一种儿戏，也可以说是一种偶然的事件。我们晓得养蜂有养蜂学，养蚕有养蚕学，养牛有养牛学，栽花有栽花学，甚至于养鸡养鸭，都有专门的学识。我们要栽花一定要请花匠；我们要养蜂，一定要请懂养蜂的人去养；但是我们对于教养小孩子则不然，差不多任何人都可以教，任何人都可以养的；好像教小孩子比栽花、养蜂都来得容易，小孩子的价值还比不上花木和牛马似的。"这一段话，说得非常透彻。做父母的人，不仅是供给子女的衣食住，送他们进学校念书，便算尽了父母的责任。父母对于子女还有更重要的工作要做，便是教养他们，使他们长大起来，能够成为适应环境的快乐者。这种繁重的工作，岂是可以率尔从事的？

到现在还有许多人相信做父母是人类的天性，无须学习的。他们以为当人们做到父母的时候，便自然会懂得教养子女的方法。自然，每个父母都爱他自己的子女，但是爱是一件事，贤明的教训却又是一件事。只是看社会上一般父母对于其子女的过分溺爱，适足以贻误子女这一种普遍的情形，便可以使我们明了纯情感的爱和适当的教养，是不容混为一谈的了。"父母爱子女便一定会教子女"，这句话在逻辑上已经讲不通，在事实上当然更不能符合。伍利②（H. T. Woolley）说过："依赖母亲的

---

① 见陈鹤琴：《谈谈做父母的条件》，《儿童教育》，第 5 卷 1 期，第 39 页。

② 原文为"胡儿楼"，今译"伍利"。——特编注

本能去教养儿童与依赖占获的本能去谋生养家，是一样的愚蠢。"① 做父母的在事先既毫无准备，一旦自己做了父母，不免暗中摸索，瞎找些教育子女的方法。这样地尝试错误，自然对于小孩的身心，常易发生损害。可怜世界上不知有多少儿童，竟做了他们父母盲目试验的牺牲品！

家庭教育与父母　实际，在我国古代的哲学家，已经有不少人承认家庭教育的重要。《礼记》的《曲礼》和《内则》两篇，关于教子弟的标准和方法，就说得很多。此外如《颜氏家训》《朱子家训》等，也都是父母教育子女的法则。虽则其中所讲的不见得都和现代的原则相符合，可是他们对于家庭教育的注意，却是无可否认的事实。《三字经》中说"养不教，父之过"，这寥寥六个字，更把父母对于子女的责任，表达得非常简明。西洋的哲学家柏拉图（Plato）和亚里士多德（Aristotle），首先对于父母问题，发生兴趣。卢梭（Rousseau）、洛克（Locke）、康德（Kant）三位对于父母和儿童的问题，更有极大的贡献。他们的思想和言论，影响于后来的人很大。及至斯宾塞（H. Spencer），更在他一本讨论教育的小册子里，有过这样明显的说话："诚恳地说，儿童的生存死亡，他们的成就毁败，都依赖着他们的教育，而我们对于将来做父母的人教养儿童的方法，竟从未提及，这岂不是一桩奇异的事体？我们将后代的命运，完全交给了盲目的风俗、冲动和妄想——再参以愚蠢的乳母的意见，偏执的祖母的主张，这岂不是一种怪异的现象？

---

① 见陈选善：《什么是父母教育?》，《儿童教育》，第 5 卷 1 期，第 13 页。

假使一个商人，对于算学及簿记，没有一点知识，就开始经商，我们便要斥其愚蠢，预断他将来有不良的结果。假使在没有学解剖学以前，一个人去实行解剖，我们一面不免诧异他的大胆，一面更不免可怜他的病人。但是做父母的对于教育儿童应遵守的原则——身体方面的，道德方面的，知识方面的——一点没有思虑过，就要实行教养儿童这最艰难的工作，反而不能引起我们对于当事者的惊愕，对于受害者的怜惜。"①

　　父母缺乏教养知识的原因　虽然中西的哲学家，都一致地注意儿童的家庭教育，但是一般做父母的人，对于做父母的方法，仍旧盲无所知。推原其故，约有二种：第一，学校的教育，一向都注重于文字知识的灌输和抽象思考的训练，至于日常生活的基本技术，常付缺如。父母应该怎样做？教养子女应该用什么方法？我们根本不能从学校中学得这方面的知识。在国外少数几个新式的大学里，最近才有关于父母教育课程的开设。第二，教养子女的方法，一向便缺乏科学的研究。古时哲学家和教育家所主张的，也未必能尽善尽美，例如提倡"扑作教刑"为教子弟的主要方法，正大有考虑研究的余地。最近医学和心理学的发达，以及心理卫生的勃兴，对于儿童人格的发展，心理疾病的预防和治疗，优良习惯的养成，儿童的保育和维护，才渐渐地积了不少科学的材料，以备已经成为父母或是准备做父母的去采用。最近几年来，无论国内和国外，凡是提倡儿童教育的人们，都大声疾呼地在那里提倡父母教育，因为父母们

---

①　See H. Spencer：*Education-Physical*，*Moral*，*and Intellectual*，p. 23.

倘若没有受过相当的训练，不知道怎样做父母，要想实施儿童教育，就正如缘木求鱼，根本上是不可能的。最近一班教育家对于父母教育的注意，并且有很多的书籍杂志，在这方面作积极的宣传和推进，正是儿童幸福前途的新曙光。

中华慈幼协会的宗旨及工作　我国首先提倡儿童幸福的团体，当推中华慈幼协会。该会成立于民国十七年（1928）四月；它的宗旨是"提倡维护及保障中国儿童之权利，并以种种可能的方法，为儿童谋求幸福"。[①] 该会现在的工作，分（一）儿童保障，（二）儿童救济，（三）儿童卫生，（四）儿童研究，（五）社会教育五种。由于这些精密的工作，我们便可知道它是如何不遗余力地期望它的宗旨完全能成为事实！

我国父母教育底近况　首先，中华慈幼协会于民国二十二年（1933）二月发行《现代父母月刊》一种，将现代教养儿童之方法与经验介绍于一班为父母者以及准备为父母者。[②] 中华儿童教育社也深感到父母教育的急待注意，在《儿童教育月刊》第 5 卷第 1 期，特出"父母教育专号"，以示提倡。至于政府方面，除规定每年 4 月 4 日为儿童节外，有明令公布学历二十四年（1935）度——二十四年（1935）八月一日起到二十五年（1936）七月三十一日止——为中华民国的国定儿童年，以促进儿童的福利。儿童年开幕的那一天，教育部长王世杰向全国作

---

① 见吴维德：《中国的慈幼事业》，《现代父母》，第 1 卷，第 2 期，第 24—26 页。

② 《现代父母月刊》全年 10 期，预定大洋 1 元，寄费在内，上海博物馆路 131 号中华慈幼协会出版。

无线电广播演讲，报告从儿童年开幕以后，政府所要努力的几种实际设施，第一种便是"实施父母教育，以宣传爱护儿童的思想，并使其保护方法科学化"。① 全国儿童年实施委员会又订定父母会组织大纲，发交各地方依法组织，并定每星期开会一次，由许多父母合聚一堂，共同来讨论教养儿童的问题，作为地方儿童年的实际工作之一。欧美各国父母会、父母教育研究会、父母教师联合会等等的组织，近来已很普遍，收效亦很显著。我国现在既有政府的提倡和教育界同志的努力，父母教育的种子，已在萌芽，将来发扬光大，儿童所受的幸福正是无穷，真是值得庆祝的一回事呢！

父母教育的实施期　实施父母教育的方法，例如组织父母会，设立父母教育补习班和父母教育商询处等，虽然对于儿童教养的方法，不无贡献，可是等到做了父母以后，再来研究；尤其是已经造成一些或多或少的错误后再谋改正，成为"亡羊补牢"之举，未免太晚。所以唯一妥当的方法是把做父母的知识和技术，设置特别科目，列入于各级学校课程以内。美国许多大学，已设有父母教育系，专门造就做父母的人才。我国一班人因为误解《大学》"未有学养子而后嫁"的说话，以为教养儿童的方法，等到做了父母，再学不迟，真是极大的谬误。中华慈幼协会有鉴及此，特于民国二十三年（1934）七月，呈请国民政府通令全国各中等以上学校，今后应特别注重父母教育，除添设父母学、儿童学、家庭教育等课程外，并须举行父母教

———————

① 见王世杰：《儿童年与儿童福利》，《教与学》，第 1 卷 2 期，第 1—6 页。

育演讲或组织儿童学会，使一班将要结婚的青年男女，能够了解儿童的生理与心理，明晓一切儿童问题的解决。[1] 中华慈幼协会主张把父母教育提早到中学来训练，可使较多的人得到这方面的知识，这自然是一种进步的见解。可是在目前的中国，能进中学的，也还是少数中之又少数。依据教育部十九年度（1930）的统计，每一万人口中，中学生仅有 11.07[2]，其余9 700 多人都没有进中学的机会。他们或是进到小学毕业为止，或是连小学也未曾进过。所以父母教育的课程，列在中学内已嫌太迟，应该在小学中就开始。我国各省近来都在积极扩展义务教育，一个国民在没有获得做父母的基本知识之先，他所受的义务教育便不能算为完成。美国有几个新式的小学，已经试验过，结果虽是很小的男女孩子，对于父母教养子女的问题，也感到异常的兴趣。[3] 现在我国小学，课程已经非常繁重，似乎再无余地可以另行加入一门新的科目，这是一个事实。但是倘若我们能把那些传统的抽象科目，略略减少一些分量，而代以一门实用的父母学，它对于将来人类幸福的贡献，必将远超过算术、国语、史地的传授，这是可以断言的。

父亲对于家庭教育的责任　著者所以要特别提出这一点来，是因为家庭教育一向被认为单独母亲底责任，至少，母亲底责任远超父亲，而父亲可以极少过问甚至不必过问的；这实在是

---

[1]　见《民国二十三年之中华慈幼协会》，《现代父母》，第 3 卷第 2期，第 58 页。

[2]　见第一次《中国教育年鉴》丁编第 103 页。

[3]　See C. Bassett：*Mental Hygiene in the Community*，p. 172.

一种错误的见解。我们翻开历史一看，古今中外有很多人的成名都是得力于母教。孟母迁家三次，以教孟子，卒成大儒。宋朝欧阳修四岁丧父，家极贫寒，母亲以芦杆画地，教他知书识字，后来他在文学上有了很大的成就。岳飞的尽忠报国，也因为从小得到他母亲教训的缘故。因为历史上对于这些贤母，大书特书，所以格外容易使一般懒惰的父亲推卸责任。其实孟轲、欧阳修、岳飞都是自幼失怙，因此势不能不由母亲独当其责，并非他们的父亲都站在一旁，袖手旁观；更有一种原因，在这父系制度的社会里，妇女一向是被视为无足轻重的，因此要是子女做了一些善举，人们以为是极难能可贵，往往给予她们以超逾其行为本身价值的赞美和称誉；这也就是历史学家在多少带一点夸张的叙述里，将她们底伟举特别记载下来的理由。历史上的名人，有藉于父教的，亦何尝没有？只是因为历史学家未曾把他们特殊地表彰出来，不被人注意而已。教养子女，父亲应该和母亲负着等量的责任，不应该让一方面独任其劳。张官廉说："'男子主外，女子主内'，这是畸形社会里的信条——儿童在生理上是父母二人的结晶，在他的人格里，也应有父母二人对等的成分。"[①] 一个贤明的父亲，对于儿童的教育，一定非常关心；只有父母二人的合作，才能造成身心健全的儿童。

父母对于儿童的关系　父母对于儿童的关系是非常密切的。第一，儿童自初生以至长成，全赖父母的养育。六岁以前，儿童还没有进学校，朝夕和父母接触，这期间的易于受熏陶，自

---

① 见张官廉：《现代父母与儿童》，《现代父母》，第1卷第3期，第2—5页。

是不待言的。六岁以后，虽则进了学校，可是儿童在校的时候还是有限，不及在家庭的时候多。所以父母的陶冶，影响仍是很大。第二，一般儿童心理学家都承认儿童从一岁到五岁是最重要的时期，在这时期内所养成的种种习惯，足以影响将来人格的发展。许多人的精神病，都是肇源于儿童时代的不良习惯。所以，培养儿童良好的反应，造成身心健康的基础，这种责任，除出父母以外，更有何人能够负担？第三，儿童时代的可塑性最强，好习惯容易养成，坏习惯也容易消灭。年龄渐长，人类的可塑性也渐减退。所以作为儿童底扶植者的父母，应该尽可能地在幼年时代培养一切优良的习惯，不要失去这个机会。第四，儿童是富于模仿性的，很易感受父母本身行为的暗示。有很多的例证告诉我们，凡是父母的争闹、怨恨以及不适当的人生观，对于儿童的影响，为害之烈，不亚于其他的传染病。

父母溺爱儿童的危害 父母对于儿童不适当的溺爱，养成儿童过分的依赖性，这是很危险的。往往有许多事，应该让儿童自己做或是可以让他们自己做的；由于那种依赖的习惯，他们便不会做不能做了。有许多父母——尤其是母亲——实在太爱子女了。在家庭内，替他穿衣服、洗脸、喂他吃饭、和他同睡、陪他进学校。小孩一声喊，立刻就到。假如他哭了，想尽种种办法哄他；有些小孩更常以此来要挟父母，达到他所希望的目的，因为他们从经验中知道那时候父母总会允诺他们底要求的。子女进了学校之后，父母又每每不顾是非曲直，一味帮着他们，责备教员。倘若遇到和小朋友吵闹，由于对他们盲目的爱，父母不但放纵他们，有时甚至还会夹进去帮忙。儿童自己应做的一切工作，差不多都由父母替他们代劳。这样的结果是造成儿童骄傲的态度与软弱的实力；而且父母如此地剥夺儿童学习的机会，他们底依赖性便由此养成了。离开了父母便不能适应，便不能生活，他们不得不一生一世当寄生虫，这是何等的不幸！

　　普通一般父母，常把他们的子女，看得太小，这种错误的观念，实在也是因为那种过分的爱宠，迷住了他们底眼。一个五岁的儿童，常会被当作两岁的儿童看待；十岁的儿童，在父母心里，也像只有五六岁了。儿童本来可以做的工作，父母总以为他们还不能做。五六岁的儿童，母亲还喂他们吃饭；八九岁的儿童，母亲还替他们洗脸；十岁以上的儿童，进学校还要有人陪送，不敢让他们一人独走，许多完全是子女自身的事体，父母都不让子女自己选择，自己判断，总是代庖。子女要交朋友，父母替他选择；子女要进学校，父母替他选择；子女要就职业，父母替他选择；甚至子女要找寻配偶结婚，父母也替他选择。姑不论父母所选择的是否恰能适合于子女，单就子女在这种环境中长大起来，完全没有独立自主的能力这一点来说，已是足够可担忧的了。

　　父母溺爱儿童的另一种不良的结果是造成儿童底怯懦。有许多父母使儿童几乎一刻不离地依在身畔；不让他们在黑暗中行走；不让他们有一个时间独自留在空屋里；不让他们见到一点血……于是，许多无谓的怕惧，都在儿童心里根深蒂固地成长了。作者曾亲自看到一个儿童每天被仆妇伴送到幼稚园来，那仆妇便整天地留在学校里，直到散学。每一个户外活动或是休息的时候，那孩子便习惯地靠在她身上或竟坐在她怀里，像一个婴孩似的，许多活泼的孩子们欢笑着在滑梯上自由上下，或是坐在玲珑的三轮车上，但是那孩子却只是用一种胆怯的眼光望着他们。有时他被这一片眼前的热闹激起了儿童好动的天性，要从仆妇底羁绊中挣脱出去；但是她将他搂得紧紧地，并且说："宝宝，你不记得妈妈底话？要跌跤的呢！跌跤多痛啊！"他虽然有些怀疑，但是终于又听从了。这样，那仆妇也就尽了她底名义上是照顾实际却等于软禁的任务。据说那孩子还从不被允许独自上下楼梯呢！可是他的年龄却已六岁了。这样的孩子，长大起来会成为如何一个怯懦者，我们真不难想象得到的。而且这样荒谬的溺爱又何止一两个父母如此！因为爱子女，反而削弱他们生活的能力，这是多么可怜的蠢举！

父母过于疼爱儿童，还有一层危险，就是容易使儿童到大来还保持着婴儿的态度和习惯。他们简直不能离开父母而自营独立的生活。子女到了成年的时候，在心理上应该和父母的情绪联系，告一结束，而另外向外去发展。这种独立的基础，从小就应准备妥当，长大后才能从容适应。但是不幸得很，一般父母——尤其是母亲——常把子女当作所有物看待，管在身边，一刻不离，生怕他会越篱飞去。年纪已经很大的孩子，父母见了还是"心肝""小宝贝""好囡囡"地乱喊，结果会使他们也缪误地以为自己是属于父母的；一旦突然要离开父母的时候，精神上感觉到异常的痛苦。所以有很多的人不能离开家庭到远地去求学或做事，就是这个缘故。甚至有人不愿结婚，因为结了婚势必要和父母分开。霍林斯沃思[①]（L. S. Hollingworth）曾经举过两个患思家病的详细例子，现在引证过来，以见一斑："一个19岁的孩子，因为时常想家，学校里的功课，大受影响，因此被送去受心理检查。一调查他过去的历史，他在普通的年龄，进了本地一个小学，成绩很好。毕业那年，刚巧十四岁，他的父亲送他到远地一个预备学校去读书，准备升大学。他在校住了两礼拜，时常哭泣，不要吃饭，不能看书，常想回家。他的母亲看了这种情形，心中异常不忍，就又带他回来，改进本地的一所中学……等到中学毕业以后，问题又发生了。原因是他本乡没有大学，这个18岁的孩子，就被送到东方的一个大学去。他的生活是非常可怜的。他没有一个朋友，体重减轻了十磅，仍旧不能用功看书，常常偷着在暗中哭泣。他写封信回家去，说校中的饭菜很坏，因此他的胃口不好，甚至心脏也变弱了。这些身体上的症状，果然不久都一一显露，结果还没有到圣诞节，他又被送回家去了。他的母亲见爱子归来，非常快活；喜欢他，伺候他，并且说他的身体太差，不能进大学的。但是医生却说这孩子各方面都健康，没有疾病。因此他的父亲决定再送他到另外一个距离较近的大学，可以时常回家的。但他在那儿，照样的有许多困难。同宿舍的一班孩子，都是蛮而粗鲁；教师也枯燥无味，不久他竟得了一种很重的咳嗽病。这时他已经二十岁了。他的父亲觉得这样下去，前途很是危险，因此送他去受心理检查，想获得些正当的指示。心理测验的结

---

　　① 原文为"霍林华"，今译"霍林斯沃思"。——特编注

果，这孩子的智力很高，在普通大学四年级生以上，所以大学的功课，他一定不会发生困难。那么，他的失败，当然不是由于笨拙，而必另有其他的原因。考查他家庭的历史，一切也都很好。他的很多近亲之中，也不曾有一个不能工作的人。他的两个姊姊，也没有什么毛病。等到查到这孩子和他父母的关系，才发现他从小母亲就非常疼爱他；一点小病，就叫他睡在床上，不要起来；不让他自己读书，他的母亲常读给他听；而且在情绪上他母亲和他联系得异常牢固。到十九岁的时候，每天晚上他母亲还要替他铺好棉被，伺候他睡觉，她当着大众之前依旧叫他'好心肝'。她常说：'他是母亲的宝贝'，'他向来不和其他的少女来往的'。每天总有特别的菜烧给他吃。因为有这些缘故，所以这孩子到大还被他母亲保留着婴儿的态度……后来心理学家贡献了一种补救的方法，劝他在暑假中，到外埠去做些工作，稍微赚些钱，最好是劳力方面的工作，使他可以不致有损害心和胃的怕惧。然后再送他到西部男女同学的大学里，结束他大学的课程。这个提议，他的母亲非常反对，但他的父亲却努力求其实现。这孩子二十年来所养成的思家病，竟因此渐渐地被医好了。"[①]

有些父母，对于子女的要求，百依百从，事事姑息，就因此养成了他们许多坏习惯。父母往往以为这样是深挚地爱子女，其实却是害了他们。小孩子生了一次大病以后，脾气常会变坏；

[①] See L. S. Hollingworth：*Psychology of the Adolescent*，pp. 44 – 46. 书中尚有一例，叙述一个患思家病的女孩子，情形和前例相仿佛的，所以此处不再举了。

正因为他们在有病的时候，父母对他们特别注意，看护得格外周到。这意思并不是说儿童病时不应该加以周到的照顾，而是说父母往往因为孩子有病，放纵并且过分原谅他们。孩子病了，父母不许旁人去惹他们一下。所有要求，无不允诺；就是兄弟姊妹，也都得让他们一步，不能计较。全家的人都把这个病孩子另眼相看，他自己也就威风地高倨，于是他变成了一家的中心人物！这样等到病好之后，自私、逞强等坏习惯，也都种植得根深蒂固，牢不可破了。父母常因此而忧虑彷徨，以为一病竟使他孩子的行为变得如此之坏。其实何尝是病的缘故呢？还不是应该父母自己负责的？据许多心理学家的报告，甚至有些小孩子，因为要想获得父母特殊的注意和优越的待遇，故意装出病来或延长病的时期，来达到这个目的呢！

培养儿童独立人格的必要　综合上面所说，锻炼儿童充足的处事能力，以及培养他们坚强然而并不执拗的那种善良的性格与适当的情绪，以期儿童底生活有一个健全的发展，这显然地是很必要的了。关于儿童实力底训练，自然我们必得提早他们的学习。吃饭，让他们自己动手，菜肴狼藉满桌，或是满脸黏着饭粒，并不要紧。我们得知道这是学习中所必经的过程。一个人要想学会自己吃饭，必须经过这个菜肴狼藉的时期。穿衣服，脱鞋袜，也让儿童自己来动手。起初时虽然比较费事，然而这也只是一个短暂的必经的时期，学会之后，自然简便了。迈尔斯①（G. Myers）的《现代父母》（*The Modern Parent*）

---

① 原文为"迈尔士"，今译"迈尔斯"。——特编注

中，有下面一节话①："我们自己也是避苦求乐，舍难就易的。教儿童做某事比较困难，自己来做，倒比较省事。譬如教五岁儿童戴手套，教他自己戴，也许费了 20 分钟的时间还教不成功。如果由我们替他戴，恐怕不要 1 分钟的时间，就会戴好了。所以为舍难就易计，宁愿代劳。至于他学成了，自己能戴的时候，我们便可以减省将来的麻烦，这一点，似乎没有想到。我们所唯一注意的是目前的现在。将来如何，我们是不大留心的。更坏的是儿童教育整个被忽略了。因为我们只顾现在代他劳作，完全没有顾及他人格的陶冶和养成。"由于这种以事实为根据的正确的理论，我们可以相信，倘若父母不怕眼前的麻烦，并且信任子女，让他们自己处理日常的事务，让他们从小就有负责的机会，大半的儿童，都能符我们的希望的。

其次，关于儿童健全的独立态度的养成，我们该注意到应使他们与父母间的情绪联系，随着年龄的增长而日渐疏隔。许多做父母的人，平时对于子女，都是不肯"割爱"，认子女是父母的私有物。当子女有了异性朋友的时候，有些父母以为他们竟抛弃了自己，另外爱上他人，心中不禁大为感伤！叹一口气说："孩子大了，心也变了！"这种父母，真是荒谬之至！黄翼说："世俗父母，常不知青年应该独立，辄以子女脱离掌握为自己的损失。特别是寡妇独子，尤易以子女为自慰自娱之具，长欲其依依膝下，诚恐其羽成飞去，此种爱情大有害于子女；实

---

① 见章衣萍、秦仲实译：《怎样做父母》（商务），第 199—200 页。

为最自私自利之爱情。"① 所以父母应该从小训练儿童，养成其自主独立的态度。儿童一天一天的大起来，父母和他们情绪上的关系，也应该一天一天的疏远起来。当一个孩子处处表现着要自决自立，不愿父母过问他的事件，正是得到了常态的发展，父母绝对不必因此悲伤的。

父母对于儿童过严的危害　父母待子女，太宠爱固然不好，失之过严，也是同样的不当。我国素来以"扑作教刑"悬为家庭教育的圭臬，再加上"不打不成器""棒打出孝子"等等的传说，于是就形成了所谓"慈母严父"的家庭。父亲常自以为是一家之主，处处要小孩子服从，绝对听他的话。而且经验告诉他，要儿童服从，怕惧是一种最简易的方法，所以特别严厉。孩子见了父亲，就像兔子遇着猎狗一样，甚至连话也不敢说。儿童在这种无情冷酷的环境中长大以后，往往养成了自卑、胆怯、畏缩、怨恨、多幻想等坏习惯；也有竟因此树立了处处反抗的态度。父母告诉他的话，他像没有听到似地，完全置诸不理；父母对他的希望，他故意使他们失望。这种孩子进了学校，一定不守规则；进了社会，也一定不守法律，对任何权威，不顾是否合理，都要顽强地加以反抗。这对于人类，会是如何大的一种损失！

正因为上面所曾提到的，父母对于儿童的严厉是异常无情冷酷的刺激，于是，另一种不良的结果很容易的产生了：那便是孤僻性情的养成。父母与子女几乎可说是终朝相处的，那么

---

① 见黄翼：《青年心理卫生问题》，《教与学》，第 1 卷第 2 期，第 29 页。

这种长时期的严峻如何剧烈的影响到儿童的情绪，真是不言而喻的了。没有爱（虽然这一点不是父母所肯承认的），没有同情，没有安慰……再没有什么能温暖孩子们底心！整天地他们被困在愁城中，担忧着一点微小的错误立即会招来严厉的责备或惩罚。渐渐地他们这样的感觉更加扩展强烈了，他们觉得没有一个人善意的给予关心体贴，没有一个人是他们底朋友，他们宁愿默默地将自己沉浸在孤寂里，在危险的幻想中求得满足。

假使有一个父亲用武力打伤了他子女的身体，致成残废，我们一定要责备他的残忍。可是一个父亲因为严厉无情的态度，摧毁子女底心理健康，使他们心理上受了重伤，虽和前者同样地不人道，反而能够得到一般人的颂扬，说他是"严格训练"，"教子有方"，岂不是一件矛盾的事体？

父母对儿童的正当态度 父母应该明白他们是子女的顾问和朋友，并不是赏罚是非的法官，也不是独奸燃犀的侦探，更不是神圣不可侵犯的主宰，所以他们的态度，应该不宽不严，和蔼可亲；使儿童敬，但是不可以使他们畏；更须使他们愿意对父母没有一点隐秘，坦白地陈述一切，觉得父母是他们最亲切的帮助者。只有在这样和平、快乐、同情、友爱的空气中长大起来的孩子，才会有和平、快乐、同情、友爱的人格。

父母不应推卸责任 儿童的许多坏习惯，实在都是教养不当的结果，所以父母应负责任。但是一般父母，在事先既是漫不经心；等到儿童的坏习惯已经养成了之后，多半仍是好整以暇，以为无关紧要。他们中有的也许知道儿童的坏习惯应该从早设法消灭，可是一想到这种工作的艰苦困难，便自然而然地把问题丢在一边，不再加以过问。他们似乎以为任何问题，只要不承认它，便不会存在。一般父母因为不愿意多花精力时间去研求补救的方法，因此对于子女的缺点，常常加以否认。纵使子女坏习惯已经非常显著，不容掩饰，他们也会想出些理由来安慰自己，说："他现在还小，大起来自然会好的。"他们更从亲戚朋友中找出些似是而非的例子来证明自己主张的无误。其实，习惯决不会过了些时而自己消灭，相反地，它只有继长增高的倾向，假如不设法消灭它，结果必致根深蒂固，牢不可拔，永远成为人格中的一部分。

人们不但用年龄小的理由来原谅并解释自己子女底坏习惯，假使有的父母向人叙述子女底坏行为时，他们更会用这种论调来劝慰。这实在是一种普遍的并且危险的错误。要使儿童获得健全的人格，我们必得承认儿童期的重要，而且彻底认识儿童期即是人格基础底奠定期。

教养儿童的基本原则 父母应该明白自己的责任，在帮助子女发展健全的人格，养成适当的习惯，使成人以后，能够适应社会生活，不感困难。这是父母对社会对国家应有的责任。德国自希特勒秉政以后，对于有子女而不教养的人，一概处以极刑，以为忽视国民责任者戒。讲到教养子女的方法，千头万绪，自然不是在这寥寥一章以内所能写得完的；阅者必须另看专书，才能详尽知道。在这儿，作者不过综合各家的意见，编成下列几条基本原则。

（一）以身作则 儿童是最喜模仿的，所以大人的一言一语、一举一动、一喜一怒，都无形中影响儿童很大。父母无论

167

要想使儿童建造一种习惯或消灭一种习惯，都得先留意儿童的环境之中，有无可使儿童模仿的性质存在。常看见有许多父母怪他们的子女脾气不好，而没有想到自己却常常敲台拍桌的骂人；又有许多父母恨他们的子女要说谎，而没有想到自己允许儿童的事体，常是说了便算，并不实践；又有许多父母责怪他们的子女要选择菜蔬，而没有想到自己在吃饭的时候，常是这样菜不合口，那样菜不要吃；还有许多父母担忧他们的子女怕惧太多，而没有想到自己看到一只野狗，也会高声大喊起来。诸如此类的例子，不胜枚举。这些儿童的坏习惯，都是他们父母行为的反映。父母们倘能反躬自省，必定会哑然失笑，不致再单独责备他们的子女了。所以，假如小孩子有了一种坏习惯，我们必先反省自己有没有这种习惯给他们模仿，假如要想小孩子养成某一种习惯，我们也应该以身作则，先做个榜样给他们看。我们要子女诚实，必先自己诚实；我们要子女勤劳，必先自己勤劳；我们要子女对人有礼貌，必先自己对人有礼貌；我们要子女心理健康，必先求自己的心理健康。这样供给儿童模仿的机会，在不知不觉中，潜移默化，效力是最大的。陈鹤琴说："做父母的一方面要以身作则，一方面还要替小孩子选择环境以支配他们的模仿。"[1]

（二）**交替指导**　交替指导又叫作替代的原则。意思就是说我们应该用他种活动来代替要取消的活动。活动是儿童时代的主要生活，决不是消极的禁止所能够遏抑得住的。倘若他找不

---

[1]　见陈鹤琴：《家庭教育》第20页。

到活动的正当出路，仍会继续地犯另一种不良的习惯，所以贤明的父母一定因势利导，找一种好的活动来替代坏的行为，使儿童的冲动得能改向发泄。单是禁止，总是无效的。即或他被迫不得不放弃那以浓厚的兴趣致力着的事情，但是因为没有旁的工作可做，也许他反会把那种活动的力量，发泄到比原先更坏的一种行为上去，那时候情形便愈糟了！消极制止的另一种无效的表现是当你开始禁令的时候，儿童因为怕受谴责，暂时不敢继续，但隔了不久，或是当你离开他的时候，你底禁令便将完全失效了。所以当你看见一个小孩用笔在墙上乱涂，或是用剪刀乱剪头发的时候，与其高声大喊："不要涂墙壁！""不要剪头发！"不如乘这机会，给他一张白纸，让他画画，或是给他一张画报，叫他把人像剪下来。这样当然要好得多。我国一般父母，对待子女的传统方法，只有"不许"两个字。"不许吵！""不许叫！"不许这样，不许那样，代表了大多数家庭教养子女的唯一方法。惟其不知道应用替代的原则，而只是一味地消极禁止，所以难怪"言者谆谆，听者藐藐"了！阿利特①（A. H. Arlitt）在他的名著《父母学》（*Child from One to Six*；*Psychology for Parents*）中，举了好几个交替指导的例子："一个 16 个月的婴儿，将地板上的软毛捡起来放入他的口里；后来给他一个盛碎纸的小筐，他便不再放入口里，把捡起的东西都放入纸筐。"②"又有一个小孩扭弄厨房的煤气管，母亲告诉他可以拿一小块破布擦摩火炉下面的铁柱。那是孩子的地方，煤气

---

① 原文为"亚丽德"，今译"阿利特"。——特编注
② 见张官廉译：《父母学》第 34 页。

灶上是母亲的地方，小孩擦铁柱，母亲弄煤气灶。"① 这些都是能利用替代活动的好例子。阿利特并且说："如果找不到替代的事情，儿童常常宁可受顿责罚，亦不肯误过一件不许做的乐事。"② 从这里，更显得消极禁止的徒然了。

（三）父母一致　父母对于训练小孩子的方法，应该有一致的态度，否则一个严厉，一个放纵，时常发生争执，对于儿童有莫大的害处。普通的父母，因为经验不同，观点两样，所以指导儿童，意见往往不能一致。倘他们能平心静气地讨论，互相商榷，不难得到共同的结论；最忌的是当着儿童面前，彼此争执起来，使儿童无所适从。一个相信体罚，一个认体罚是最要不得的方法；一个禁止儿童吃闲食，一个却以为小孩子吃点零食，并不要紧；一个要小孩子整天地念书，一个却以为小孩子游戏比念书更重要；一个主张对小孩应讲理，一个主张不必讲理由，应该训练儿童绝对地服从；一个责罚儿童的时候，一个常出来阻挡；一个不准儿童用钱，一个偏在暗中给钱与儿童用。这样的例子，实在是举不胜举。当儿童发觉父母之间，一位的主张为其余一位所不赞同时，究竟依从哪一位才对？这在儿童看来，是极感困难的。父母教导子女，倘若不能使子女有所适从，这就不能算为教育。而且儿童知道他不顺从父亲（或母亲）的意思，他的母亲（或父亲）必会庇护他，更是"有恃无恐"，置父亲（或母亲）的言语于不顾。倘若他知道父母是一致的，主张相同，他们只有一个标准，自然容易服从了。不仅

---

① 见同书同页。

② 见同书第 35 页。

如此，有些小孩见父母为了他们的事体，而彼此发生争执，他们就洋洋得意，以后会故意再闹一下子，以引起父母的冲突。而且这冲突的本身，无形中使儿童沾染好争暴躁的性情；这种危害，也是不容忽视的。迈尔斯（G. Myers）在《怎样做父母》一书中，有下面一段话，很可供我们参考："如果夫妇间的争执是关于儿童应做或不应做的事，且若是当着儿童发生的，哪怕他们的争执怎样平静，怎样周到，终于儿童有莫大的害处。这种害处影响于儿童的幸福之大，谁也不能企及。夫妇间有了这样的争执，可说是家庭教育上最大的障碍，任何障碍都不及这样厉害。试思幼弱的儿童身居其间，是多么困难？俗语说：'一人不能事二主。'儿童这时正是如此。"① 陈鹤琴也说："在小孩子面前，做父母的大家意见不合，不特使小孩子无所适从，而且或者也引起他轻视父母之心。"② 总而言之，聪明的父母，纵使训练儿童的意见，彼此不同，也决不在儿童面前，发生冲突；他们必暗暗地在一块仔细商量讨论，这样，后来他们所用的方法和手段，乃能一致。父母之间倘能有这种合作的精神，则不但训练儿童，容易见效，而且家庭的爱情也无疑会一天一天的浓厚起来了。

（四）**避免恐吓**　因为要使儿童立即服从，恐吓就变为最普通的一种方法；但是恐吓儿童，不但是无用，而且是不可恕的。倘使你告诉儿童的说话，后来真的实现了，这不能算为恐吓；唯有你预告的结果，事实上并不会实现的，这才叫做恐吓。许

---

① 见章衣萍、秦仲实译：《怎样做父母》第 33 页。
② 见陈鹤琴：《家庭教育》第 106—107 页。

多父母常利用无意识的恐吓，来控制儿童的行为；例如向儿童说："你再哭，我要把你关在黑房间里去！""不要响，猫来了！"可是小孩子仍旧继续着哭闹，不但猫没有来，连黑房间也不曾关。因此产生的结果，不外乎两种。第一，养成小孩子许多不必要的怕惧。猫是家畜，不会伤害人，而小孩子应该常和动物作伴，从小养成他研究动物的兴趣与爱护动物的习惯；黑暗更是不应怕的；可是现在他因为父母恐吓的结果，见了猫也怕了，黑暗的地方也不敢去了。我们在第五章中已经说明怕惧是一种分解人格的主要势力，设法消除还来不及，怎么还能叫小孩子怕这样怕那样呢！其次，当儿童发觉猫没有来，也不曾关黑房间，他知道是在欺骗他，于是对于父母的话，便失去了信仰。父母既然希望在自己的教导和帮助之下，使儿童长成身心都很健全的人，要是不能引起儿童的信仰，怎么还能使他愿意去咨询父母底意见呢？所以这两种结果都是不相宜的。

（五）**不以自己的理想做目标**　有些父母因为在自己的经验中，某种欲望受到了阻碍，或是某种事业有了成就，因此就造成了一种牢不可破的偏见，作为训导子女的标准。这实在是件错误的事体。个人的能力不同，兴趣互异，我们断不能责成子女来满足父母所不能达到的希望，或是继承他们底志愿。可是社会上这样的父母实在太多了！关于这一点，且曾在以前提及。例如有一个父亲自己没有机会进大学，认为是一种莫大的缺憾，于是给他的儿子学文史，进高中，希望将来能够升入最高学府，实现自己底遗志，以一光门楣。其实从这个孩子的兴趣、倾向、智力及其他各方面看来，学技能比较进大学要适宜的多，但这些却从未曾被考虑过的。再如有一个父亲，是一位工程师，毕生致力于工程，他对此极感兴趣，而且在这种事业上有了卓越的成就；于是他决意要把他的儿子造成第二个自己，他要儿子继承他的事业，而且偏执地坚信着他底希望一定能得到最完全的满足；在这种情形之下，当然他是不会顾虑到他儿子底个性是否与他相似的。在我国，由于传统观念的深入人心，这种错误更是数见不鲜；因为要保持"书香门第"的名誉，就不能使子女走入"文"以外的另一途，即是一个普遍而明显的实例。又如有一个父亲，自己幼时曾受过极严格的训练，他的父亲待他非常残酷，常施鞭挞，他身受到这种剧烈的痛苦，因此产生了一种情绪的偏见，就是对于指导训练的价值，发生怀疑。他对他的子女，绝端放任，丝毫不加拘束。这些孩子长大起来，因为缺乏家庭教育，一切行为都毫无规律，和社会的风俗不能适应。还有一位父亲，因为他的妻子不幸得到传染病而死，因此变成了惊弓之鸟，保护他五岁的孩子，无微不至，甚至禁止他出外去和其他的小孩在一起游玩，深恐再被传染。有时这小孩偶尔有点小病，他父亲更以为大难将临，又将遭遇与以往相同的不幸，为此惊慌得了不得。这孩子终日在恐惧忧虑的空气中度生活，到了十岁，还不知怎样和别的小孩同玩，因此变成一个孤独不快乐的孩子。上述的例子，都表示父母养育子女的态度，常受自己某种经验所支配；不管儿童身心的情形，只一味的希望他们来满足自己不能实现的欲望，或是继承自己所感觉兴趣的事业；难怪结果不但不能成功，反而有时养成儿童反抗的态度。

（六）**实践诺言**　凡是答应儿童的，必须做到，不可以骗他。如果预料做不到或不愿做的事体，就不必允许他；既然已经答应了，必得实践诺言，不能失信。例如有好些父母因为要暂时得到儿童的服从，允许买几本新书给他看，或是另外的东西给他玩，敷衍一下；等到事过境迁之后，买书的事，早已抛诸九霄云外。可是儿童对于他父母的说话，却始终没有忘记，过了几天，不见他父母买新书给他，心里难免要发生疑问，觉得父母是在欺骗他；有时父母并不真忘记了自己的说话，乃是有意的想不践约，以为只要不提起，小孩子便会忘记了。其实小孩子是决不会忘记的。甚至儿童后来问起，还有些父母仍旧拿"下次买给你"的说话来搪塞，这更是不可原谅的了！所以有许多小孩子不信仰他们的父母，或甚至于也撒谎欺人，都是这样日积月累，受父母的熏陶所造成的。

母亲怀孕期的影响于儿童人格　从心理卫生的观点看来，儿童时代不健康的习惯，都是后来不能适应的主要原因，所以父母对于儿童的训导，负着很大的责任。正因为儿童在很幼的时候，就容易受父母的影响，因此父母本身的态度是很关重要的。在这儿，有一点值得我们注意：就是许多母亲在怀孕的时期中，会呈现着忧虑恐惧以及其他种种的心理冲突，这些情绪上的态度，不但可以妨害她自己身心的健康，并且足以影响儿童将来人格的发展。在这科学昌明的时代，我们自然不再相信古时"胎教"的传说，以为母亲的思想和行为能直接影响胎儿；可是母亲在怀孕时的情绪态度，常会继续保持到小孩诞生以后，因此影响到她和儿童的关系。许多有孕的母亲，因为听到产妇容易死亡或变成残废等等无稽的故事，对于生产，异常怕惧；更有许多母亲，因为怀孕时期的种种不便和行动的受了限制，对于自己的怀孕，发生厌恶；也有许多母亲，深恐生产以后，容颜衰老；或者因为家庭经济的不宽裕，多添一小孩，就会多加一分痛苦，因此更日夜担忧着未来的种种问题。倘若她本来不希望有小孩子的，那么怨恨的程度，必定更高。因为有孕而产生的恐惧、忧虑或怨恨，结果无疑地会影响她后来对于小孩的态度；所以母亲的怀孕，实在是心理卫生上一个严重的问题，和"教养子女"同有指导的必要。

身体卫生的关联于心理卫生　我们提倡儿童的心理卫生，并不就是忽略了他们的身体卫生。身体和心理有着密切的连带关系，许多的生理疾病，都可以在心理上发现真正的病由；同样，许多的心理疾病，也都可以在生理上找到变态的根据。所以一个身体健康的人，才容易得到心理的健康。试想一个时常被病（指身体上的）侵袭，不堪痛苦的人，又如何能保持他精神的愉快呢？无论是心脏病、肺病、脑病、花柳病，血压的失常，神经的中毒，液腺的变化，都足以损害心理健康，在人格上发生显著的症状。我们如果要讲心理卫生，这些身体上的疾病，必须首先加以治疗和注意。可是我们一查在家庭里的儿童，有很多的小孩身体上是有疾病的。根据美国白宫会议①底调查报

---

　　①　美国前总统胡佛（Herbert Hoover）于 1930 年 11 月在美京华盛顿，召集儿童教育专家及从事于儿童幸福的工作者三千人，举行白宫会议，讨论儿童健康和保护的问题。会议结束后，各组都有详细的报告，由 Appleton-Century 公司出版。

告，55 526 个未入学儿童身体检查的结果，发现下列的病症。

眼	3 094 人	足	2 722 人
耳	1 830 人	过轻	10 196 人
齿	29 850 人	皮肤	1 152 人
扁桃体	21 179 人	疝气	675 人
腺肿	12 402 人	腹	914 人
鼻	1 636 人	割去包皮	3 128 人
心脏	1 347 人	其他	3 292 人
腺	7 644 人	共计	105 732 人①
姿势	3 885 人		

看了这个统计的数目字，我们已经觉得可惊，在这贫弱多病忽视卫生的中国，小孩子有病的，一定更多。父母倘不注意及此，那么提倡心理卫生，效率必等于零。因为这些疾病的结果，对于身体和心理的健康，都有妨害。及早的诊治，自然可以免去后来许多麻烦。

结论　儿童时代是人格胚胎的形成期，因此儿童时代的教育——多半是家庭教育——极为重要。那家庭教育的实施者——父母，既不可溺爱儿童，致削弱他们人格的独立，又不可过于严厉，致毁损他们心理的健康。他们应该合作地来教导子女；以身作则，避免偏见；用积极的替代来调换消极的遏抑；不对儿童作无意识的恐吓，用认真负责的态度向儿童说话，并且留意到他们身体的健康。当然，必须是贤明的父母，才能做

---

①　因为一个儿童有生好几种疾病的可能，所以共计的数目比检查的人数多。

到这些。总之，父母的态度和教养儿童的方法，影响儿童后来的行为很大。一个小孩子将来的心理是否健全，其权大部分操于父母之手。所以，我们要想减少心理有病的成人，必须从根本着手，使每一个做父母的人，都有做父母的知识和技能。因此，父母教育的提倡，实在不容再缓。著者现在借用陈鹤琴的说话，作为本章的结束："我坚决地相信：父母教育是儿童教育的基础。中国哪一天有了美满的父母教育，然后才会有美满的儿童教育！"①

参考书：

[1] 张官廉译：《父母学》（中华慈幼协会）。

[2] 张衣萍、秦仲实译：《怎样做父母》（商务）。

[3] 陈鹤琴：《家庭教育》（商务）。

[4] 陈鹤琴：《怎样做父母》，《教育杂志》，第 25 卷第 12 号。

[5] 陈征帆：《中国父母之路》（中华慈幼协会）。

[6] 吴南轩：《儿童的心理卫生》，《教育杂志》，第 25 卷第 12 号。

[7] 吴南轩：《问题儿童之心理卫生》，《中大教育丛刊》，第 1 卷 2 期。

[8] 许逢熙：《心理卫生的基础工作》，《教育杂志》，第 25 卷 9 号。

---

① 见张官廉译：《父母学》，陈鹤琴序。

1. Blanton, S. And Blanton. M. G. : *Child Guidance.* Century. 1927.

2. Blatz, W. E. And Bolt, H. : *Parents and the Pre-school Child.* Morrow, 1929.

3. Burnham, W. H. : *The Normal Mind.* Appleton-Century. 1924.

4. Grane, G. W. : *Psychology Applied.* Chap. 13. Northwestern University Press. 1933.

5. Fisher, D. C. And Gruenberg, S. M. : *Our Children : A Handbook for Parents.* Viking. 1932.

6. Grooves, E. R. : *Parents and Children.* Lippincott. 1928.

7. Grooves, E. R. and Grooves, G. H. : *Wholesome Parenthood.* Chap. 1—7, 9—15. 1929.

8. Howard, F. E. and Patry, F. L. : *Mental Health,* Chap. 8. and 9. Harper. 1935.

9. Mateer. F. : *Just Normal Children.* Appleton. 1929.

10. Mowrer, W. : *The family.* Chap. 7 University of Chicago Press. 1932.

11. Rosanoff, A. J. : *Manual of Psychiatry,* Part III, Chap. 10. John Wiley. 1927.

12. Thom, D. A. : *Everyday Problems of the Everyday Child.* Appleton-Century, 1933.

13. Thom. D. A. : *Normal Youth and Its Every-day Problems.* Appleton-Century. 1933.

第十章　心理卫生与教育

教师对于心理卫生的责任　形成儿童人格底责任，除父母以外，第二当推教师了。正确地说来，儿童自被送入学校以至离校，每天都应该在一种完整的培养中：丰富的知识，强壮的身体与健全的精神。以往那种偏向知识的畸形发展早被这进步的时代所摒斥了。因此，教师一方面是儿童底知识指导，一方面又是儿童底行为顾问。许多心理失常的人，都由于习惯养成得不好之故；虽然儿童的习惯，在入学以前——家庭里——已经奠定下基础，可是教师们极不应该将培养儿童健全人格的责任，诿诸父母而置之不顾。第一，儿童时代的可塑性最大，在家庭里养成的坏习惯，教师倘能及早发觉，并予以适当的训练和教育，还可以纠正过来。如果置之不理，那么变态的程度，必致日渐加深，最后陷于不可救药的地步。第二，在现在"父母教育"还很幼稚的时候，儿童有许多身体上或情绪上的坏习惯，常被父母认为无足重轻，轻易地忽略过去，亟待教师来处置。因为他们比起一般的父母来，多少已步上了较为前进的教育底阶段。第三，有许多儿童，在家庭中本来身心都很健康，但一进了学校以后，因为环境的不良，教师处置的不当，以及整个学校行政的疏忽，以致身心两方面，都呈现了病态的现象的，尤其是数见不鲜。对于这一层，教师自然更应该负全部的责任。第四，儿童在求学时代，他工作和游戏的时间，大半都在学校中度过；照普通计算，一个儿童早晨八时到校，下午四时离校，经过为八小时，而儿童的睡眠时间当在十小时左右，这样，已可证明他留在校中的时间，极为久长；不消说学校教育对于儿童人格底发展，有着很大的影响了。本章所要说的，就是从心理卫生底立场，来讨论教育的设施和方法，目的在使目前的教育系统，如何可以适合学生的心理健康，避免变态的发展。作者深信教育的最重要目标，在于使儿童身心两方面，都获得正常健全的生长。学校必须达到这个目标，才能算尽了它的使命。所以倘若家庭教育和学校教育有了改良，社会上心理失常的人数，一定可以大量地减少。这是我们从事于教育的人所应当注意的。

对初入学儿童应有的注意　儿童初进学校，一旦从家庭的环境改变到学校的环境，常会不能适应。他们在家庭里，所接触的，都是熟人；一切事体，有父母代劳；饮食，又都能适合胃口；总之，家庭中的一切，都是为他们所熟稔和习惯了的。进了学校之后，不但这些原有的权利，不能再继续享受，而且学校是一个新环境——一个没有熟人的陌生环境——所看见的都是素不相识的生人，老师不像父母这样慈爱，同学又不像弟兄这样熟悉。在学校里，儿童得自己负起一切生活的责任，不似在家庭中的有所依靠。在这种情形之下，新生开始时的适应，自然是很不容易。所以许多儿童，初进学校，总是哭闹不已，吵着要回家；有的儿童怕受父母、教师的责罚，勉强留在校里，可是精神上却异常痛苦，失去了心理的健康；更有的儿童，竟因此养成了极端内向的人格，变成严重的精神病。这种适应的问题，自然是新生最易发生。幼稚园和低年级的教师，对于这一点，所以尤其应该留意。倘若开始的时候，没有把适应的习惯造成，以后困难问题，便会愈来愈多，错综复杂，更感棘手。幼稚园和一年级的教师，无疑的应该多把时间花在儿童的研究上面，将一班新来的儿童，做仔细的个别观察、诊断和处置。他们一方面更应该体贴地替儿童设想，给他们种种便利，使不觉有离家之苦；并用亲切的态度对待儿童，减少他们的孤寂和失望；这样才能逐渐引起儿童对于新环境的适应。我们深信，这种适应能力的训练，才是基本的教育，比较教识几个字或教唱几支歌，更为重要，也更有意义。所以学校中最先采用心理卫生底原则的，当推幼稚园和一年级的教师了。

家庭影响儿童的适应 儿童对于学校环境适应的快慢，要看他在家庭中所受的教育如何而定。倘若他底父母很早注意到习惯的训练，供给和邻近儿童一同游戏的机会，鼓励独立自主的生活；他进了学校，便较易适应，不致会发生大困难。可惜社会上只有很少的儿童得到这种家庭的训练，大半的儿童都在那错误的或是浅薄的家庭教育里被忽略了。他们因为在家里放纵惯了，早已养成了公子哥儿的脾气，一来便使气任性，到了校里，就会感觉到处要受拘束，不能自由。这是必然的结果，因为那种集团的有规律的学校生活，自不能与一般的家庭生活相比，而且在学校中，也绝不会有人溺爱他纵容他如父母一样的了。还有些儿童，因为在家庭里被视作永远的小宝贝，致使他们到大还保存着婴儿时代的说话和态度；这些特殊的说话，除出了自己的父母或保姆以外，别人就很少能听得懂。更有些儿童，在家庭中缺少营养、睡眠不足、工作过度或是身体上有了疾病，未被发觉，一旦进了学校，对于校中的工作，也容易厌倦烦扰，缺少兴味。这些儿童对于学校适应的困难，都是在家庭中就栽下了根苗。可是一般父母，能充分懂得做父母底知识的，求诸现代，实在是凤毛麟角，不可多得；因此除积极提倡父母教育之外，只有借教师底努力，从事于"亡羊补牢"的工作，把这些被疏忽的儿童，一个个出水火而登衽席。因为对于环境的适应，是后来一切心理健康的基础，在儿童时代来奠定这个根基，比较容易，只需花很少的时间、金钱和精力，就可以收获圆满的结果。倘若开始的时候，把这个机会轻易失去，以后的困难，处置起来，便须抛掷加倍的时间、金钱和精力了。

一般教师底误见　小学教师底责任，首在利用科学的方法，同情的态度，来研究儿童底人格，分析行为上的问题，求得适当的解决；至于国语、算学、史地等等知识的传授，尚在其次。可是现在一般教师，常过分注重后者而忽视前者。他们对于儿童的适应能力，很少积极的指导和训练，只偏重于事后的应付。所以，儿童底行为，必须要等到足以妨害教室中工作进行的时候，才会引起教师们底注意。一个儿童常在教室中吵闹，或是和旁座谈话，或是用纸团抛来抛去，扰乱了课室的秩序，就被认成为问题；另一个儿童常喜说谎，或是时常偷窃别人的东西，妨害了其他同学的权利，也被认成为问题。可是一个畏羞的、沉默的、孤僻的孩子，因为他比较安静，并不淘气，和教师工作及团体生活，都没有什么显著的直接的冲突，因此教师不但不会去注意研究这个儿童底一切，反而会认他是一个最能适应的孩子。但是一个心理卫生学家底观点，却正好与此相反。他对于一个不声不响内向发展的孩子，最为关心，认为这是人格变态的先兆，长大起来，往往有变成精神分裂症（dementia praecox）或其他精神病的可能。所以比较那些扰乱秩序或是公然反抗的孩子，实是要严重得多。教师们倘若有了心理卫生的知识，至少能获得正当的观点，不致再发生"舍重就轻"的重大错误了。

教师人格修养的必要 一个成功的教师，除出须具备充分并且正确的学识和优良的教学技能以外，本身人格的修养，也占着一个极重要的位置。教师希望儿童能适应，他自己先要能适应。许多教师自己心理已不健康，因此反影响到了儿童，这是多么可以痛惜的一回事！儿童在家庭里养成了的坏习惯，教师不曾发觉，或是不能替他们纠正，还只能算是教师消极的过失；若是儿童本来倒很健康，因为教师自己性情的暴戾，行为的怪癖，以及反应的失常，使无数活泼的儿童，都陷入了活地狱，就像由鲜明的蓝色转变到灰色一般，这才是教师重大的过失，不，岂但是一种过失，简直可以说是一种罪恶。所以一个贤明的教师，必得先明白自己困难问题之所在，做合理的解决；避免变态的出路，才不致自误误人。其实，教师底职业，根本就不比其他职业容易适应。第一，在一般人看来，教师似乎应该是一个能做模范的完人，他的一举一动，常被社会所注目，倘若他的行为有一点足以被人指摘的地方，就立刻可以影响到他的职业；这种情形，尤以荒僻落后的乡村为甚。所以教师要想维持他的尊严和地位，必须勉强抑制自己底欲望，使处处和社会的标准相符合。甚至他们的衣服和交际，都不能十分的自由。一般来说，年轻的女教师们，受到了这份职业的拘束，心理上更易发生严重的冲突。第二，在小学里，通常一班有四五十个儿童，他们又都是活动爱玩的孩子，这种管理的工作，本来就很繁重，倘若不是一个有特殊耐心的人来担荷这种艰巨，心理上必致受到过度的紧张，结果不是常和同事争吵，便是迁怒到儿童身上。幼稚园和低年级的儿童，刚开始脱离了无拘束的家庭生活，幼小的年龄与浅薄的经验使他们不能了解规律和秩序，因此他们是更不易就范的。现在我们已看到一个剧烈的冲突横在面前：幼稚园和一年级的教师底责任特别重，而他们所遭遇到的困难却更大，这自然会使他们更不易适应。第三，小学教师除了每天繁重的上课之外，课外阅卷等工作，常会占去几乎全部的空闲。他们很困难去享受一些自己所爱好的娱乐，或是做一些职业范围以外的自己喜悦的事，以消除疲劳。每天只是无休止地工作着；上课、批改卷子、处理校中杂务……这种机械的生活，使他们对之厌倦，甚至感到人生就如一片无垠的沙漠似地干枯。在这种情境里，要能保持愉快而活跃的精神，努力向上的态度，谁都想得到该是不很容易的吧！第四，至于说到教师的待遇，更是微薄得可怜。据张钟元的调查①，我国小学教师的平均年俸为 195 元，平均每月只有 16 元强，在这物价昂贵的时代，以这样一个微小的数目，维持个人的生活，已是戛乎其难，更谈什么仰事俯畜？而且近几年来，学校也染了政治化，和政府机关一样，校长一更动，大批的教员便跟着宣告失业。际此人浮于事的时候，要立刻继续谋得一个职位又是极无把握的。在大都市中，甚至有许多教师是只被供给膳宿——或竟致只有两者之一——而不支一文薪水的。试想教师的生活如此不舒适，职业如此不稳固，如何不使他们时时沉浸在忧虑与彷徨之中？自然，这些心理上的不安，都足使教师外表的行为发生异常。所以每一个教师都应该先研究自己的问题，面向事实，了解原因，然后再设法补救。倘能减低冲突和紧张的程度，不但自身的人格得能完整坚固，同时也可不致贻累到无数天真的儿童！

教师底偏见 人们应付某一事物，常被自己的偏见所左右。教师们并不是超人，当然也免不了偏见。他们对待儿童的态度，常不以客观的事实为根据，而以个人的偏见为转移。有许多教师，对于服装整洁的儿童，常会不自觉地表示一种和蔼亲近的态度；反之，衣衫褴褛的穷孩子，纵使他们的成绩列在中等，也常会受到厌恶和斥骂。这种以贫富来分别待遇的标准，把贫富阶级的观念，从小就灌输到儿童纯洁的脑筋里，结果如何，不难想见。而且贫苦的孩子们，本已感到物质上的享受，不如

---

① 见张钟元：《小学教师生活调查》，《教育杂志》，第 25 卷第 7 号。

旁人，何况更因此而遭遇到轻蔑和歧视？因此而产生的心理上的不良影响，真是异常严重的。也有些教师常厚待聪慧的以及面貌清秀的孩子，而薄遇愚蠢的和丑陋的孩子；儿童天赋的低下智力，以及与生俱来的不扬仪表，引起了教师的坏印象，便会立即发酵成憎厌他们的一切。但这些岂是孩子们的过失呢？一个怠惰的学生，可以发奋勤学，但是智力和容貌，都是先天早已决定的，不能自由改变。笨拙的孩子们，原来就已较旁人不易适应了，何堪再受不平的待遇？这种适应上困难的增加，驱策他们走上心理不健全的窄径。更有教师但凭儿童一次过失，便埋下了恶劣印象的种子，心里存了这种偏见，以后这个儿童纵然没有其他的过失发生，也改不了教师对他歧视的态度，始终会被认为不可造就的坏蛋。而且他的坏名誉，会从下一级传到上一级，直到他离开学校为止。一位三年级的教师在学期终了的时候，预先警告四年级的同事说："吴子才下学期要到你的班里来了！注意他，他是一个要偷东西的小贼。"四年级的教师受了这个有力的暗示，等到开学之后，一看见那名叫吴子才的小孩子，无疑地就先存了"他是窃贼"的偏见，于是处处防范他，准备着捉住他的罪恶。一天，这位教师忽然失去了一个小银角，当他在心里暗自揣摩着谁是罪犯的时候，吴子才的面影，第一个浮泛到他眼前，"一定又是他故态复萌了"，这样，他毫不迟疑地被偏见所控制了。于是并不仔细调查事实的真相，就把子才叫来当着许多人面辱骂一场，或甚至毒打一顿；而且子才偷窃的坏名誉，随即更扩展地传播到全校竟至校外。假如子才否认是他偷的，教师又会骂他是放刁、撒谎，必强迫他承认使他俯首无辞而后已。在学校里，每有许多无辜的孩子，只因为有了不好的名誉之故，被人诬指为做坏事的主犯，众口一词，不能自辩。类似的例子，实在不胜枚举，真是不人道的惨事！一件坏事发现以后，我们很容易就怀疑到是一个已有坏名的人干的，这原是人类普遍的反应：侦探对待嫌疑犯的态度是如此，教师对待顽皮儿童的态度也是如此。可是一个天真的孩子，蒙了不白之冤，代人受过，为师长同学所不齿，这对于他心理的摧残，试问是如何的严重？所以教师们决不可以自己的偏见，作惩奖的标准；应该用毫无偏私的态度来观察事实的真相，研究原委；这样，他们底学生才真能获得实益。

智力分组的必要 就学校行政方面来看，也有许多地方，值得注意。第一是依照智力分组的必要。在过去，我国从小学一直到大学，都是实行单轨制的，换一句话说，就是每一个年级，只有同程度的一班；纵然有时因为学生人数太多，把一级分成几组，可是各组的教材教法以及测量的标准，也都还是一样。假使有学生功课不及格或是屡次留级，那只能归咎于他们自己不用功、太懒惰，或者竟有人认学生留级是不可避免的必然现象。到最近，才有人对这种单轨制度的本身，开始发生怀疑，认为有改良的必要。欧文及马克斯①（Irwin and Marks）两氏曾调查美国小学一级中学生之智力，发现差异很大。② 五下的学生，年龄的差别从九岁到十四岁，智龄的差别从七岁到十

---

① 原文为"马克司"，今译"马克斯"。——特编注

② See E. A. Irwin and L. A. Marks：*Pining the school to the Child*，p. 29，42.

六岁。但是教师却把这一团能力参差年龄不等的学生，当作一样的看待。他们要做同样的工作，受同样的训练，用同样的标准，结果，聪明的孩子，觉得工作太容易，毫无兴味；愚蠢的孩子，却又以为工作太繁难，拼命努力，仍是不能了解，追赶不上，那种经常的失败使他们完全心灰意懒了。这样的结果告诉我们，倘如要想给每一个学生都有最大发展的机会，至少从幼稚园到中学这一阶段内，须有三轨或五轨同时进行，才能适应这些能力不等的儿童。至于教材的内容、分量，以及教学的方法，各组自然应该彼此不同，因为适合于天才儿童的材料，决不能同时相当于低能儿童；在他们看来，也许完全是枯燥无味，反之亦然。因此所用的材料如与儿童的能力不相称，不但无益，反而有害。

在本书第六章中，我们已经说过失败是一种破坏人格的势力，它对于心理健康的危害很大。旧的教育制度，不顾儿童智力底高下，一概不分轩轾，一视同仁，因此智力较低的儿童，不能和其他普通儿童相竞争，以致屡次失败，受着教师和父母的交相责备，不但使他焦虑、失望、减少自尊心和自信力，甚至会使他发展成许多不健康的补偿行为，例如说谎、偷窃、逃学等等。所以学校应该把智力较低的儿童另成一班，利用他们有限的智力，做些比较简单的工作，使他们也同样能感到成功的满足，而尽他们的能力，继续发展。欧文和马克斯有下列一段说话，值得参考①。

---

① See E. A. Irwin and L. A. Marks: *Fitting the School to the Child*, p. 273.

铁匠不会因他不是一个法官而失望；煤气工人也不会因他不是一个医生而灰心。只有内心失败的感觉，才能摧毁人们底生命。但是倘若家庭及学校能够顾到各人的智力的话，失败的惨剧，当可不致产生。我们不能写出和莎士比亚一样优美的戏剧，可是我们并不觉得不安；同样的，愚蠢儿童不能计算银行的簿记，也不会觉怎样难过。唯有每天有人在你的背后，强迫你做你能力所不及的事体，又因为你做不了这种工作，天天的责骂你，讥笑你，结果才能使你完整的人格，完全毁坏。愚蠢儿童在学校里受着繁重课程的压迫，所产生的结果，正是如此。

至于智力在常人以上的儿童，倘若学校对于他们，没有特别的课程和设施，社会所受的损失，也许更大。他们都是将来社会的栋梁，文化的发扬者，假使没有让他们所有的智力尽量发展，这与其说是他们个人的损失，毋宁说是全社会和全人类的损失。天才儿童留在普通班级里，对于通常教材，常会感觉单调、厌倦、无味，不肯十分努力，反而养成懒惰的习惯。所以学校里有许多成绩低劣的儿童，正是些聪明分子。他们因为缺乏适当的刺激，因此智力隐蔽在内，不能表现，还被人误认为愚笨，这是多可惋惜！压抑天才儿童的另一弊端是养成夸张的骄傲。关于这一点，我们也曾在以前提及。一班中极少数的天才儿童，他们并不费力地凌驾在一般儿童之上，时常得到教师底称誉，于是他们恰如井蛙窥天般地误以为一般人都在他们脚下，他们在一级中的地位即是在任何处所的地位。这样，他们甚至会由骄傲变成狂妄了。无论是骄傲的或是狂妄的态度，都是不能适应社会的；冲突开始在内心成长，不健全的根蒂，就被埋下了。

在欧美各国底小学里，特殊班级的设置，以适应这些特殊儿童的，已经比较普遍。就在中国，大都市中几个前进的小学，也都感到智力不等的儿童，有分班训练的必要。[①] 可是这种运动，在我国方在萌芽，亟须普遍推行，方能得到实效。依照教育部的统计，民国十九年度（1930），全国小学及幼稚园有儿童10 948 949 人。[②] 天才儿童及低能儿童各以百分之一计算，就有十一万人。平均 30 人一班，那么全国应该设置天才班及低能班各约三千六百多级，才能应付目前的需要。倘若政府因限于经费，不能同时举办，至少应该先在省会及大都市中，试办这种特殊的学级，才能充分利用各人底智慧，以供社会底应用。

特殊班级命名底商榷　此外，我们对于通常所用的"天才班""低能班"这些名称，似乎也有商榷底余地。天才班的学生，往往自以为尊贵，常会目空一切，养成骄傲的态度；同时普通班的学生，因为自己不能挤于天才之列，又难免对于他们不发生妒忌底情绪。至于被安插在低能班的儿童，不消说常会受家庭和同学的耻笑，对于他们人格底摧残，也很剧烈。钱颦曾有过这样的意见："关于特殊儿童级之设施，在某种情形之

---

①　例如国立中央大学实验学校，对于天才儿童，曾另设一班，以供研究。南京中学实验小学，也有专为变态儿童设置的特殊班级。

②　见第一次《中国教育年鉴》丁编第 146 页。

下，确能收到特殊的功效；不过有时也会发生相等的危险。我们如果把一个神经质的或有抑郁倾向的儿童久留在特殊级里，则非特对他无所稗益，且能使其心理不健全的现象，趋于更严重的地步。因为他感到自己老被人当作是劣等的人物，且永远叫他承受这个不雅的徽号——特殊儿童，他将格外灰心、失望，甚至最后一点的自信心也会消灭了。"① 所以依据著者底意思，以为最好改用意义较为隐蔽的名称，如用数目字或字母来表示特殊的性质，替代这些意义显明的"天才班"或"低能班"等名称，使列在特殊班级的孩子本身和他的家属，都不知道他心理的等级，这样庶几可以保持它心理卫生的价值。

身体缺陷儿童底教育 除出智力不等的儿童，应该分别受特殊课程的训练以外，凡是身体上有缺陷的，也应该受特别的教育，不能和寻常的儿童在一起。那些缺陷极为重要的，如瞎子、聋子和哑子等，固然要进特设的盲童学校、聋童学校或哑童学校，就是近视、重听或口吃的儿童，也须受特别的训练，不能用普通学校的设备和教法，否则必使他们底困难，有增无已。美国在 1913 年开始试办第一班"节省目力"的特别班级（Sight-saving Class），已供视觉欠缺的儿童底需要；到了 1932 年，全国共有此种特别班 410 级，而事实上对于全部有这种缺陷的儿童说来，不到十分之一的孩子能享受这种利益，和需要

---

① 见钱颖：《抑郁儿童之个案研究》，《中大心理半年刊》，第 2 卷 2 期，第 16 页。

还相差甚远。① 训练聋子和重听儿童的"读唇班"（Lip Reading Class），在最近美国已有 82 城，有了这种特殊设施。但据专家的统计，学童听觉有疾病的占 14％之多②，有限的几级读唇班，实在不敷需要；必须全国的小学，无论城市或乡村，都有这种设备，然后才能使听觉问题，不致趋于尖锐化。至于口吃的问题，和心理卫生更有密切的关联，布朗（F. W. Brown）曾经说过："语言的困难是不能适应的一个最普通的因子……单说纽约城中的小学生，已经有五万个儿童有语言困难的疾病，可惜为他们的特殊准备，却是非常缺乏。其中有很多的儿童，因为得不到适当教师的教育之故，竟变成终身的缺陷。"③ 其实口吃的起因，很少是因为身体上的原因，大都还是由于胆怯和情绪紧张所致。愈是口吃的孩子，说话的时候愈紧张；情绪愈紧张，说话便愈不清楚，这二者原是循环发生，互为因果的。假如能够设法减低患者紧张的程度，引起他们底自信，那么这种困难，不难去除。此外为营养不足的儿童，应该设置"滋养班"（nutrition class）；为了肺病的儿童，应该设置"户外班"（open air class）；为某种科目欠缺的儿童，应该设置"补习班"（restoration class）；为心理异常适应困难的儿童，应该设置"适应班"（adjustment class）。这种特殊班级的设置，一方面适合残废儿

---

① See the Handicapped Child（Report of the white House Conference），p. 89.

② See C. Bassett：*Mental Hygiene in the Community*，p. 214.

③ See F. W. Brown："The Mental Hygiene of Speech Bulletin"，*Mental Hygiene Bulletin*，8（11）.

童底需要，可以矫正及补偿他们底缺陷，或至少使缺陷的程度，不再增加；另一方面让同类的儿童在一起，可以减少彼此差异的感觉，不致受嘲笑玩弄的难堪；而就工作效果上说，与同样有缺陷的人竞争，不致会被"望尘莫及"的羞愧所压倒，再没有进展的勇气；因此这真是一种两全之举。但回头一看我国的情形，除出几个著名的大都市，有少数慈善家，设置寥若晨星的几个残废教养机关以外，政府当局，简直无暇及此。著者很希望我们于提倡儿童幸福之余，切勿忘记了这一班可怜的残废儿童底前途，使他们也能感到"生"底美丽和光彩！美国旧金山的学校格温①（S. M. Gwinn）氏曾计算过 27 个重听儿童因留级所受的损失，有美金四千多元，他以为倘用这个数目来办理他们所需要训练的特殊班级，已是绰乎有余，可惜这种无形的损失，还未曾为人注意罢了！

"访问教师"制度的产生　自从学校底功能，一直传统地被认为是单纯灌输知识的机关以后，学校和家庭之间，便似没有接触联络的必要。学生到学校里来，每天读书、听讲、练习记忆。倘如他考得不好，成绩便不及格。倘若他犯了规则，便依照他过失的轻重受到责骂和处罚；严重的，甚至被认为不可造就，从校中开除出去。教师们从没有想到把学生底困难问题，去和他们的家属谈论谈论，发现困难真正原因之所在；更不曾想到和家属共同商酌，研讨出一种办法，帮助学生克服困难，取得最后的胜利。他们以为学生工作不能满意，或是行为不好，

---

　①　原文为"监督坤"，今译"格温"。——特编注

只需给予相当的处罚，便算尽了教师底责任；有的甚至还迷信着逼得愈紧，责得愈严，学生便不会懒惰或是顽劣了。至于学生工作为什么不能满意？行为为什么不好？有什么方法可以帮助他们改进？这些问题，都不肯再去研究的。可是新式学校的办法，都不是如此。心理学家告诉我们，人类底行为是一种非常复杂的现象，它的产生，决非由于一种简单的原因，而是受无数因子的影响。所以一个儿童作业的优劣，行为的好坏，不但要看他身体健康的程度，智力的高下，还要顾到他家庭的状况，环境的情形，以及以往的历史等等。学校的影响，不过是许多因子当中之一种而已。考查儿童底生活，有很多时间是花在学校以外的环境中，不是教师所能控制的。可是这种校外的影响，决定儿童在校的行为，却有极大的势力。学校行政当局有鉴于儿童困难问题的解决，有了解他们校外生活的必要，于是"访问教师"的制度（visiting teacher program），由此产生。

"访问教师"底责任　"访问教师"制度的产生，正是因为学校传统的方法不足以应付儿童问题之故。访问教师的运动，于 1906 年发源于美国。施行以后，颇著成效。访问教师底职务，是专门访问学生底家庭，调查他们底环境，搜集有关问题的材料，帮助校内级任教师和学生底家属，对于不能适应的儿童，作诊断和治疗的设计。所以访问教师是学校和家庭间的连锁；有了他们，学校和学生底家属，才发生了关系，而对于问题儿童的处置，学校和家庭双方并进，也就能收获更大的效果。诚然，访问教师底工作，不应该太侧重于问题儿童的处置；为了社会与儿童底福利，他们更应该竭全力于问题儿童的预防。

担任访问教师的人，应该有充分心理卫生的知识和社会调查的技能，所以必须受过专业的训练的，才能胜任。这种制度的设立，使许多儿童在开始不能适应的时候，即被发现，立刻从事预防，免得程度日深，终至不可收拾。在我国，还未闻有这种制度的设立，这自然不仅是需要特殊训练的机关，还须有充分的经济能力底帮助。但在较为前进的学校里，已有"家庭访问"的实行，担任者系级任教师，其目的也是谋得与家庭联络，共同处置儿童底困难，这样，比较往昔丝毫不顾儿童底环境，单凭儿童表面的行为，与教师主观的偏见，来解决问题的，自然已显得异常进步了。但是一般的教师既未经过"访问教师"底特殊训练，另一方面他们本身的工作已经忙到喘不过气来，很困难再有闲暇多多地致力于这一方面的工作。因此，我们还是期待着"访问教师"的制度，能尽可能迅疾地存立；我们相信这正在激进中的时代该不会使我们失望吧！

失败底危害　固然，儿童底困难问题已渐被注意而作详细的研讨，同时，学校行政当局更应该了解失败是儿童心理上的大打击。旧式的学校在学期终了的时候，把学生不及格的科目，用触目的红字填了成绩，毫不宽恕地报告家长，就算完了手续。这种举动，对于失败的学生，真好像是宣布死刑一般地残酷。他们接到了成绩报告单之后，羞愧和痛苦，沉重得像一块铅似地压在他们心上，我们也不难想到他们底情绪上，受到如何可怕的打击！加之不能原谅的父母，严加责备；幸灾乐祸的亲友，从旁讥笑；各方的压迫，落在他们身上，他们成为恶意的注意底焦点，试问儿童如何能够忍受？于是他们或是怨恨了，或是自轻了。所以学校中办理教务的先生，应该明了失败的结果所引起的危害，对于失败的学生，在不妨害他们心理健康的条件之下，作一种较有同情的处置。学校方面至少要使儿童本人及其家长了解失败的原因，并积极的帮助他们，除去困难，使以后能逐渐适应，不致再有失败出现。这样，才真真能符合教育的本意。更有些学校以留级、降级、除名作为训育上惩罚的方法，自然更是不妥。因为儿童底行为不好，罚他把已做过的工作，重做一遍，这种办法，即或对于他们心理底发展没有妨碍，也不是情理上所能通得过的。惩戒中最易激发不良结果的，莫如当众的责罚，当一个儿童看到自己的过失被揭发在众人之前，且因此而受到各方唾弃的时候，他心理上难堪的程度，自然不难想见。在我们的经验中，都不难发觉过一个常被当众责罚的孩子，被全班的同学所不齿。他们会当着他的面说："不要去理他，他是一个坏孩子，常被先生责罚的。"于是那可怜的孩子没有朋友，也没有安慰与同情，甚至没有人与他游戏，没有人对他说话，他在学校里是孤独的，被冷酷的讥刺所围攻的。这样的环境，谁都不会相信他底心理能臻于康健吧！倘若教师们能用暗中的积极的训导代替当众的消极的责罚，我们真不能计算两者结果的相差呢！总之，过严的责罚，常使儿童的生活上，永远留下了创痕，他们始终不会忘了这种不公平的待遇，因此唤起怨恨和反抗的情绪，增加不健全的倾向。

儿童逃学的处置　教师还有一种工作，从心理卫生的观点上看来，非常重要。就是对于时常缺席的儿童，须加以严密的注意，因为逃学常是儿童不能适应学校环境的第一种表示。逃学的儿童，流浪在外面，终日和野孩流氓为伍，参加他们的工作，共同去干违法的事体。等到这些不正当的经验成为习惯以后，再要设法矫正，往往已嫌太迟；所以教师一经发觉儿童的逃学，必须立刻设法调查，再用迅速有效的处置，使他们不致永远沉沦于恶劣环境而不可挽救。教师对于逃学的儿童，切不可加以恐吓或责罚，因为这样使儿童对学校的恶感更深，徒然增加问题的严重性，因之他们逃学的欲望，也就格外坚固而且强烈了。一种妥善的有效的处置，当先注意于原因的发现。儿童逃学的原因很多：或者因为教材枯燥，缺乏兴味；或者因为教师过严，怕受责罚；或者因为成绩恶劣，灰心绝望；或者因为同学不和，没有乐趣；凡此种种，都可以使儿童发生逃学的行为。逃学的本身，本来并不十分严重，但是因为逃学以后，终日与不良分子相处，受到不良的影响，日渐加深，才成为重大的问题。教师倘能发现个别原因之所在，去除这些原因，或是设法补救，必能见效。倘若摆起法官的态度，不问动机如何，只一味用机械的法律的手段，来制裁儿童底逃学，必致愈弄愈糟。略具心理卫生常识的人，必不出此！

　　升学与就业的指导　我们离开学校之后，必得从事于一种职业。从那时候开始，我们底生活大部分都在这职业里经过。要是我们找不到职业，生活发生问题，终日被笼在抑郁和烦闷的气氛里，自然这是足以猛烈地毁损心理健康的。但若我们底职业不能使自己满意，或是在职业上遭遇到失败，也会使心理渐渐失常。由此，我们倘能获得一种职业，而且乐于这种职业，自己觉得胜任愉快，这对于心理健康的保持，很有裨益。所以一个新式的学校，对于在校学生职业指导的工作，是不能疏忽的。固然在有的地方，学校之外设立着职业介绍所或职业指导所，但这种机关极不普遍，而且学校中的导师与儿童朝夕相处，自然几倍地比较不相识的人熟稔儿童底个性，从这里我们可以看出，担任职业指导的工作，再没有比学校教师更为适当的了。学校里倘如设置了职业指导的组织，就可以指导学生选择一种和他性格能力合宜的职业，得到心理健康的价值。现在的学校里，常有许多儿童，智力本来很高，假如能升学，必能有极深的造诣，但因为学校中没有人负责办理升学就业的指导，因此离开了学校，改就一种意志不投的职业，埋没了一生，这是如何大的一种牺牲！更有许多儿童，先天的智力较低，却因为父母底期望，反而勉强升入中学，或是去投身在一种能力不及的事业中，不但白白地花去了许多时间和精力，所得到的却是终生的痛苦，这又是如何可惋惜的事！父母们对于子女，往往有过奢的希望，他们希望自己的子女个个能成大事业，并且正如我们在以前所曾提及地，他们还想子女来实现自己未曾满足的遗志，因此他们愿意子女所从事的职业，常和子女自己底兴趣、欲望和能力，不相吻合。所以一个有美术天才的儿童，因为父亲迷信银行事业的可以赚钱，结果进了商科；又一个智力不高的孩子，因为父亲要保持着"书香门第"的招牌，不愿子弟去改就他业，便勉强地升入中学；又有兴趣偏向文艺的孩子，因为父亲反对舞文弄墨，便将他送进了职业学校，结果历尽了艰苦，对于所习的职业，却还是一窍不通。因为儿童盲目地择业和升学，会牺牲终生的幸福，广义地说，人们既不能各尽所能，也即是全社会的一种损失。所以依据每个儿童底智力、体力、兴趣、性格以及家庭的职业，父母底希望，作详细适当的指导，实在是学校应做的工作。如果家庭的希望过奢，超于儿童之能力之上，或是与他们底个性不符，那么负有职业指导责任的老师，更应耐心地向儿童底父母解释，务使他们对于自己子女底能力和需要，有一更深切的了解。实行职业指导的结果，使人和工作，能互相适应，彼此凿枘，不致发生冲突，不但时间、金钱不致虚掷，而且由于成功与满足，快乐的程度，一定也能与日俱增，进于健康之域。

中学教育与心理卫生 各级学校中，似乎以小学和心理卫生的关系最为密切。因为倘能在儿童时代，就发现人格的疾病，不但因为程度未深，容易补救；以及在可塑性最大的儿童时代，最易接受新习惯而被矫正，而且还可以省却中学行政当局的许多麻烦。正因为大家有了这种观念，所以小学校中，实施儿童心理卫生的方案的，比较日渐增多。而心理卫生这门科学，也已经能引起小学教育界同志底注意。至于中等以上学校，常以为学生底年龄已经长大，应该自己管理自己了，因此多还未注意到这个问题。其实中学生底年龄，适在青春时期；在这个时期以内，身体、心理和情绪底变化，异常剧烈，稍一不慎，就容易发生疾病。他们正在从儿童时代过渡到成人时代，从家庭生活转变到社会生活，从受人统治的时期解放到自己管理的时期，从被保护的时期进而为独立的时期。而且性欲的需要，也开始旺盛；心理的冲突，逐渐加多。这个时期的青年，假如指导不当，结果的不幸，实有远出于我们理想以外者。各国精神病院所收容的病人，最普通的当推精神分裂症。据最近的统计，这种病人住院的数目，要占到全体精神病人 50%[①]，事态的严重，也就可以想见了。精神分裂症虽有好几种，症状也彼此不同，但是病的产生，通常都在青春时期开始。近来有很多精神病学家都深信这种慢性的精神病，虽则到后来常是不可救药，但是假如在青春时期疾病开始的时候，就能注意到病人行为的变态，加以救济，则疾病也未始没有治愈的希望。[②] 中学生中如有特别害羞、胆怯、多幻想、喜孤独、缺乏兴趣、不喜活动、怕负责任、情绪冷淡等内向症状的人，就是精神分裂症的先兆，应该赶快研究和治疗，才能免去日后不幸的结果。这种工作，自然该由中学教育底负责者担荷起来的。

正和小学一样，中学生底升学就业指导，也是非常重要。在现在一般迷信进大学的人看来，以为中学既能毕业，升入大学，一定是毫无问题，不知事实上却有大谬不然者。大学中课程繁重，范围广大，非身心健全者，必不能从容应付，倘使事先没有仔细筹划，昧然跨进大学底门，必致半途而退，物质、精神两方面的牺牲，几乎不是我们所能估计的。常见有许多体弱多病，或是智力较低，或是充满了心理冲突不能解决的人，都不加考虑地奔向大学。在大学方面，对于学生的身体和行为，本来不很注意，所以结果不是体力不及，不能继续；便是不能

---

① 见吴南轩：《儿童的心理卫生》，《教育杂志》，第 25 卷 12 号，第 30 页。

② See G. M. Campbell：*Towards Mental Health：the Schizophrenic Problem*．（Harvard Univ. Press）.

专心向学，中途辍学；这在个人和家庭的损失，已是不赀，更不谈社会和国家的损失了。各大学每年自动退学或被开除的学生，人数很多，尤以一年级为甚。假使在未进大学以前，能够有精密的测验；进了大学以后，又有审慎的指导；那么便可省去不少无谓的牺牲。所以中等学校对于将要毕业的学生，必须根据他们平日的学业以及各种测验的结果，指示他们将来应走的路径。凡是不适宜进大学的，应该鼓励他们去受相当的职业训练，这在经济方面和心理方面，都比较盲目地进大学，要好得多。从另一方面来说，在这特种的经济萧条弥漫到各地的时代，能担负子女大学教育底费用的，已是极为少数，因此中学校的职业指导，就更有注意的必要。

大学教育与心理卫生　至于大学，不但应该实施心理卫生的原则，同时并负有传播心理卫生知识的义务。可是一般的大学，对于这两层工作，都欠注意。大学的行政当局都以知识的训练作为唯一的目标；他们但知督促学生获得学分，知识上面有了进步，便算尽了职责。学生底情绪生活是否有同样的进展，往往置诸不顾。以致学生底情绪年龄和教育年龄相差很大，也不被注意。其实一个人在社会上能否成功。情绪的适应也许比知识的因子，更为重要。在学校中成绩很高的人，一到社会，反而一无成就，这类的例子，不是常为我们耳闻目见吗？所以办理大学教育的人，首须认清大学底目的，在于培植生活的能力，使学生在大学中准备了四年之后，将来出去，可以得到更丰饶的生活。大学早已不仅是一个讲学的地方了。它有比讲学更重要的工作要做。大学生倘如只从学校中获得了抽象的知识，而对于具体的行为问题，未能了解，这可以说是大学教育的失败。有许多大学生毕业出来，不能适应环境，与现实冲突，成为社会的蠹虫，人群的害马，社会和国家，反而受了他们的损害，这就是因为情绪生活，没有受到适当的训练之故。所以青年在大学中，情绪应该和知识同样得到繁荣和生长，庶几可以免去后来不能适应的倾向。凡有足以妨害毕业后成功的因子，学校当局都应当乘他们在学准备期间，帮助他们，消灭这些障碍。这是大学当局不可推诿的责任。到这里为止，我们已把大学教育与心理卫生的关系，描画了一个简略的轮廓。为着要使读者不仅看到简单的外廓，并且更透视到内容，因此我们还得有一次较为清晰详尽的叙述恰如下面所写的。

（一）**录取新生的注意** 大学实施心理卫生，应该从招生的时候就开始。我们知道要获得完善的美好的生活，单凭知识还是不够。所以大学如果想负起准备生活的使命，那么录取新生，就不应该单以投考者底学业成绩作为标准。有些人虽然在入学试验中显出了卓越的成绩，但也许仍是不适宜于进大学的；有些人所考的大学与自己底志趣不相投合，录取以后，徒然耗费他们底光阴和精力；更有些人心理方面不甚健全，进大学后，需要特殊的帮助，才能安然通过。所以大学的入学考试，不应该单包括知识方面的科目，必须对于投考者底整个人格，有彻底的调查。倘若每个大学都能够慎之于始，严格选择身心适宜的分子，那么一定能够预防日后大批退学的悲剧。虽然我们不能说这样的办法，可以避免大学生一切的适应问题，至少我们可以说会减低到最小的程度；而且也惟这样，大学教育才能认真地严肃地尽了它本身底责任。

（二）**举行体格检查**　自心理卫生的观点看，大学中还有一种工作，需要切实办理的，便是学生健康的检查。大学经费比较充足，不像中小学的竭蹶，对于学生身心健康的问题，本可以聘请专门的人才，办理这事。可是普通的大学，对于这种重要工作，多半漫不注意。每学期能够奉行公事样地举行一次体格检查的，已不多见，更不谈什么积极的计划了。体格检查的目的，乃是在考查学生底身体对于大学工作是否适宜，倘如发现了有什么疾病，应该立刻加以治疗，因为身体的健康是一切工作效率的先决问题。不幸一般学校，在检查的时候，既不认真；检查以后，又没有补救的方法。这种随便的态度使学生也失去了信仰，把体格检查视作毫无意义，往往到了检查的时候，托辞规避。结果这个本来很有意义的重要检查，终被当作例行公事，敷衍了事。总之，一校的校医，负有全校学生健康的责任，应该多做些积极预防的工作。学生身体上有了疾病，校医固然有发现的责任，但是发现疾病的目的，并不是在消极的证明某生有病，而免去他体育或军训的功课，却在积极的治疗，使他恢复健康的状态。这样才不致失去体格检查原来的意义。

（三）**设置心理卫生部**　身体的检查以外，心理的检查，也极重要。因为身体的健康虽与心理底健康密切地关联着，但身体底疾病并不就是心理底疾病，所以它们每不是在身体检查中所能发现的。为了适应这种需要，大学应该在行政组织上，设立一个心理卫生的专部，筹划全校学生心理健康的事宜，同时并备学生有困难时咨询。青年遇到了困难，自然极希望有人能够和他商量，帮助他解决。这种专部必需独立设置，和学校其他行政组织，在权力上不发生关系，尤其是和训育处的权限分清，换一句话说，它不受任何组织底统辖，也可以说它与别的组织平行地进展着；这样才能使学生把内心的问题，尽情倾吐，不致发生疑惧，有所隐瞒。训育处倘若发觉学生有失常的倾向，固然可以提交心理卫生部来研究；但是心理卫生部所研究探询到的一切，都应该严守秘密，不能因此而使学生获得行政上的处分。心理卫生部的职业，应该聘请心理学专家而且富有经验的人来担任，因为这是一种负有重责的专业，不是任何人可以滥竽充数的。部主任的地位，应和院长相等，借以表示他地位的重要，引起学生对他的信仰。最近有许多大学施行一种导师制，由校中重要教授兼任导师，指导学生各项问题。但是因为教授平时既有教务之繁，又未曾受过心理学的训练，而且对于这种指导的工作，亦不见得都有兴味，因此实际的成效，很为有限。他们和学生所有的是形式上的接触，表面上的指导；他们并不亲近地去过问学生底生活，探求学生底困难。从学生方面看来也不觉得他们是实际的生活指导，这样，自然多半失败了。我们要想顾全学生底利益和幸福，心理卫生部的设置，实不可少。

（四）**宣传心理卫生** 大学除了实施心理卫生，减少学生适应的困难问题以外，更负有宣传心理卫生的责任。宣传方面的工作，对内如敦请名人演讲，开设心理卫生课程等等，都足以使全校的员生，对于心理卫生这门科学，有一点概括的了解，并认识它在社会上的重要。对外如将研究所得，出版刊物，公诸他人，以唤起社会上一般人对于心理卫生的注意等。心理卫生的课程，必须注重实际问题的解决，不可徒然倾向空论，致使心理卫生变成"大学摇椅上的心理卫生"；务使学生读了这门功课之后，自己能够应用。所以教材最好用简易生动的文字来叙述艰深的学理，并且常常引用有趣的实例作为旁证；注意着不要让枯燥的冗繁的专门名词出现在教材中。不但要使人容易看，而且要使人喜欢看。凡是担任初级心理卫生的教师，必须牢记着"简单实用"四个字，那么才不负开设这门学程的意义。

心理卫生与师资训练 我们已经把自小学以至大学教育与心理卫生的关系分别叙述了，但一种优良的教育必须为优良的实施者所推动，因此我们当然不能忽略了这个严重的问题：心理卫生和师资训练的关系。这当然是一个复杂的问题，不是几个字或几句话所能概括的，现在列举如下。

（一）**严择新生** 在过去，教师这种职业，好像是很容易做的，无论何人，只需在师范学校毕业，就可以得到做教师的资格。而且政府因为要鼓励人家做教师，进师资训练机关的学生，大半都可以得到免费的优待，因此有很多的人，对于儿童，并无兴趣，其志本不在教育，不过因为经费和境遇的关系，或是贪图毕业后容易获得职业的便利，不得已而勉强进来的。这种分子愈多，教师的道德愈低，儿童底损失也愈大。所以师范学校对于投考的学生，务须严格选择，不可过滥。凡是兴趣不在儿童的人。纵使知识的科目，考得很好，亦应该加以拒绝。此外身体衰弱、智力过低和心理失常的人，也都是不适宜于做教师的；应该乘他们还未踏进师范学校大门的时候，就加淘汰，免得后来改业，反而发生困难。一个心理不健康的教师，直接就能影响到儿童，这种危害和不适当已是昭然若揭的了。身体多病的人，不但会时常请假，荒废职务，并且性情容易暴躁，不能忍耐。而儿童终日和憔悴病容的教师在一起，教室中底空气也显得病容地了，没有活跃，没有快乐，这些对于儿童底心理，如何能适宜呢？所以我们造就身体强健的教师，才真能提高教学的效能，值得被评价为对于儿童的一种贡献。至于智力，对于教师这种职业，关系更是密切。一个优良的教师，必具有机警的特性，能适应各个不同的儿童。他底教学技术，能够随机应变；他的训导方法，也能够彼此相异。他决不墨守成法，一成不变。这岂是愚笨的人所能做得到的？根据调查，教师的失败，有很多是由于心理上的原因，例如和同事不能合作，对儿童不能了解，人地不相宜，职务不满足等等，都不是因为教师底学力浅薄，而是因为他人格上发生了问题，与环境不能适应。暴躁易怒的教师，对于儿童的影响最坏。要之，欲使儿童的心理健康，应先求教师本身人格的健全，考试新生的时候，若加用一种人格测验，那么心理不健全的分子，就不难发现。师资训练机关，对于投考者底体力、智力以及人格的组织，都应有细密的测量；如果身体衰弱，智力低下，或是有心理失常的倾向和症状，对于将来的职务以及儿童人格底发展，都有妨碍，所以应该和学力测验成绩恶劣一样的不予录取。

（二）**侧重实用课程** 现代的教师，既然已把注意的重心，自单纯的知识传授扩张到儿童整个人格的发展，则师范学校的课程里面，自然应该包括心理卫生、儿童研究、诊断学、社会学等实际应用的科目。现在分述于后。

1. **心理卫生和儿童心理**　我国部分的师范学校课程标准，虽然也规定有心理卫生和儿童心理的教材，可是仅属教育心理学底一部分。一方面分量太少，无裨实用；而且担任的教师，也都是学校出身的经院派，他们但从书本上获得一些理论的知识，毫无实际临床的经验。什么是学习的定律？什么是统觉的原则？他们能谈得头头是道，但是假如遇到了一个儿童行为上的问题，他们便会束手无策。著者深感觉到现在师范学校里，不切实用的课程和材料太多，切于实用的课程和材料太少。例如几何、三角，日后服务小学时，简直一无应用的机会，但学校中却因袭地误以为是一门重要的科目。至于实际应用的材料，例如问题儿童的处置、心理健康的促进、精神疾病的诊断、情绪发展的训导，师范生都不能从学校里得到这些。一个完美的师范学校，不但须有心理卫生和儿童心理的课程，由富有实际经验的教师来担任，学生更须有临床实习的机会，练习应付问题的方法，因为实际的经验，常较从教室中听讲得来的抽象知识，更有价值。根据这一点，师范学校应该附设儿童行为诊察所，作教生实习处置问题儿童的场所，正如附设附属小学，供教生实习教学一样。现在各小学的训育，多半是失败了。我们常会听到偷窃的事件，不断地在一个学校中发生；或是骄傲的妒忌的火焰日炽。我们也常听到每天有许多儿童因不守秩序而受到责罚。这种种，正因为负有训育责任的级任导师，根本就没有处置问题的技能和学识的缘故。倘若师范学校里有了这种实用的课程，无疑地可以增进训育的效能和儿童底幸福，又何致会有现在这种盲人骑瞎马的情形呢？

2. **诊断学**　与心理卫生相并，同为教师所必须稔悉的，乃是诊断疾病的知识。现在的师范学校中，虽然有"卫生"一门科目，但是非常不幸地，这些科目大都由生理学或是体育教师来兼任。他们知道人体里面有呼吸系统，有循环系统；他们又知道教室要多大，桌椅要多高，窗户底方向，黑板底位置；他们还知道一些简单的卫生习惯，如同刷牙、沐浴、吐痰入盂、不用公共手巾等等。这些经院派的教师，本身的知识就是从教室书本中得来，无怪他们所知道的全是些理论和空谈。我们知道耳、鼻、咽喉和眼睛的疾病，都足以妨害儿童的学习，但是他们竟不知道这些简单的疾病如何检查，如何诊察。他们不会听心音，不会验肺量，也不懂得扁桃腺肿胀的症状。总之，他们所知道的是卫生的理论，不是卫生的实际。为使师范生将来有用起见，卫生的科目，应该由小儿科医生来担任；我相信即使一个有经验的护士来教这门科目，也一定要比普通的教师好得多。他们可以指示学生几种儿童普通疾病的症状、起因、诊断的手续，以及治疗和预防的方法。这些实用的知识和技能，才是师范生所最需要的。美国校医联合会（Association of School Physicians）曾经提议请求政府规定凡是做教师的，必须受过儿童健康和卫生的训练，有发现普通疾病的能力，因为要使学校卫生的效率增高，非全体教师一致动员不可。

3. **社会学**　教育和生活的关系，到现在是更形密切了。差不多没有一个人不承认教育的目的是生活的准备，培养儿童将来到社会上去的适应能力，也许更可以说学校即是一个小型的生活环境，教育即是生活底训练。所以首先，教师们对于现社会的组织和问题，应先有一个深切的认识。过去教育的最大缺点，就是学校中所教的和社会上的实际生活，相差太远。学校和社会是分离的甚至隔绝的。学生在学校里关上几年，一旦毕业出来，踏进社会，常会目迷神眩，手足无措。他们所学的或是不切社会需要，或是不合社会事实。教师只知道关在学校里死教，学生也只知道关在学校里死学；环境中有什么变化，都一概不闻不问。他们全忘了学校以外，还有社会；更没有认清学校就该是社会中的一部分。儿童不能永远留在学校中直到他底生命终止，迟早他们总要脱离学校，把自己投入复杂的社会底怀抱。所以假使教师自身对于社会的认识愈充足，则给予儿童的准备也愈有用。在以前，教育部颁布的师范学校课程暂行标准中，本有"社会学及社会问题"一科目，指示师范学生社会生活的大概，立意至善，但不知为什么后来颁布的正式课程标准，竟把这门功课删去。起草的委员想不致会以为做教师的无须认识社会底真相吧！

正因为一个前进的小学教师所需要的实用科目，都为现在一般师资训练机关的课程所未备，因此一方面我们固然希望教育部能够注意到这一点，将师范学校的课程，速加修改，竭力减少理论科目，增加实用课程，庶几未来的新教师，都能帮助儿童身心的健全发展，达到教育底真理想；另一方面我们还希望地方教育行政当局，能够利用较为久长的暑假时期，聘请心理卫生、儿童健康以及社会学的专家，举办暑期讲习会，开设这些课程，把在职的教师，抽调训练，补充他们的不足。含有永久性的如设立一个小学教师咨询处或与此性质类似的组织，随时帮助教师解决偶发的特殊问题。这样，可以免去教师们的彷徨困惑，当一个难处置的问题横在前面的时候。当然，主持这种机关或组织的人，该由经过特殊训练并且具有丰富经验的专家来担任的。此外各大学所附设的暑期学校，倘也能添设这些中小学教师的应用课程，让教师们可以自由选习，给他们一种进修的机会，那么，直接对于教师底能力，间接对于儿童底幸福，得益都非浅鲜。

（三）**特殊教育的师资训练** 特殊儿童的教育，最近已经引起了大家的注意，可是特殊教育的师资，却是异常缺乏，有亟于训练的必要。例如教育天才儿童、低能儿童、盲哑儿童、聋耳儿童等等，都须有特殊的教材和方法，非普通教师所能胜任。而且他们因为先天有了缺陷，情绪上常有困难问题，不易适应，所以特殊班级的教师，更需要有足够的心理卫生的知识。可是现在的师资训练机关，专门造就普通教师，对于特殊儿童的师资，毫不注意。这种现象多存在一天，就是无数特殊儿童底不幸延长一天。美国前总统胡佛（Herbert C. Hoover）所召集的儿童健康和保育的"白宫会议"（White House Conference on Child Health and Protection），其中就有一个特别委员会，专门讨论特殊教育的问题；根据他们底报告①，以为要想特殊教育有进步，当先从训练师资着手，这是多么含有至理的意见！愿我国教育家对此问题，深切地注意。毋使可怜的异常儿童，独抱

――――――――――

① 这本报告名叫 *Specific Education, the Handicapped and the Gifted*，由 Appleton Century 公司出版。全书共 604 页，实价美金 4 元。

向隅，不能享受良好教育的权利。

结论　教育一方面是改善人类生活的工具，他方面又是人们适应社会的准备。整个地来说，教育的目的，是要造成一个完整的人格。无论是谁，倘若不经过教育（是指广义的不仅限于学校的教育），决不能适合一般常情，安然生存下去。心理卫生的目的，也是要使人们底人格获得健全的发展，能对生活环境作正常的适应。所以教育和心理卫生有着一个共同的目标：给予人们以完善的健全的生活。从这里，我们便可以看出它们之间的不可分离的关联。因此，良好的教育必要依据着心理卫生的原则，否则便不能尽教育的使命。自幼稚园以至大学，都应该一贯地实行心理卫生，发扬心理卫生；同时并须与家庭联络，使家庭教育与学校教育趋于同一途径。此外为要使特殊儿童（天才、低能、感官欲陷等）也能与普通儿童一般地获得健全的发展，特殊教育的设施是最为必要的。使教育能适合心理卫生底原则，那么，一切教育的实施者——多半是父母和教师——必须先具有健全的人格和心理卫生的知识，然后才能知道指导儿童的方法，给他们以良好的影响，于是我们于提倡父母教育之余，又不得不注意师资的训练；谨慎地选择适当的学生，并且给予训导儿童的许多知识和实习。最后，我们该记得心理卫生底成长即是人类幸福的向荣，而这种倡导心理卫生的工作，是应该首先由传播文化的教育机关来担任的。要之，教育应该在心理卫生之下实行，心理卫生应该在教育之上发展！

参考书：

[1] 徐则敏：《新旧训育观点的比较》，《儿童教育》，第 6 卷 7 期。

[2] 黄翼：《学校训育的改造》，《中华教育界》，第 21 卷 7 期。

[3] 黄翼：《幼儿心理健康个案研究法》，《教育杂志》，第 25 卷 12 号。

[4] 曾以诠：《新来的幼稚生》，《教师之友》，第 1 卷 5 期。

[5] 赵廷为：《所谓顽劣儿童》，《教育杂志》，第 25 卷 12 号。

[6] 费景瑚：《幼儿入学所发生的问题和处置的方法》，《教师之友》，第 1 卷 5 期。

[7] 费景瑚：《国立浙江大学教育学系培育院筹备经过》，《教师之友》，第 1 卷 3 期。

1. Averill，L. A.：*Educational Hygiene*. Chap. 14. Houghton Mifflin. 1926.

2. Bassett，C.：*Mental Hygiene in the Community*. Chap. 8. MacMillan. 1934.

3. Bassett，C.：*The School and the Mental Health*. The Commonwealth Fund. 1931.

4. Benson，C. E.；Lough，J. E.；and West，P. V.：*Psychology for Teachers*，Chap. 17—21. Ginn. 1933.

5. Burnham，W. H.：*The Normal Mind*. Chap. 8，9，and 17，Appleton-Century. 1931.

6. Dexter, E. : *Treatment of the Child Through the School Environment*. 1928.

7. Dorsey, J. M. : *The Foundations of Human Nature*, Chap. 9, 1935.

8. Grooves, E. R. and Blanchard, P. : *Introduction to Mental Hygiene*, Chap. 8 and 9. Henry Holt. 1930.

9. Horn, J. L. : *The Education of Exception of Exceptional Children*. Century, 1924.

10. Pressey, S. L. : *Psychology and the New Education*, Chap. 1, 2, 5 and 6. Harper. 1933.

11. Irwin, E. A. and Marks, L. A. : *Fitting the School to the Child*, MacMillan. 1930.

12. Keeve, C. H. : *The Physical Welfare of the School Child*, Chap. 18. Houghton Mifflin. 1929.

13. Kirkpatrick, E. A. : *Mental Hygiene for Effective living*, Chap. 13. Appleton-Century. 1934.

14. *Mental Hygiene in the Classroom*, National Committee for Mental Hygiene. 1931.

15. Morgan, J. J. B. : *The Psychology of the Unadjusted School Child*. MacMillan. 1924.

16. Sayles, M. B. : *The Problem Child in School*. The Commonwealth Fund. 1931.

17. Sherman, M. : *Mental Hygiene and Education*. Longmans. 1934.

18. Symonds，P. M. ：*Mental Hygiene of the School Child*. MacMillan. 1934.

19. Thom，D. A. ：*Everyday Problems of the Everyday Child*，Chap. 18. Appleton-Century. 1933.

20. Wickman，E. K. ：*Children's Behavior and Teachers' Attitude*. Commonwealth Fund，1929.

21. Zachry：*Personality Adjustment in School Children*. Scribuer's. 1929.

第十一章　心理卫生与法律

心理卫生对于法律的贡献　心理卫生对于法律的贡献，一言以蔽之，在主张罪犯的个别研究、诊断和处置。这种主张，虽然产生较晚，可是司法机关里面，却早已有了革新的努力，成为这种正确的新理论底胚胎；例如单独拘禁的废除，特殊法院的设置，缓刑假释的推行，感化教育的实施，罪犯生活的改善，适当职业的训练等等，在各文明国家，都已先后实现。这种改变，虽然足以代表司法界的进步，但是仍旧不能打中罪犯问题的核心，得到圆满的解决。因为这种消极方面的渐进，对于罪犯的心理冲突、家庭状况、个人历史、身心疾病以及社会环境，都还未曾顾到；假如这些基本势力，没有调查清楚，纵使对于罪犯的普遍待遇，积极改进，也仍是"舍本逐末"之图，并非根本的办法。这样而想能够减少将来罪犯的人数，恐怕很少乐观的希望。所以法官的裁判，假如一天不根据罪犯过去历史和现在状况底研究，便一天没有治疗的价值。这就是现在的监狱中，都充满了再犯、三犯、四犯，甚至于无数犯的罪犯的原因呀！到现在，累积的事实已为我们证明了：单纯的法律处置，决不能使人改过为善；唯有科学的个别研究，除去其犯罪的根本原因，才能使他以后不致再蹈法网。

犯罪原因的误解　自从近代医学的进步，智力测验的发明，精神病学的孟晋，以及社会学的发达，对于智力的测量，精神病的诊断和治疗，人格问题的了解，家庭问题的分析，社会环境的调查，都有了精密的科学的方法。这些方法，无疑地应该应用到罪犯问题的研究。一向传统的见解，都把人类底意志过重的估值，以为人所以犯罪，完全是有心做坏事。可以由他自己底意志而改善的。所以大家主张处置罪犯唯一的方法，便是使他受刑罚的痛苦，自然以后不敢再为非作恶了。而且为要施展刑罚底效能，对于罪犯，它应该非常严厉，这样才一方面可以警戒将来，一方面又可以使有心作恶的人，都不寒而栗，望而却步。"杀一儆百"这类的说话，到处都可以听得到。甚至现在还有人反对监狱的改良，他们所根据的理由，便是监狱应该是罪犯受苦的地方。假如囚犯们的生活，都快乐舒适，结果一定可以助长作恶；主观地推测起来，进监狱的人以及一个罪犯进监狱的次数，必会日渐增加。其实这种见解全是错误的。最近各方面的研究，都证明犯罪行为的发生，原因是非常复杂的，决非单纯个人的意志所能改变。只有把每个罪犯底人格和环境，经过详密的研究和调查，发现有关的因子，才能作有效的处置。过去法律对于罪犯的制裁，不可谓不严，但是社会上的罪恶，仍是层出不穷，有加无已，由此可知要想消弭罪犯，必须向别方面去努力，但凭严刑峻法，一定是无济于事的。

犯罪的原因 我们早经在前一章里提及任何一件事的发生，决非由单独一个刺激所引起，而是被许多因子错综关联地控制；犯罪自然也不能例外。要探得犯罪的原因，不待言地我们必得从罪犯身上以及与他们有关的事物上去寻求。罪恶底表现有着无数的方式，这些都是他们差异的个性与不同的遭遇所决定。因此最精确地说来，任何两个罪犯底犯罪原因，绝没有截然相同的，正如世界上决没有两个无丝毫相异的面貌一般。两个人同是由于贫穷而偷窃了五块钱，但他们致贫的原因以及贫穷的程度不会一即是二。这固然是证明了犯罪原因的复杂，可是我们不能说因此便不能对之作概括的观察。任何事物的演变必循着一定的法则，所以我们可以把这些原因底类似归并在一起，概述出一般的原因来；这里，我们还可以把它们分列入两个系统：一是属于罪犯本身的；一是属于他们底环境的。在下面，我们可以见到一个较详晰的分述。

（一）本身的原因 其中又可以分为：

1. 身体上的疾病 罪犯的身体上，有病的很多，这委实是一个值得我们注意的现象。蒙塔古博士[①]（Dr. Helen Montague）曾检查过送到儿童法院（Juvenile Court）来的犯罪儿童七百余人，发现其中 79％，身体上带着疾病。[②] 她以为这种身体上的疾病，可以算为他们犯罪的一个重要因子。她又把犯罪儿童底身体和寻常学校中儿童的身体相比较，发现前者健康的程

---

① 原文为"蒙太格"，今译"蒙塔古"。——特编注

② See Helen Montague：A Study of 743 cases in the Children's Court. *Hospital Social Service*，10（3），pp. 99－106.

度，不及后者的一半。安德森①和伦纳德②（V. V. Anderson and C. Leonard）两位博士在法院中研究一千个犯罪儿童的结果，也说其中 34.2% 的儿童，身体上有很严重的疾病，需要立刻的医治。弗纳尔德博士③（Dr. Guy Furnald）调查美国麻省感化院一年中新进的罪犯 562 人，也有 79%，需要内外科医生的治疗。这许多研究的结果，都明明白白地指示我们，任何社会处理它的罪犯，假如没有精密的体格检查以及医学设备，结果一定徒然花费了许多时间、金钱和精力。可是法院里有这种设备的，求诸现代，实在极为罕见。且不提我们中国，就是欧美各国的法院，对于罪犯疾病检查和治疗的手续，也是非常的不完备。

2. **智力低下**　犯罪的原因，除出了身体的疾病之外，智力的低下，也得负一部分的责任。安德森（Anderson）测验了六个监狱中罪犯的智力，结果其中 21.8% 到 35.6% 是低能。他又测验四个感化院中罪犯的智力，低能的也占到从 16% 到 33.5% 之多。④ 国民政府主计处统计局科长汪龙调查江苏第一监狱的监犯 819 人。他用江苏省立无锡教育学院所编订的《非文字团体智力测验》去测量他们的智力。根据他的报告，以从半分到五

---

① 原文为"安特生"，今译"安德森"。——特编注
② 原文为"利和赖"，今译"伦纳德"。——特编注
③ 原文为"弗来特"，今译"弗纳尔德"。——特编注
④ See V. V. Anderson：*"Mental Disease and Delinquency." Mental Hygiene*，3（2），pp. 177－198.

分，和从十分半到十五分的两组人数为最多①，智力也较常人为低。库尔曼②（F. Kuhlmann）最近比较罪犯和普通人口的智力，发现两个团体中智商的分配，前者要比后者低得多。③ 此外还有许多调查，都一致地承认罪犯的智力较低，不再列举。唯有默奇森④（Carl Murchison）教授比较罪犯和美国陆军的智力，结果发现罪犯一般的智力，不但不较陆军为差，反而要高些。他说：“不但是普通的比较，得到如此的结果，即便把各州的罪犯和它们本州的陆军，分别比较，结果仍是一样。”⑤ 但是智力低的人，缺乏判断力，不能辨别行为的是非，不能明了法律的意义，不能预料行为的结果，确是事实。所以，他们在某种环境之下，容易犯罪，这一点也是不能否认的。不过低能的人，除出了白痴以外，倘如社会能够给予适当的教育指导和职业训练，不让他们终日无所事事，和不良的环境接触，自然即不至于发生犯罪的行为。低能的人决不是带着有犯罪的天性的。至于白痴，虽然因为智力太低，不能受教育和职业的训练，但是他们连穿衣、吃饭都不会，自己的生活处处都需要别人的扶持，当然更没有做坏事的能力和机会。低能既然是犯罪的许多原因之一，我们研究罪犯问题，对此正应非常注意。可是事实怎样呢？我们只见到低能的人，一直来被社会所轻视甚至唾弃，

---

① 见汪龙：《江苏第一监狱监犯调查之经过及其结果之分析》，《统计季报》第 2 号（民国二十四年（1935））。

② 原文为“科尔门”，今译“库尔曼”。——特编注

③ See F. A. Moss：*Application of Psychology*，p. 272.

④ 原文为“茂切森”，今译“默奇森”。——特编注

⑤ See C. Murchison：*Criminal Intelligence*，p. 57.

认为是无可造就，没有受适当教育的机会；而法院里也并不请有专任的心理学家，测量罪犯底智力，做个别诊断的工作，只知一味的用刑罚去抑制犯罪。低能的人当然缺乏融会贯通的推理力，即或他对于已有过的罪恶因受苦痛的刑罚而不敢再犯；但他很容易又陷入于另一种犯罪而不自知。这样，刑罚又有什么实际上的效用呢？

3. **精神失常**　精神病和犯罪的关系，只需一看罪犯有精神病的统计，便可了然。根据安德森的报告[①]，1917 年纽约公安局发现的案件，有 502 件的当事人受过心理检查，其中 58％心理上是变态的。格卢克[②]（B. Glueck）博士在 1918 年发表他研究 608 个罪犯心理状态的结果[③]，罪犯中心理异常的占 18.9％，而有确定的重性精神病的占 12％；合计起来：精神上有疾病的占 30.9％。此外儿童法院中对于犯罪儿童的心理检查，也发现心理冲突，情绪的不适应，以及心理上其他的疾病，应该列于儿童犯罪的主要原因之中。我们知道癫痫的病人，在发病的前后，常有一个异常兴奋的时期，在精神病学中，叫作"癫痫狂"（epileptic furor）。病人在这个状态之下，对于自己的动作，完全丧失了意识，因此常会发生犯罪的事件，例如杀死他的家属或其他毫不相干的人。等到兴奋的时期过去以后，病人不但不复能记忆他刚才所做的事，而且一切行动举止，都恢复到和常

---

①　同 179 页注 2。

②　原文为"格来克"，今译"格卢克"。——特编注

③　See B. Glueck：*"Concerning Prisoners"*，*Mental Hygiene*，2（2），pp. 1—42。

人一样。使一个没有精神病学知识的人看了，决不会相信他的犯罪是由于精神病的缘故。还有妄想狂（paranoia）的病人，时常被一种恐怖的妄想所袭击，以为有人要谋害他。因此常会对于他理想中的仇敌，发生积极的攻击或伤害；其实他认定的仇敌，也许竟和他是素昧平生，丝毫没有关系，连做梦也不曾想到去谋害他过的。妄想狂的病人，除了这种有系统、有组织的妄想之外，一切都是常态的，不但言语、举动都和常人没有两样，就是思想，也很合于逻辑，所以除非经过精神病专家的鉴定，很不容易发觉他是心理变态的病人。更有一种带有冲动性的精神病，叫作"强迫"（obsessions）。这种病的患者常会不能自制地去干犯法的事情。有些病人专好放火，叫作放火狂（pyromania）；有些病人专好偷窃，叫作偷窃狂（kleptomania）；有些病人专好杀人，叫作杀人狂（homicidal mania）。这种病人，除非能探得病因，将他们根本的疾病治好，否则就不能改变他们犯罪的行为。更有人因为人格上有了缺陷，情绪很不稳固，容易兴奋，或是缺少自制的能力，因此也容易犯罪。有人因为心理上有了冲突，也会发展成犯罪的行为。例如有许多人犯罪的原因，是希望以此能引起他人对他的注意，以补偿他平时自卑的感觉；此外还有许多人，因为某种欲望，受了社会道德底束缚或制裁，不能满足，于是就发生一种犯罪的行为，算是对家庭及社会反抗的表示。社会对他们的处置愈严厉，反抗的程度也愈高。总之，精神病和犯罪的关系，非常密切。有许多人犯罪，根本不是有意要做坏事，完全是受了精神病的驱策。所以精神病一日不瘳，犯罪的倾向也一日不除。文明各国的法律，虽然都规定了精神病人犯罪，法庭可以减轻或免除他们的刑罚，并且送到相当的机关去疗治①，但是罪犯究竟有没有精神病，法官不知道，律师也不知道，罪犯自己更不知道，必须经过专家仔细的鉴定，才能明白；否则那种规定也只成为形式上的条文而已。现在的一般情形，不幸地正是如此呀！至于用刑罚来处置这些精神病的罪犯，换一句话说，用武断和冷酷来代替谅解和同情，只有使他们心理不健全的倾向，更趋于严重；并且，与此成正比例地，犯罪也将更多地发生了。所以法院处置罪犯问题，企图有效，精神病研究的便利和帮助，实在是不可不顾到的。

（二）环境的原因　提到环境方面的原因，最近许多研究，都一致承认家庭和犯罪的关系。伯特②（C. Burt）在英国曾经从各方面研究过二百个青年罪犯的家庭，另外再选择二百个未曾犯罪的青年，作为控制组，用同一标准，互相比较。所以伯特所用的方法，不但非常详尽，而且很合乎科学的。他得到的几个重要结论如下③。

1. 贫穷　犯罪青年的家庭状况，贫苦的占 52.8％；不犯罪青年的家庭，贫苦的只有 38.2％。

2. 家庭解散　所谓家庭解散，包括父母双亡或一方死亡、父母离婚、父母分居等等而言，犯罪青年的家庭中，有这种情

---

①　例如中华民国《刑法》第十九条："心神丧失人之行为不罚。精神耗弱人之行为，得减轻其刑。"又如同法第八十七条："因心神丧失而不罪者，得令入相当处所，施以监护。"

②　原文为"勃脱"，今译"伯特"。——特编注

③　C. Burt: *The Young Delinquent*，p. 51, 62.

形的占 57.9%；不犯罪的，却只有 25.7%。

3. **管理不当**　父母对于子女的教养，有的失之过严，有的失之过宽，有的竟完全置诸不闻不问，这些都可谓之管理不当。犯罪的青年，父母管理不当的，有 60.9%，而在控制组，父母管理不当的，只有 11.5%。

4. **家庭的不道德**　犯罪青年的家庭中，有酗酒、争斗或犯性过等不道德的行为的，占 25.9%；不犯罪的家庭，有这些情形的，却只占 6.2%。

以上的比较，告诉我们家庭生活对于犯罪行为的影响。在这四种情形之中，贫穷虽然亦是一个普遍的原因，但比较起来，它的势力，自然不及其他三种更为重要。至于社会环境的影响，伯特也曾提到不良同伴及失业等几项，但从统计的数字上看来，显然是不很重要的[①]。希利和布朗纳[②]（W. Healy and A. F. Bronner）两氏在美国研究四千个犯罪儿童的结果，发现家庭的流离、父母的疏忽、不适当的管理、家庭的不道德，以及不良同伴的影响，都是使儿童犯罪的主要原因。[③] 所以他们底结论说："儿童底犯罪，除出了家庭的疏忽之外，实在找不出其他更重要的原因了"。此外的研究，也大都和伯特、希利等所得的结果相仿佛，不再列举，因为罪犯的诊断和处置，需要了解他家属和环境的情形，所以社会调查的工作，在法院中就成为非常重要。这种

---

① 见前书第 125 页。

② 原文为"勃龙勒"，今译"布朗纳"。——特编注

③ See W. Healy and A. F. Bronner：*Delinquents and Criminals：Their Making and Unmaking*，chap. 12.

工作，应该由有训练的社会工作员（social worker）实地去访问调查，才能得到有价值的材料。现在各国的法院和监狱的组织中，大都没有这种人才，间或由司法警察去调查，他们不但没有兴趣，而且又缺少心理卫生和个案研究的知识，因此他们往往草率了事，敷衍塞责，或者仅仅观察到浮泛的表面，不会作更深的研究；他们实在是不适宜于这种工作的。这又是司法行政当局需要注意的一点。

罪犯的有效处置　犯罪的原因，既是如此复杂，我们对于每一个罪犯，应该从他身体的、智力的、心理的、社会的四方面，加以科学的研究和适当的处置。世界上决没有一种万宝灵丹，可以把所有的罪犯，都能"起死回生"般地使行为更新的。有效的处置，一定只有个别的处置。处置得愈早，罪犯的行为，也改正得愈早。我们为了罪犯本身的改造。应该用个别研究的方法；我们为了将来社会的安宁，也应该用个别研究的方法。

与罪犯接触的机关　我们讲罪犯的心理卫生，不得不提到和罪犯接触的机关，正如讲儿童的心理卫生必需要提到家庭和学校一样。和罪犯接触最多的机关，当推公安局、法院和监狱，这些也即是与罪犯最有关系的地方。罪犯们"复活"了，得救了，或是被摧毁心理底健康，牺牲毕生的幸福，都要视这些机关的办理是否合宜而定；显然地，倘若他们没有改进，罪犯底心理卫生，便无从谈起。因此在这里，对于它们以往的弊端以及应有的改善，都有分别析述的必要：

（一）**公安局**　公安局是维持并保障公众安宁的机关，为要使这一目标实践，使一切的罪恶灭迹不消说是它必然的职责，更彻底地说来，它底最大的功能该在使社会上不再有一个使罪恶发生的人，这样，那无生命的种种罪恶便不致出现了。这里有两点我们须特别注意的。

1. **警察底责任** 警察和人民有直接的接触，所以他们的影响也最大。警察应该知道他们底责任，不仅是执行法律，破获罪犯，并且须积极地教育民众，防止罪恶的发生。警察是民众的教师和顾问，他们必得用和蔼可亲的态度，引人为善，对于有犯罪嫌疑的人，更应循循善诱，使他们悬崖勒马，不致坠入深渊。欧洲的警察，个个都是实际的社会学家。他们对于管辖区域以内一切的事情，都很熟悉；他们知道有多少居户，有多少人口；他们知道各人底职业、嗜好和需要；他们还知道什么人有犯罪的可能，可以预先防阻。他们对于儿童的行为，尤其注意保护。这样，才不愧是社会教育底实施者。欧洲罪犯很少，多赖于警察底帮助。一个身为警察的人，倘如对于地方情形，了无所知，只知利用势力，敲诈恐吓，对于贫民苦力，又任意殴辱，毫无怜惜同情的态度，结果只能驱使善良的人们去犯罪。与政府设置警察的本意，岂不相悖？

2. **心理医官的设置** 在大规模的公安局中，差不多都设有医官，替警察诊治疾病。可惜这种设施，只限于城市的警察，得能享受。乡村的公安机关，大都办理较差，设备亦很简陋，就无所谓医生了。近来很有人主张公安局的组织中，不但应该有普通的医生，并且应当有精神病医生，检查警察心理的健康。警察底工作，本来是繁杂而紧张，尤其在都市中，那些站立在街心的警察，不断的喧嚣和尖锐的噪声，极度地而且长时间地刺激着他们的神经，不能有片刻的松弛。这种工作，情绪不稳固或者神经容易冲动的人，自然就很难胜任。我们看到了大都市中警察自杀或杀人的新闻，听到了警察毒打嫌疑犯强迫招供的残酷消息，觉得这种提议，实在是非常正当而且急需的。心理医官的设置，一方面可以检查入伍警察底人格和情绪，是否适宜于他们所预备从事的工作；如果发现心理不健全的，便可事先淘汰。同时倘如警察底心理上有了冲突，也可以有研究和治疗的机会，不致后来造成惨剧。而且对于捕获的嫌疑犯，也可以有一次精神病的检查，这于犯罪的侦察，更有帮助。让精神病医生和罪犯来做一度谈话，常可以把一件复杂的案子，得到圆满的解决，这比较强迫招供的惨无人道，自不可同日而语了。

（二）**法院**　其次，讲到法院。谁都知道它是罪犯被鞫询与宣判的所在；但我们该注意它不仅判决了有形的有罪或无罪，并且是判决了无形的心理健康的摧折或保持；它不仅是有着有形的毁损罪犯底身体或财产的权威，并且是有着无形的毁损罪犯底整个人格的权威。本着这几点不易为人注意的地方看来，现在法院可以批评而亟须改良的处所就很多，现在将我国法院最显著而重大的缺点列举如下。

1.　**缺乏儿童法院**　法院审讯的时候，法庭中挤满了旁听的人，和看把戏似地听罪犯招供犯罪的经过。他们对于罪犯，不但没有同情，而且常加以冷酷的讥笑和讽刺。审判官又盘问追诘，穷鞫不已，故意使罪犯底思想，陷于昏乱，容易承认。凡此种种，都丝毫未曾顾到罪犯底利益，一个成人的罪犯，尚且不堪忍受，何况是儿童的罪犯！他们在众目昭彰之下，被宣布了罪状，简直愧悔交并，无地自容。有的因此产生了羞恶自卑的感觉，永远不敢抬头，怕和别人接近；有的却因为自己的名誉，已经失去，不能恢复，便索性去做坏事。幸而现在各文明国家，为了保障儿童底福利，对于儿童犯罪，都设置了特别法庭去审问，叫作儿童法院（Juvenile Court）①。在这里完全采取非正式的形式，审讯的时候，绝对禁止旁听，连新闻记者也在拒绝之列，以保全儿童底颜面，使他有改过自新的勇气。我国刑法上，对于儿童犯罪，虽然有特殊条文，规定"未满十四岁人之行为不罚；十四岁以上未满十八岁人之行为，得减轻其刑"，但是至今仍没有一所儿童法院的设置。儿童犯了罪，和成人一样地受审问，我们试想一想：他们心理上所受的刺激和损失为何如？自从国民政府规定民国二十四年度（1935）——即自民国二十四年（1935）八月一日至民国二十五年（1936）七月三十一日——为全国儿童年，并通令全国，切实施行儿童幸福事项之后，对于推行义务教育、限制童工、禁止贩卖妇孺人口、救济流浪儿童等等，都能加以注意，见诸实行，独设置儿童法院一层，未见提及，实在是一个瑕疵。

　　儿童法院的工作　　儿童法院的主要兴趣，不在审判儿童是否真正犯罪，而在研究儿童为什么要犯罪。一个理想的儿童法院，要能利用科学方法，把儿童不能适应的因子，分析得清清

---

　　①　据《大英百科全书》所载，英、美、法、德、日本、西班牙、荷兰、比利时、瑞士、瑞典、挪威、丹麦、芬兰等国，均已设有儿童法院。苏联对于儿童犯罪的事件，由教育机关来处理，不经普通法院之手。

楚楚，再联络他们的家庭和学校，使这班不幸的孩子，都能够得到同情的有效的处置。这种正本清源的办法，才真能使儿童犯罪的数目，逐渐减少。因为儿童的犯罪，都是受了环境中恶势力的支配，或由于心理上的疾病，以致渐渐形成了外表症状，所以决非用呵斥、训诫、恐吓等等方法所能见效。而且他们是环境的牺牲者，为好为坏，本来就不由自主，倘若造成他们犯罪的恶势力未曾除去，纵使儿童自愿悔过，也仍旧不会有什么效果。我们处置犯罪儿童，不应单问他犯罪的一种行为，应该从他整个人格以及环境方面来研究，发现他的需要；正如现在失业人数的激增，不应完全归咎于失业者的怠惰，而应从客观的现实，研究一切造成失业的因子，然后再谋革新一样。所以儿童法院不是一个执行法律的机关，而是一个实施教育的机关。假使办理得有效，不但可以发现社会上恶势力的所在，加以补救，并且可以唤醒整个社会，使对于处置不能适应的儿童，有一层更深切的了解。这种新组织对于儿童福利影响之大，自然是不言而喻的。

2. **不问犯罪原因**　普通法院对于成人的罪犯，也缺少积极的贡献。法律本来就只问所犯的罪，不问犯罪的人的。犯了什么罪，就应该受什么罚。至于什么人犯罪？为什么犯罪？这些问题，法庭大都不加过问。虽然最近政府公布的新刑法，已经有顾到犯罪动机的倾向①，不过仍是用来作为判刑的根据，所以着重之点，依然在于刑罚，而不在于如何使犯人以后不致再有此动机。在犯罪的根本原因没有解决之前，对于罪犯将来的适应以及社会治安的保护，全是徒然的。例如一个在饥饿线上挣扎着的人抢东西，一个色情狂的人强奸幼女，一个酒徒开车肇祸，一个妄想狂的患者杀人；这些都不是拘禁或罚款所能医治，必须设法把各人底根本困难解除，才能担保他们以后不再以身试法。否则出狱之后，抢东西的仍会去抢东西，强奸幼女的仍会去强奸幼女，开车肇祸的仍会肇祸，杀人的也仍会去杀人。我们只需一看罪犯中不少屡次犯案的老手，便可证明刑罚的失败。② 他们并不是"悍不畏法"，实在是因为他们心理上的疾病和环境中的压迫，仍然存在，病根未除，自然难免再发。这种根本原因的去除，断非刑罚所能为力，非常明显；刑罚除了为被害者泄愤以外，对于改变罪犯的行为，极无帮助。所以将来的法院，一定会移转重心，不再认刑罚为改善犯罪行为的有效方法，而偏重到人格的检查，原因的分析以及根本困难的救

① 例如中华民国《刑法》第五十七条，就分明规定着：科刑时应审的一切情形，尤应注意下列事项，为科刑轻重之标准：一、犯罪之动机；二、犯罪之目的；三、犯罪时所受之刺激；四、犯罪之手段；五、犯人之生活状况；六、犯人之品行；七、犯人之知识程度；八、犯人与被害人平日之关系；九、犯罪所生之危险或损害；十、犯罪后之态度。

② 根据汪龙调查江苏第一监狱罪犯的报告（见《统计季报》第二号），819个犯人中，初犯占85.7%，再犯占5.7%，三犯占8.6%。但这个统计不很可靠，作者汪龙就说："犯罪者为减轻刑事上之责任，每以初犯自承。我国因法院之组织，尚不如欧、美之完密，同时指纹学之应用，亦尚在幼稚时代，因之对于自承初犯者之究竟曾否犯罪，常至无从查考。"

济了。

3. 判决迟缓与滥行羁押 法院还有两种极大的缺点：一种是判决迟缓，延长涉讼当事人心理紧张的时期；一种是滥行羁押，使无罪的被告感受身体、精神的双重痛苦。阮毅成曾经发表一篇文字，将这两种弊端，充分发挥。[①] 他批评前一种缺点说："现在中国各级法院，拖延讼累，已成为普遍现象。大凡案件不入法院则已，一入法院，便不知要拖延多少时候，才能结案。往往案甚轻微，但因须经种种程序，以致犯数月之罪，羁押经年；处十元之罚，开庭十次。"阮氏又说："全国人民因诉讼迟延所受的痛苦，实已不忍想象。"关于滥行羁押，阮氏又有这样的说话："刑事被告一旦被命羁押，身体行动，失其自由，卫生健康，即受损失，精神痛苦，名誉毁败，更不待言。且若该被告是一家中之生产者，则收入立行停止，全家咸将陷于冻饿。但一般法院决不顾及此等影响，每每率予羁押。在押日期，两个月内案件得告一段落者，已算迅速，慢者往往押至百日以上，案尚未结……其在各县，甚有羁押若干年，案经若干任县长、承审员，从未曾宣判者。"这确是一般的实情。我们时常都可以听到有人被逮捕的消息，而他被捕所根据的理由，却常是极抽象而无实证的。为要供给这种非正式的以及尚未宣判的嫌疑犯底驻足之所，看守所的制度普遍的盛行着。按看守所底名义及其本意，原该是被捕者在未经宣判前的临时羁押地，但事实却为我们证明了臆测底错误。多少人被掷在看守所的囹圄里，

---

① 见阮毅成：《所企望于全国司法会议者》，《东方杂志》，第 32 卷 10 号，第 22—33 页。

焦灼地等待着鞫讯，能早一些恢复自由。但他们底希望立即被毁灭了，他们只能像已被判决无期徒刑的囚犯一般，望着漫天的高墙，透过小窗的那一块天色，默默地让混在悲愤与烦懑中的悠长的岁月，刻画在自己底心上。他们不知道哪一天能被审问，更不知道哪一天能被释放。这样地有经过几月甚至逾年的。关于这两种缺点的叙述，已可以在这里停止，因为仅就这一些，已足够使我们相信罪犯因判决迟缓和滥行羁押在心理上所受的损失，委实是无可计算，比较身体的刑罚，更不知要重大几倍。但这两种缺点，并不在法院制度的本身，而系于审讯案件的法官，假如法官能顾到罪犯底幸福，加以改革，原是轻而易举的。

（三）**监狱**　和罪犯接触的第三种机关是监狱。当一个罪犯被判决拘禁之后，立刻送到监狱中去执行，于是罪犯们便必得经过一度或长或短甚至终生的监狱生活了。罪犯被释后的能否适应，须视他在狱中时的情况而定，因此我们对于监狱制度的重视，乃是理所必然的。现在一般监狱有什么缺点？应如何改良？怎样才是一个完善的监狱？这问题，都是我们亟待讨论的。

1.　**现行监狱制度的缺点**　现行监狱制度，有两种绝然相反的方式，最普遍的一种是群犯杂处的，另一种则是单独拘禁的。两者之间，没有一种是妥善的，今分述如下。

（1）**群犯杂处的危害**　这种监狱制度是最为常见的，这种监狱究竟是怎样的呢？我们且看菲什曼[①]（J. F. Fishman）底叙述："监狱的污秽龌龊，远出于我们意料之外。其中关着的有男

---

①　原文为"费须门"，今译"菲什曼"。——特编注

有女；有判决的囚徒，有待审的罪犯。此外还有已经招供的和未曾承认的，身体健康的和身体有病的，初次犯罪的新手和屡次犯案的积贼，也都一视同仁，监禁在一起，无所谓隔离。其中又是臭虫、瘪虱、蟑螂以及其他小虫底大本营，成群结队，猖獗异常；臭气扑鼻，更要使人作三日呕。成千的男女，关在里面，不必做一点事，但各人都有充分的时间和机会，去领略各种犯罪的方法。监狱实在是一个罪恶的大熔炉，纵然是世界上最不适宜的材料，一经过里面的锻炼，也都会变成十全十美，毫无缺憾。"① 我们再看德国罪犯学家利普曼②（M. Liepmann）的报告："监狱当中的黑暗，简直不能用文字来描写。已经判决的囚犯和无罪待审的老百姓，都关在一起，并无分别。他们没有适当的工作，也没有适宜的户外运动。至于监狱里面的光线、空气以及卫生情形，不说一句过火的话，直和猪圈马厩，相差无几。而且大多数监狱，所容纳的罪犯，都已超过规定的数目两三倍。"③ 我们只需一看监狱中连最低限度的生活要求，都不能有，至于罪犯体格的检查，人格的测验，社会环境的视察，以及其他对于罪犯有益的事务，自然更谈不到了。一个偶然犯罪的人，拘留在这种环境里面几个月或者一年多之后，他所受到的恶劣影响，自然不难想象。现在的监狱，不但毫无教育的意味，而且是传播疾病的机关；至于各种罪犯，杂居一处，互

---

① See J. F. Fishman：*Curcibles of Crime*，pp. 13—14.

② 原文为"李柏蒙"，今译"利普曼"。——特编注

③ See M. Liepmann："*American Prisons and Reformatory Institutions：a Report*"，*Mental Hygiene*，12（2），pp. 225—315.

相影响，害处更大。有人把监狱比作罪犯底专门学校，因为其中各种犯罪的课程，都很完善，而且有充分的时间，供给罪犯们任意学习。偶然的罪犯，经过它的训练之后，可以变成专门的罪犯；正如一个人进了某种专门学校，培养成某种完善的特殊才能一样。这个比拟，真是幽默得耐人寻味。国家年出巨款，办理监狱，而结果徒然造成了多量的罪犯，损失已经不赀，对于罪犯本身，使他更深地陷入罪恶，自然更是有弊无利，所以这样的监狱制度，实有急于改良的必要。

（2）**单独监禁的弊端**　我们看了上面这一段，也许会想要避免罪犯的互相影响，使罪犯能迅速改过，单独监禁正是最有效而安全的处置，但是又将立即发觉到这是谬误的。监狱中薰莸杂处，固然不可，但是罪犯单独监禁，终日没有和他人接触的机会，他心理上所受的痛苦和摧残，也不是一般人所能想象的。单独监禁的制度，发源于美国的宾夕法尼亚州①（Pennsylvania）。当时把监狱分成无数的小室，每个囚犯各占一间，彼此不容许有见面的机会。罪犯整天地被锁在小室之中，起居、饮食、大小便，都在里面，不能越雷池一步。无论罪犯的刑期是多么长久，也都是一样的待遇，除了监狱的职员以外，简直没有和任何人接触谈话的机会。以为罪犯在这种静寂的环境中，可以反省自己底罪恶，有悔悟的可能，不知人是社会性的动物，需要有合群的生活，在团体中彼此互相刺激，才能得到常态的发展。若是一个人离开了同伴，单独监禁了若干年，很少有行

---

①　原文为"本雪而文尼亚州"，今译"宾夕法尼亚州"。—— 特编注

为不变成变态的。怀特①（W. A. White）说："这种罪犯很多的发生重性精神病，而且单独监禁了长久之后，一旦释放出来，可以看见他们在监狱门前，无目的地徘徊漂泊，简直不能再和这现实的世界相适应。他们底身体和心灵，都已经被挤的粉碎了。"② 监狱的目的，本在训练罪犯，恢复他们适应的能力，使他们异日回到社会上去以后，能变成一个有用的分子。但是单独监禁的结果，适足以毁灭它所要致力的目的。现在各国的新式监狱中，虽然已经明了了单独监禁对于罪犯心理的危害，加以废止，可是迷信单独监禁有助于悔过反省的，仍是不乏其人，所以这种残酷的制度，欲使绝迹于世界之上，恐怕还须经过相当的时期呢！

2. 监狱的改良 现行监狱制度既然有如许缺点，当然是亟待改良，以增进罪犯底乃至全人类底福利。一个监狱要想不负它的使命，必须使罪犯出狱以后，能够不相抵触地安度社会生活，我们改善监狱的着重点，也即在此。其实要达到这个目的，也并不十分困难。第一，应该把初犯和累犯分开，不致互相影响，反学会了许多犯罪的技能，使将来再犯罪的可能性，树立了巩固的基础。第二，要维持罪犯身心的健全。有病的人总不能有满意的适应的。有许多罪犯进监狱的时候，已经带有疾病，应该由医生替他们医治；狱中的空气、日光、饮食以及一切设施，更应合乎卫生，免得本来健康的罪犯，进了监狱之后，反而酿成疾病。至于心理健康的保持，则应使他们有与旁人接触

---

① 原文为"花哀脱"，今译"怀特"。——特编注
② See W. A. White：*The Principles of Mental Hygiene*，p. 139.

的机会，这一点并不与第一条相悖，因为所说接触，决不就是薰莸杂处。第三，要给予罪犯相当的文字教育。罪犯中有很多是不识字的文盲，在现在这个世界，不识字或不能写字的人，很难获得职业，有时除了偷劫以外，便不能生活；并且那样的人，常不易了解法律底意义。第四，应训练罪犯，使他们学会些技能，例如染织、印刷、藤工、刺绣、革工、金工、木工等等，庶几出狱以后，可从事相当的工作，维持生活；这不仅是他们个人底利益，并且亦是有功于社会的，因为他们本来是社会的消费者，学会了技能以后，就一变而为社会的生产者了。更有一种由工作本身而产生的益处，即是罪犯在狱中做工，需要时间与劳力，便可免去无谓的空想。所以近代的监狱，和新式的精神病院一样，工作已被看作一种重要的原则。第五，给予罪犯充分自治的机会，养成独立负责的能力。监狱中的组织应该社会化，让罪犯在里面即获有社会生活的经验，日后可以成为一个有用的公民。最后，更应单独设立感化所，专门容纳儿童和青年的罪犯。儿童被关在成人的监狱里，足以使他们在名誉上留下一个污迹，永远被社会所不齿。这对于心理上的戕害，当然很大，更不谈会受到成年罪犯的影响了。我国司法院在民国十八年（1929）制定的训政时期司法工作六年计划，就规定六年中全国要增设少年监狱 47 所，但是现在六年之期，转瞬已逝，而全国的少年监狱，仅有山东省一所。最后司法行政部鉴于少年犯与成年犯同监一室，无以收感化之效，于是又旧事重提，通令各省，先在省城或大商埠，筹设少年监狱一所，然后再逐渐扩充。① 倘若果能实现，亦未尝不是我国司法界的一种新猷。

上述几项工作，除设置少年监狱，需要巨额的经费，较难实现外，其余的都是轻而易举。虽然如此，但是能够实践的，恐怕还是寥寥无几。社会上一般的态度，仍旧以为罪犯应该受罚，监狱便是一个执行刑罚的地方。拘禁罪犯，完全看作了报仇的性质；罪犯在监狱中受苦，也像是应受的本分。在这种错误的观念未曾消灭以前，监狱的改革是很少有希望的。所以现在的监狱，大半是拘禁罪犯的地方，而不是改造罪犯的地方。我们所要努力的，正是利用监狱，把不能适应的废人，恢复成社会中有用的一员。监狱对于罪犯，假如除出监禁之外，没有生活的训练，正似一个医生对于一个因自己疏忽而得病的病人，但给他一瓶很苦的药水，并不告诉他应该如何调整他的生活，以预防疾病再度的发生，自然，这样的结果是无效的。所以最近有人主张，罪犯监禁时期的长短，不应该看他所犯罪恶的大小，更不应该机械地一味根据法律，而应以改造该犯罪所需要的时间以为断。罪犯经过个别研究和疾病诊断之后，问题较小容易矫正的，监禁期就应当很短；问题复杂，需要较长时间的调整和训练的，监禁期也应当较长；至于有不治之症的，为着保护社会起见，除了终身置于特殊机关中看养以外，就没有其他更合理的方法了。在这里，我们便连带要提及死刑的问题。现在世界各国，很少有废止死刑的国家，但实际这却是很值得

---

① 见民国二十五年（1936）一月二十五日《申报》南京中央社专电。

商榷的。主张死刑的理由，不外乎警惕后人和为被害者报仇二种。为了别人的缘故，而使一个人受过分的痛苦，这显然是不公平；至于替被害者报仇，不但没有教育的意味，并且和社会的立场相悖。"一只眼睛赔一只眼睛""一个牙齿换一个牙齿"的时代，早已过去了！我们倘若不能改善一个人底行为，而竟至置之死地，使他永不再有重新适应的机会，正如学校中开除顽劣儿童是教育底失败一般，我们不得不说，这是法律底失败；法律底效能，原该不止是消极的。因此对于罪犯，只有依照上述那种科学的处置，才可以节省社会许多金钱和人力，也才可以节省罪犯许多不必要的监禁和痛苦。

假释制度　法律上的假释制度①，给予监狱长官一种便利：如果罪犯中有确已悔改的，经过一定之手续之后，不必等到所处之徒刑全部执行，就可以先释放出狱。这种制度倘如得能办理完善，和上节所讲的方法，颇为相似。但是唯一的困难，在于决定哪一个罪犯得受假释的权利。倘若仅凭监狱长官个人底好恶和私见，来决定假释的是否适宜，这自然是很不科学的。现在的监狱，对于每个罪犯底一切，既然缺乏精确的测验、调查和记载，所以假释的决定，都是凭人情的请托，罪恶的性质，罪犯底容貌和态度，甚至于凭监狱长官偶然的高兴。这种没有真实标准的判断，使每年又有无数危险的罪犯——不适宜社会

---

① "假释"是一个法律名词。凡是罪犯刑期未满，但无期徒刑已逾十年，有期徒刑执行已逾二分之一，经监狱长官认为确有悛改的实据的，可以呈准司法行政最高官署，释放出狱，谓之假释。我国《刑法》第十条有假释之规定。欧美称之为 Parole System；日本谓之"假出狱"。

生活的人——重又回到社会上来，做违反人群利益的工作；从相反的一方面说，也许真有些已能革新的罪犯不被假释，必得继续忍受困苦的监狱生活，直到刑期终止的一天，根据沃纳①（Warner）研究的结果，现在用以决定假释的方法，并不比凭随机的选择更为可靠。② 所以每个监狱中，必须聘有专任的罪犯学专家，凭着他们的知识和经验，来决定谁是可以假释的。要想假释能够完成它底目的，罪犯的释放，决不能再让一班毫无训练的人用着"乱点鸳鸯谱"的方式，来胡猜乱点了。自然，监狱中聘请专门的罪犯学家，需要增加一笔经费，但是我们该知道在现在这种不科学的制度之下，社会所遭受的经济损失，当更大呢！

法科课程的修订　我们希望将来法律的制度和办法，能够有所改良，那么以法律为职业的人，必需要有最低限度的心理学、精神病学以及社会学的知识。倘若再不从此基点着手而仍是只规定一些纸面的条文，那完全是空虚的。因此对于大学法学院的课程，应首先加以改造。一般的法政学校，只注重法律条文的解释，养成了许多理论的人才，而对于处置罪犯的实际知识，鲜加注意。梁瓯第调查我国 15 个大学法学院的课程的报告③，法律学系的课程，列社会学概论为必修科的有 11 校，但少的只有二学分，如国立武汉、北平等大学，显然地被看作一

---

①　原文为"华纳"，今译"沃纳"。——特编注

②　See F. A. Moss：*Application of Psychology*，p. 296.

③　见梁瓯第：《大学课程与行政组织》，《教育研究》，第 61 期（民国二十四年（1935）九月号）。

种极不重要的科目。至于心理学，除了私立国民大学列为法学院普通必修以外，此外国立的中山大学等 5 校，省立的安徽大学等 3 校，私立的厦门大学等 6 校，心理学都不是法律系学生应修的科目。精神病学及社会调查两种学程，更没有一个学校设置。司法界的职业，和医生、护士、牧师、教师一样，是要和人接触的，所以对于人类行为和社会问题的了解，万不可少；可是各法政学校对于这方面的训练，都异常疏忽。难怪有人以为课程中进步很慢而最需要改革的，莫如法科的课程了！①

儿童法院的法官　为着儿童罪犯不能与成人罪犯有同样的处置，逐有儿童法院的特设，因此，儿童法院的法官不能由普通的法官来担任，正如特殊教学不能由普通教师来担任一样。儿童法院的法官，对所遇到的问题，都需要有精密的分析和观察来处理，所以非有特殊的训练不可。在儿童法院中，倘如仍沿用了传统的方法来审讯和处罚，而对于儿童的适应，不做一点积极的建设工作，那么，另外设立一个儿童法院，岂非多此一举？根据美国儿童局（The United States Children's Bureau）所定的标准，儿童法院法官的任命，要凭他有能做这件工作的特殊资格。他应该受过法律的训练，熟悉社会的问题，而且了解儿童底心理的。他的任期应该不在六年以内，这样才能保障他特殊的职业，以及引起他对于儿童工作的兴趣。

结论　一个罪犯无论是犯了什么罪，无论是为了什么犯罪，我们总可以概括地说：他是不能适应社会。我们能用严刑峻法

---

① See C. Bassett：*Mental Hygiene in the Community*，p. 148.

去迫使一个人适应吗？在我们已经读完了这一章的现在，我们一定可以回答：这是不可能的！罪犯必是存心为恶以及刑罚可使他改过的那种传统观念，早经证明是谬误的了。于是我们要想维持社会的治安，减少累犯的事实，必得探求罪犯不能适应的原因，然后根据了这种详尽的分析，再应用最适当的法律去处置他。这种对于罪犯的个别研究、诊断和处置，必须要凭借心理卫生的知识；而且也唯有使心理卫生充分发扬，才能使现在一般与罪犯接触的机关，有积极的改善。总之，我们该知道法律对于人类的贡献，并不在纯粹法律底范畴以内，而在能妥善地应用法律，来解决各人人格上所发生的不能适应的问题。在这一个新的正确的意义之下，法律与心理卫生乃成为如此密切地联系。

参考书：

1. Conklin，E. S.：*Principle of Adolescent Psychology*. Chap. 15. 1935.

2. Dexter，R. C.：*Social Adjustment*. Chap. 15. Alfred Knopf. 1927.

3. Garrison，K. C.：*The Psychology of Adolescence*. Chap. 15. 1934.

4. Healy，W. & Bronner，A. F.：*Delinquents & Criminals*. MacMillan. 1926.

5. Husband，R. W.：*Applied Psychology*. Chap. 23 & 24. Harper，1934.

6. Maccormick, A. H. : *The Education of Adult Prisoners*. Chap. 3. & 16. The National Society of Penal Reformation. 1931.

7. Morgan, J. J. B. : *Keeping a Sound Mind*. Chap. 10. MacMillan. 1934.

8. Murchison, C. : *Criminal Intelligence*. Chap. 4, 5, 6, 21, 22 and 23. Clark University Press. 1926.

9. Rosanoff, A. J. : *Manual of Psychiatry*. Part Ⅲ. Chap. 9. John Wiley. 1927.

10. Suherland, E. H. : *Criminology*.

11. Woods, A. : *Crime Prevention*.

12. White, W. A. : *The Principle of Mental Hygiene*. Chap. 5. MacMillan, 1919.

第十二章　心理卫生与实业

实业之影响于人格　影响人格发展和形成人格模式的社会机关有三，就是：家庭、学校和实业。人类在儿童时代，终日沉浸在家庭和学校的环境之中，因此家庭和学校就代表了铸造人格的两大势力。等到成年以后，各人走到职业的圈子里去度工作的生活，他们身体上和心理上所受到的影响，当然没有再比实业环境更重要的了。假使一个人所从事的职业，正适合他底兴趣和能力。他能从工作中得到成功和满足，而且工作的环境，又能合于健康的条件；他自然是一个幸运者，常能忍受生活中一切的不幸和紧张，不致一经暴风雨的打击，人格即趋于崩溃。反之，若是他被一种不适宜的职业羁绊着，天天怨恨失望，没有快乐和满足的时候，他底人格就会陷于危境。因为单只是这一种怨恨底本身，已足以毁损他心理的健康，更不用说再受到意外的挫折了。人底一生，有三分之二的时间消磨在职业之中，所以实业的领袖，倘能稍微花一些时间，注意到工人的心理卫生，工人们因此身心上所获得的利益，自然是不言而喻的。

实业领袖底错误　极为不幸地，过去的实业，只着重在生产和经济方面，对于工人底利益，完全漫不经意。实业的领袖都将他们的注意集中在机械的改良，副产的利用，出产的增加以及成本的减低。他们不惜为此花了上万的金钱去请人研究。至于人力的保存和改进，实在无暇顾及。蒂德①（O. Tead）说："一大批不愿意的工人在凄凉的环境中，被强迫地工作着，被严密地监视着，更被无情地鞭打着，这种工厂的情形，简直和监狱无异！"② 蒂德和梅特卡夫③（O. Tead and H. C. Metcalf）又说："现代的实业对于人类的基本欲望，不能供给一条合理的出路，实在是一种很大的失败。它只是拘束工人，愚弄工人，并不能使工人在工作中觅得兴趣和生活的满足。试想一想每天有成千上万的工人，被强迫着在那里干八九小时或八九小时以上的怨恨乏味的工作，还有什么情形比此更为严重？我敢说一句并不过甚的说话：任何实业制度的成就和生产，最后要看它能否利用工人有用的冲动以及能否引起工人对于工作的兴趣以为断。"④ 过去实业领袖忽略工人适应的问题，实在不能不说是一种失策，因为工人生活愉快安定，结果可以增加生产，减少错误及意外事件的发生，不但工人自身受到益处，工厂方面，也间接获得不少利益，和投资实业的本意，并不相悖。

---

① 原文为"梯特"，今译"蒂德"。——特编注

② See O. Tead：*Human Nature and Management*，p. 37.

③ 原文为"买脱卡夫"，今译"梅特卡夫"。——特编注

④ See O. Tead and H. C. Metcalf：*Personnel Administration*，p. 200.

近代工厂的缺点 自工业革命以后，自食其力的手工业几乎全部淘汰了，随着突飞猛进的机器底改进，大规模的工厂到处林立着，但近代工厂的组织，有很多地方和身心健康有害，应该加以考虑。

（一）**环境的不卫生** 这是最显著的现象，工场中光线黑暗，空气又不流通，而且机械转动，灰尘满室，污秽恶浊，无出其右。尤其是纺织业等工厂，弥漫得像雾一般的絮屑和在空气中，输入工人体内，工人成天地在这样黑暗污秽的环境中工作，目力很易受伤，肺部也容易生病，并且容易发生意外灾害的事件，使工人底四肢躯干受了伤害，成为残废。

（二）**工作时间的无限制** 近代各文明国的法律，都规定工人每日在厂工作的时间，以八小时为限。但是事实上超过八小时的限制的，仍是比比皆是。据美国妇女调查局（W. S. Women's Bureau）的报告，美国的工作妇女中有过半数每周工作在 50 小时或 50 小时以上，有五分之一每周工作在 54 小时以上；有五州没有法律规定妇女的工作时间，北卡罗来纳州[①]（North Carolina）的法律明白规定妇女工作时间每周可达 55 小时。可是事实上更有甚于此者，有的女工每天须工作 11 小时或 12 小时，甚至每周 72 小时。[②] 女工底工作时间，已是如此骇人听闻地久长，则男工每天须做几小时工，更可想见了。至于在我国

---

① 原文为"北开罗纳州"，今译"北卡罗来纳州"。——特编注
② 见韬奋：《萍踪忆语》，《世界知识》，第 4 卷 1 号。

的工厂中，自然更不乏每天工作 14 小时的例子。[①] 而且日工之外，还有夜工，工人企图多得一些工资，或是因日工所得，不能维持生活，迫于饥寒，往往日夜不息。这对于身体的戕害，不消说是很大的。在工作时间以内，又没有规定的休息时间，所以工人从上工一直到落工，除了偶尔私下偷闲一刻以外，没有时候可以一舒疲劳的精神和筋骨。即使有时在工作的时间以内，自己偷偷地休息一下，亦是畏首畏尾，深恐被工头发觉而受斥责，因此心理上紧张的程度，反而更高。最近实业心理中有许多研究，都证明工作时间的延长，不但对于工人有害，而且出产也比较减少，正和一般人底预料相反。所以欧美有少数的新式工厂，对于工人的工作时间，都逐渐减少，由每天 10 小时的工作减到每天 8 小时，由每星期 7 天的工作减到每星期 5 天；在工作时间以内，还有正式规定的休息时间，不必再偷偷摸摸躲到厕所中去休息片刻。这种新政策实行的结果，产量反较前有增无减。

（三）**工作单调**　自从机器发明了以后，工厂中的工人，没有创造的乐趣。他们底工作，都是异常机械。而大规模的工厂，又都应用分工的原则，每个工人从早到晚只做着一种刻板的工作，毫无变化，这样的工作所给予工人的，常只是枯燥与单调。单调的工作，时间继续愈长，便愈使人乏味、憎厌，而且紧张。

----

① 　根据《中国经济年鉴》（民国二十四年（1935）续编）所载，我国工人工作时间，都超过八小时的原则。男工童工的工作时间有到 14 小时、16 小时的，女工有到 12 小时、14 小时的，尤其是矿业工人，实际工作时间，都在 14 小时以上（见第 413 页）。

因为当一个人做着单调工作的时候，心里常会不自禁地想到有趣味的事体上面去，但又不能恣意地让注意离开工作，于是就不得不勉力把思想拉回来。这样用力强制自己底注意，立刻会使心理上发生紧张的状态。可是这并不是分工制度本身底缺点，只是由于不能适当地善用这种科学的制度罢了。所谓单调，原不仅是一件客观的事实，因为单调的程度，完全要看工人主观的反应来定的。所以单调的产生和工人底智力，很有关系，并不是一个简单的问题。假使一个智力较高的人，从事于一种不必用心的工作，就会感觉单调；若是将同一种工作，支配给智力较低的人，单调就不会产生。要之，单调的产生，并非由于工作的性质，而是由于工人对工作的兴趣；没有兴趣的工作，最易发生单调的感觉。基于这个理由，简单机械的工作，最好利用低能的人去干，让智力较高的人，去从事比较复杂的工作，这样不但能使任人各得其所，可以消灭单调生活的害处，而且利用低能的人去做工，还能化无用为有用呢！

（四）**忧惧** 近代工厂对于工人的第四种害处是忧惧。工人在厂工作，一点没有保障，随时都可以被雇主辞退。所以工人失业的危险，无时或释，他们又安得不怕？尤其是在这不景气的年头，工商业无不紧缩，裁人减薪，更成为司空见惯的事体。所以工人虽是目前有了工作，暂时可以糊口，而瞻前顾后，又难免不发生忧虑。此外工人们怕受工头的斥责、怕生病、怕年老、怕受机器排挤、怕被别人竞争、怕亏空、怕不能仰事俯蓄……他们是完全被囚在恐慌和忧虑底桎梏中了。怕惧是破坏人格的一种主要势力，是许多精神病的根源，也是减低工作效率发生意外灾害的基本原因，所以工厂方面对于工人的储蓄、保险、养老金、抚恤费、合作社以及子女底教育等等，都须妥定章程，见诸实施，务使工人的生活，有了安全的保障，才可使他们安心工作，不致常受分心的扰乱。

人格与工作效率　满意的职业培养了健全的人格，健全的人格开展了实业的繁荣，这二者原是彼此影响，互为因果地关联着。因此开明的实业领袖，现在已经逐渐明了在工厂中，人的问题应该和机械问题，看得同样重要，不可偏废。因为有无数工人的失败——间接也就是实业上的失败——并不是由于物资设备的不良，而是由于工人本身身心的缺陷；尤其是人格的冲突和不适应，对于失败的关系最大。据纽约梅西百货公司①（R. H. Macy and Co.）人事部主任安德森（V. V. Anderson）博士的估计，商业机关的雇员，大约有 20% 是成问题的。② 这些人或是脾气不好，或是成绩欠佳，或是时常请假，或是不时生病，或是容易发生管理上的问题，或是愚鲁不堪，或是常犯错误，或是反抗公司当局，或是常独自乱想，或是冷淡不热心，或是常损害货物，或是易和同事冲突，或是怠慢顾客；最显著的症状，便是不能乐业，在一处工作不久，便舍而之他，使公司中受了许多损失。据说有一个工人在 12 年中换了 14 个工作的地方，还有一个在两年之中竟换了 80 处，又有一人在两年以

---

① 原文为"梅赛百货公司"，今译"梅西百货公司"，是由罗兰·哈斯·梅西（Rowland Hussey Macy）于 1858 年建立的连锁百货公司，其旗舰店位于纽约市海诺德广场（Herald Square）。——特编注

② See V. V. Anderson：*Psychiatry in Industry*，p. 8.

内做过 9 种工作。这些雇员的"问题",都渊源于他们儿童的时候,因为家庭或学校教养的不当,人格上所酿成的缺点。等到进了实业机关以后,工作和待遇又欠适当,他们心理上的紧张,更增加不能适应的程度。所以勃赛脱(C. Bassett)说:"实业的领袖们假使具有心理卫生的知识,认识这是情绪不安的症状,把他们送到适当的地方去诊断和治疗,那么对于这批不幸者的救济,一定有很大的功绩。"① 安德森博士在他一篇短文中,也有这样的说话:"这些成问题的雇员,假使都能够经过适当的研究和治疗,大半可以重新适应,因此减少职业移动,增加生产效率,一变而于雇主有利……而且统计告诉我们,这样经过心理治疗而治愈的例证很多,所以利用这种方法,不但是为了人类的拯救,即是从金钱的利益上着想,也很上算。"② 当英国工业革命开始的时候,乌温有句话:"我们雇主们,见了机器损坏,总想设法修理;见了工人有损坏,偏不设法修理。"这寥寥两句话,很值得我们注意。我们用机器,知道用的时候要非常谨慎仔细,不可大意,而且时常须用油去润泽它;还得检查机器的各部,有无毁损。我们用工人,也正应该如此。一方面对他们的一切,都要非常注意,不让他们受到因疏忽发生的损坏;另一方面更应时时检查,倘若发现了疾病,便须立刻给予适当的处置。机器要这样才能经久耐用;工人也要这样才能经久

---

① See C. Bassett：*Mental Hygiene in the Community*，p. 298.

② See V. V. Anderson："*The Contribution of Mental Hygiene to Industry*"，*Proceedings of the First International Congress on Mental Hygiene*，1，pp. 669—670.

耐用。

实业领袖的心理卫生　在实业机关中，不但有成问题的工人和低级职员，并且常有失常的重要职员的发现。工人中倘有少数不能适应，仅影响到他本身与他所从事的那一部分工作，究属有限；重要职员成了问题，关系却更大。他们底地位较高，一举一动，就能影响全体或许多人底幸福，例如他定了一个不合理的计划，在这计划支配下的工人就会全部遭遇到若干不幸。那些领袖们或是生性固执，一意孤行；或是生性残酷，不顾人道；或是生性狭窄，不能容忍；总之，他们失去了处理工人的正当态度和方法，因此双方常致发生冲突，甚至酿成罢工的悲剧。一个完好的实业组织，内部的不和纵然不能完全消除，也一定是减到最低的限度。所以心理卫生家底工作，不仅须注意适应困难的工人，同时也须注意不合理的当局，务使劳资双方的关系，异常和好，绝没有罅隙可寻。

实业机关中健康部的设置　因为工人底身心健康，直接地影响到他们底成功或失败，所以新式的实业机关，必需附设一个健康部（health service），从事于身体疾病与心理疾病的预防、诊断及治疗。在身体方面，应该有专门的医师和护士，常川驻厂，致力于下列的工作：检查工人身体；医治疾病及伤害；依据工人身体的情形，调换适当工作[①]；改良工厂环境，使适合卫生；预防传染病的发生；拟具工人卫生教育的计划；筹划采光、通气、保温的装置；决定座椅的高低；设法减少机械的噪声和

---

① 例如目力不佳者，不能作需要目力之工作；动作迟缓者，不能管理转动迅速之机器。

振动；管理工人食堂及住宅的清洁，以及参与规定工作时间的长短，夜工、假期及休息时间的制定等等。自从各国法律规定了工人在工作时间身体受了伤害，工厂方面应该负抚恤赔偿的责任之后，各工厂对于工人的身体安全，已经比以前注意。大规模的新式工厂，都有专任的医师，随时注意工人底疾病，在初起时就加以诊治。尤其注意工人底耳目及牙齿的治疗，因为这方面的疾病，很容易产生意外灾害。欧美更有许多实例，证明工厂健康部的医生，倘若对于机械的声浪振动等问题，亦能加以一点注意，结果工厂所得的收获更大。有一间电话接线间，设法减低了扰人的噪声以后，接线生的错误也降低了42%。更有一家制造火炉的公司，自从把装置部从汽锅间隔壁移到安静的位置以后，质量两方均有显著的增进：被检查部所淘汰的产品从75%减到7%，而每一单位时间的出产从80%增至110%。又有一家保险公司的机器室，减低了噪声之后，产量也同样增加了12%。

至于心理卫生方面的工作，常较身体卫生更为复杂。因为身体上的疾病，它底原因多少是要比心理疾病单纯一些。因此不是一个人所能担负的，应该有心理学家、精神病学家以及社会工作员来分任。

（一）心理学家的工作　心理学家专门注意选择工人的问题，他用各种心理及职业测验去检查新招的工人是否适宜于此种工作，然后根据结果以定取舍。对于已经收用的工人，又须依各人底个性及能力，分配适宜的职务，或是决定职务的调动及升迁。因为某种职务，只有智力在某一范围以内的人去做，才能得到最高的效率；若是由智力过高或过低的人去干，都同样地会感觉到失败和不满足，而且都易发生错误，所以应该预先选择工人，使他们底能力，能够和工作所需要的，刚相吻合；不仅个人有胜任愉快的感觉，同时工作的效率，也不致虚耗了。

（二）**精神病学家的工作**　精神病学家的主要贡献，在于发现并处理不能适宜的高级当局和工人，帮助他们解决困难的问题。他对于工厂中每一个人底人格，都应有详细的研究；时时举行心理检查与个别诊断，发现行为上有失常的，便立刻加以相当的处置。他更须研究工厂情形；减少有害心理健康的因素；设法增进劳资双方关系的融洽；并且制定各种章程，给予雇工种种生活上的保障，培养他们安全快乐的感觉以及对于工厂的忠心。雇工的心理上健康之后，不但工厂方面无谓的损失可以免去，并可以改进他们家庭间的关系，得到更为广泛的利益。因为心理不健全的分子，在工厂中固然容易肇祸，不能始终其事；他们情绪上的冲突，也往往带回家中，以致不是时和妻子龃龉，便是常将子女虐待，使儿童在这铸成人格模式的紧要关头，受着恶劣的影响。

（三）**社会工作员的工作**　社会工作员在实业机关中的责任，是调查及控制工人在工厂或商店以外的生活。他搜集关于"问题工人"的各种资料，供心理学家及精神病学家的参考。他不仅须与工人本身，而且须与工人底环境，时常接触，探得他们底家庭生活和消遣习惯，才能谋彻底的救济。因为人的行为受全部生活的影响，工厂生活不过是全部生活中的一部分，所以要想了解一个工人底人格，必须顾到各方面的情形，不可忽略了在工厂以外的生活。假若某工人不能适应的原因，是发源于家庭间的冲突。那么社会工作员就应该竭力帮助改进家庭状况，调整彼此间的关系。假如某工人不能适应的原因，是由于某种不良的嗜好或某种不正当的娱乐，社会工作员就应该设法改善他们的环境，使他们去除这种恶习惯，或者筹划供给另一种适当的消遣以替代之。心理学家和精神病学家的工作，都限于工厂范围以内，而社会工作员的工作，却常须跑出工厂的大门以外，深入工人底足迹常到之处（尤其是家庭），这是他们不同之点。

利用残废者及低能者 实业机关中组织健康部的目的，是谋工人身心的健全，求工作的适应，并不在淘汰有病的分子。任何工厂中，必有许多种工作，可以支配给身心有缺陷的人，而且他们做起来，不会比普通的工人坏一些。我们只要稍稍把各种工作的性质研究一下，就可以指定几种，分别利用瞎子、聋子、跛子、哑子，甚至于低能者，同样去做工。假使他们底工作，指派得当，他们的成绩，更可以超逾普通的工人。例如中国药店中搓丸药的工作，常由瞎子来做，因为这种工作，不必用眼看，只需利用皮肤的感觉，就可做成。而且瞎子心静，心不外骛地工作着，所以一天中丸药的产量，反可以较普通工人为多。又如盖瓶塞、贴标签等工作，由聋哑的人来做，一定也能胜任愉快。美国西方电气公司（Western Electric Company）曾经对于雇用残疾工人的问题，做一实验，他们让一个残废的工人和一个不残废的工人，做同样一件工作，结果残废的工人在 507 日中发生了一次变故，不残废的工人在 405 日中就发生了一次变故。这个理由是很明显的：因为身心健全的工人，只有需要思想的工作，才能缚住他们的注意；若是刻板单调的事体，就不能引起他们的兴趣，于是注意常会移向工作以外的事件，效率因此减低。身心有缺陷的工人，倒可以专心地做工，而且他们希望成功的心也较切，成绩自然比较好了。所以身心有了残疾的病人，仍旧可以利用来做工。我们底目的，并不在排挤这班不幸的残废者，而是在支配给他们以适当的工作。

实业界心理卫生发展迟缓的原因 我们已概略地明了实业与心理卫生的不能分离，可是事实上现在的实业机关，对于心理卫生工作，还是极少注意，和医学方面的工作相比较，差得很远。细考工商界中，心理卫生所以不能发展的原因，大概有下列几种：第一，心理卫生是一种很新的科学，它底历史很短，所以一般实业机关当局，也许连"心理卫生"这个名词还不曾听到过，更不知道心理卫生是怎么一回事了。第二，研究心理卫生的专门人才，现在还很缺乏，不即说在中国，即在欧美各国，这种人才，也是凤毛麟角，不宜多得。第三，工厂中的健康部，假如除出了注意工人的身体健康以外，更须顾到他们底心理健康，势必增加不少经费，一般工厂当局都认为这是不急之需，可以节省。第四，心理卫生的工作，效力虽然永久，但不是一时在表面上所能看得出，不易引起大家的注意。最后，工厂中的当局和工人，因为对于心理卫生，缺乏知识，根本不信任的，也大有人在；他们以为心理卫生家的工作，都是荒谬无稽，徒劳无功的。科学的医学，传播到中国，已经有几十年的历史，但是国人中，到现在不相信西医而相信五行相克的中医的，还是很多，又何怪对于这新兴的心理卫生抱着反对的态度呢？所以我们要提倡心理卫生，必须首先对实业机关的领袖，做有力的宣传，使他们明白心理卫生的实施，无论对于工人、雇主及社会，都是有益的。在表面上看来，似乎增加了他们一点经济责任，但是工厂因此而增加生产，减少工人或职员的职业移动，改良劳资关系，实际上的收获，远足以抵消些许支出的经费而有余。

童工与心理卫生　童工问题，几乎较成年工人底问题，更密切地关联到心理卫生。因为儿童时期，正是身心发展的紧要关头，倘若逼他们长时间地去做工，一方面失去了受学校教育的机会，一方面他们身心健康的被毁损，也自然更甚于成年的工人。俞庆棠说："我们试想想怪叫似的工厂汽笛声，把这般可爱可怜的小孩，从睡梦中催醒，急急地在无情的机器之下，热炉之旁，工作 12 小时，哪里谈得到身心的发展？他们不能得到适当的养和教，还要叫他们拿劳力来养人，真是不合理呢！"[①]从 1919 年到 1931 年之间，国际联盟的国际劳工局所主持的几次国际劳工会议，决定以 14 岁为准许雇用儿童的法定年龄，订了一个公约，在 1928 年有 15 个会员国批准签字了。依最近各国的法律，准许雇用儿童的最低年龄，中、英、美、德、奥、比、捷克、瑞士、丹麦、挪威都是 14 岁；法国 13 岁；意、日是 12 岁。我国依照工厂法的规定，未满 14 岁的男女，工厂不得雇用为工人；14 岁以上未满 16 岁的男女工人为童工，只准从

---

①　见俞庆棠：《儿童年的儿童问题》，《申报月刊》，第 4 卷 1 号，第 59 页。

事轻便的工作。① 但是法律是法律，事实是事实，全国工厂最多的地方如上海，所有开设在公共租界的工厂，就一律不受政府的检查；此外虚报年龄以少报多的，更是常见之事，所以未满14岁的儿童，在工厂中做着有危险性及有碍卫生的工作，每天延长到14小时以上的，在国内实在是不可胜数。② 雇主们在以最低的工资购买劳动力的原则下，千万个儿童遂被毫不顾惜地陷入了火窟。纵然政府对于童工的雇用，定有保障的法律，例如童工只准从事轻便工作；每日工作不得超过8小时；工厂应使童工受补习教育，并负担费用的全部等等③，也不过是一种具文，没有能够切实执行，不免是一种遗憾！在童工方面，他们因为迫于生计，很小就出来做工，对于要做什么工作，事先根本就没有考虑过。他们所从事的职业，全凭偶然的机会，并没有经过选择，所以常和自己底兴趣和志愿，不相符合。后来渐渐觉得所致力的工作，枯燥无味，或和自己底希望大相径庭，因此心理上就不免起了冲突。而且这些儿童，因为没有经过正式的训练，缺乏知识和技能，所以除了低贱的工作以外，没有其他工作可做。他们长大以后，一和其他的工人比较，相形见绌，很难不发生自卑的感觉。对于自己的工作愈不满意，自卑的感觉也愈深。所以即使工厂对于政府所定保障童工的法令，

---

① 见民国十八年（1929）十二月国民政府公布之《工厂法》第五、第六两条。

② 民国二十四年（1935）《申报年鉴》载，我国全国童工人数为61 831人。实际当远超过此数。

③ 参阅《工厂法》第六、第十一、第三十六等条。

能够奉行不渝，从儿童本身方面看来，没有准备的做工，仍旧是不相宜的。

问题雇工底积极处置　在实业机关中，也和其他机关一样，常有许多职员和工友，有着卓越的能力，但同时有着很坏的脾气。工厂当局对于这班人，常是忍痛割爱，辞退了事。可是在心理卫生家却依据着另一种观点，不赞成消极的辞退，而主张探寻他们脾气不好的原因，加以改造。他以为实业机关对于这种雇员的正当态度，应该先问："他们时常发怒的原因是什么？有无方法可以消除？"产生不好的脾气的原因很多：或者因为疲劳；或者因为忧虑；或者因为身体不健；或者因为家庭不和；或者因为被别的工人挑衅；或者因为事实的误会；或者因为是儿童时代所养成的坏习惯。假如找到了原因之后，再应用再教育[1]（reeducation）[2] 的方法，消灭它底原因，把这种不能适应的坏习惯，从新矫正过来，这样才真的将工人从水火中救援出来。若是对于脾气不好的工人，但知辞退了事，不但他们的脾气永远不会改好，而且工厂中也因此失去了一个得力的助手，岂不可惜？不仅如此，假如每个工厂都用这种办法，结果这些工人，一定仍旧在这几个工厂之中换来换去。好像现在许多法庭处置罪犯，常用驱逐出境的方法，以为把罪犯送出了自己的区域以外，自然不会再来犯罪。但是结果是怎样呢？甲县的罪

---

[1]　原文为"二次教育"，今译"再教育"或"继续教育"。——特编注

[2]　二次教育的方法，是美国心理学家 S. I. Franz 所创。其主要之点，即在习惯之改造。换言之，就是用好的新习惯代替有害的旧习惯。如欲知其详细，可参看 Franz 所著 *Nervous and Mental Re-education* 一书。

犯被驱逐到了乙县，乙县的罪犯又被驱逐到了甲县；甲乙两县仍旧有人犯罪，而且罪犯的数目也仍和以前不多不少，不过换了几个人而已。实业机关辞退性情乖戾的工人，而不设法使他们变得善良温和，结果当与此相同。尤其是技能特别高强的工人，单只因为脾气不好的缘故，就被辞退，工厂当局绝不把他们的性格加以研究和改造。这从心理卫生的立场上看来，实在是一种识见浅短的下策。

我国实业机关的近况　我国实业机关对于工人的待遇，不但不能与欧洲各国相较，比之美国，也差得很远。工场中情形的不合卫生，简直不能想象。看了下面一段纪实，当可知我们工厂内幕的一斑：

> 此种旧式工厂门前，大抵满堆旧废之品及污秽之物，内外房屋及泥地，皆满布尘垢，窗户非常狭小，且全年不开。自来火厂之设备，尤为恶劣，童工女工，麕集蓬厂，冬季则手足皲裂，夏季则气闷欲绝。甚至时至正午，犹须假助灯光，其黑暗可想见矣。山东某丝厂，其屋仅及一人之高，且非常狭小，几不能容两行旧式织机。行间仅隔一狭径，泥土上满堆废物。空气不论冬夏皆热，工人须赤膊做工。[1]

上面这段文字，据笔者说，是实地参观所得的事实；而且

---

[1]　见《中国劳动问题之现状》，国民政府财政部驻沪调查货价处编。

载于政府机关出版的报告，所言当然可靠。至于我国工人的工资，更是低微。据国民政府工商部在民国十九年（1930）调查我国 34 个城市的结果，工人最普通的工资是每月由 10 元到 15元，童工由 5 元到 10 元；但工人的家庭消费，据同一调查的报告，每月需 27 元 2 角，才能合最低度的生活水准，敷一家大小饮食、衣着、房屋、燃料等之用①；换句话说，就是一家须有两个半人做工，才能维持生活，其困苦已可想见。但这还是数年前的情况，近两三年来，大众购买力的锐减以及失业者的激增，使工厂纷纷地实行紧缩，工人的待遇，遂更不堪问了！我们要想革新我国的实业机关，当先从改良环境卫生以及提高工人待遇着手，因为身体卫生是心理卫生的先决条件；最低限度的身体卫生不能做到，最低限度的生活不能维持，心理卫生更是无从谈起的。

结论　一般地说来，任何人成年以后最重要的生活环境即是职业。职业的是否适当，决定了人格之能否正常；而心理之是否健康，又控制了事业的成败。心理卫生与实业的联系，即在于此。以往实业机关多半忽略了这严重的问题，例如环境不合卫生，工人生活困苦，指派工作不当等等，以致受到许多有形、无形的损失，减低了生产效率，影响到实业的繁荣。倘如我们说心理卫生是改良教育的锁匙，那么我们也可以说它是滋养实业的甘露。所以我们要发展实业，必先使实业界能实行心理卫生。著者现在要借用安德森博士的说话，结束本章："我们

----

①　见《全国工人生活及工业生产调查统计总报告》，国民政府工商部编印。

从经验中知道心理卫生家对于实业确有切实的贡献：他节省金钱，改进风纪，减少职业移动，增加生产效率，而且他的工作，对于近代的人事管理，更属必要；心理卫生与人事管理，其实是一而二、二而一的一个名词而已！"①

参考书：

[1] 王抚州：《工业组织与管理》第十、十一章（商务）。

[2] 周纬：《工厂管理法》第一编第四章（商务）。

[3] 陈达：《中国劳工问题》第七章（商务）。

1. Crane，G. W.：*Psychology Applied*. Chap. 9. Northwestern University Press. 1933.

2. Burtt，H. E.：*Psychology and Industrial Efficiency*. Appleton. 1929.

3. Husband，R. W.：*Applied Psychology*. Chap. 8，9，10，13，14 and 15. Harper. 1934.

4. Gilbreth，L. M.：*The Psychology of Management*. Chap. 10. Sturgis and Walton. 1918.

5. Link，H. C.：*Employment Psychology*. Chap. 15，16 and 26. MacMillan. 1928.

6. Moss，F. A.：*Applications of Psychology*. Chap. 17. Houghton Mifflin. 1929.

---

① See V. V. Ander Son："*The Contribution of Mental Hygiene to Industry*"，*Proceedings of the First International Congress on Mental Hygiene*，1，p. 718.

7. Myers, C. S. : *Industrial Psychology*. Henry Holt. 1929.

8. Viteles, M. S. : *Industrial Psychology*. Chap. 26. Norton. 1932.

附　录

中国心理卫生协会缘起

国于大地，必有与立，立国基本之道为何？民心或民族之精神而已。无论任何国家，其民心健全者国必强盛，民心堕落者国必衰微，民心者实一国国力兴衰升降之寒暑计也。故先哲皆以心地为本，治学者以治心为先，治军者以攻心为上，治国平天下者以诚意正心为主。心之为用大矣哉，操则存，舍则亡，个人如此，一国民族犹然。

身者心之居宅，心者身之主宰，二者常密切相关。西方古哲偏重身体方面，如所谓"健全之心理寓于健全之身体"是也。我国先儒则尤注重于心理方面，如所谓"心广体胖"，"心庄则体舒，心肃则容敬"是也。以养心为养身之法术，其意更为扼要。惜乎我国先儒之学未经科学化之董理，自成统系，遂至散轶失传，此实我国极大之损失，而吾侪后之人所应继起急追者也。

科学健心之术近盛兴于欧美诸国，称之曰："心理卫生"或"精神卫生"，亦称"人格卫生"。其内容基于最新科学的心理学、精神病学、精神治疗与防疾学及其他有关系之科学。欧美人士为探研此种学术原理，与推行应用之于家庭、教育、医药、法律、工商、军事各种事业方面，特作大规模之宣传，创立大规模之组织，蔚成烈烈轰轰之所谓"心理卫生运动"，虽年耗政府亿万巨帑弗惜也。其结果成效昭著，不特国家之教育、医事、司法、工商、军事各种事业日渐效率提高，飞腾进步，即社会一般从事于各种事业之人民亦多心态健适，精神愉快，有安居乐业之希望，虽甚至久为社会污点之流行罪恶，如婚变、犯罪及自杀等亦因一般人民情绪稳定，人格完整，有显然减少之趋势，科学健心学术效力之伟大诚堪令人惊羡也。

惟返顾吾国情形则不禁令人怵然警惕。遭遇空前国难，危机潜伏，国势岌岌不可终日，担负解纾国难与恢复国家地位之人民，宜如何身心健全，以肩荷大任。乃事实大谬不然，不但身体素多孱弱，超格的疾病率与高位的死亡率所赢得"东方病夫"之徽号固未能洗除，而且心理与精神之堕落，更如日入九渊，每下愈况。不论严重精神病人固不鲜觏，而一般人民之偷惰、贪婪、卑鄙、自私、浪漫、颓唐、萎靡等变态的心理症状，尤比比皆是。甚至更有元恶巨憝，叛党卖国，甘心认贼作父，为虎作伥，此无他，亦不过心无主宰，利令智昏，故致丧心病狂，精神破产耳。庄生不云乎，"哀莫大于心死，而身死次之。"心死则虽身体健全徒为济恶之具，况身体亦不健全乎！是安足以肩荷救国之重任耶？

党国革命先觉早已有见及此，挽回救治，不遗余力。孙中山先生倡导国民革命，于物质建设之外，尤重心理建设，其诏示吾人之遗教有云："国者人之积也，人者心之器也，而国事者一人群心理之现象也，故政治之隆污，系乎人心之振靡。"（见《孙文学说序》）蒋委员长提倡复兴民族之新生活运动亦侧重革心一点。其最近在新生活运动二周年纪念会之训词有云："……所以我们要使社会上个个同胞都能实行新生活，必须从我们自己心里做起。如果我们自己先能革心，切切实实检查并改良自己的生活习惯，达到新生活的要求，即是一般部属、学生、子弟和社会上所有的民众一看我们，就自然被我们感化，用不着一个一个去督责，一家一家去劝导。"（见本年二月二十日《申报》）此皆深知我国民族症结之所在，而投以对症之药石者也。同人等不揣愚昧，窃欲秉承党国先觉革命革心之旨训，远追我国先哲治心养性之学，近慕欧美诸国科学健心之术，爰特发起组织中国心理卫生协会，以保持与促进国民之精神健康及防止国民之心理失常与疾病为唯一之目的，以研究心理卫生学术及推进心理卫生事业为唯一之工作。惟兹事体大，同人等绠短汲深，时虞陨越，倘邦人君子以为可教而辱教之，同人幸甚！国家幸甚！

中国心理卫生协会简章

（民国二十五年（1936）四月十九日成立大会通过）

第一章　总　则

第一条　本会定名为中国心理卫生协会

第二条　本会以保持并促进精神健康、防止心理的神经的缺陷与疾病为宗旨

第三条　本会工作为研究有关心理卫生之科学学术，倡办并促进有关心理卫生之公共事业，其范围暂定如次：

一　探讨关于保持并促进精神健康之方法及其原理

二　编译并刊行关于心理卫生书报

三　调查并统计各地实施心理卫生之状况

四　征集国内外有关心理卫生实施之资料

五　训练推行心理卫生事业之人才

六　普及心理卫生之知识

七　推行并协助各方办理关于保持精神健康及防止心理的

神经的缺陷与疾病之实施事项

八　促进对于精神疾病者之医治与待遇方法之改善事项

九　推行并协助各方对于低能者特殊教育与管理之设施事项

十　建议有关心理卫生之事项于中央或地方政府

十一　联络国内外心理卫生机关并与其他有关系的团体合作以利心理卫生运动之推进

十二　其他

第四条　本会设于首都

第五条　本会为谋会务推行顺利起见得在各地设立分会，其章程另订之

第二章　会　员

第六条　本会会员资格规定如次：

一　普通会员

　　甲　个人会员：

　　　　子　对于心理卫生有专门学识者

　　　　丑　对于心理卫生学术有研究兴趣者

　　　　寅　其研究学科及事业与心理卫生有关系者

　　　　卯　志愿推行有关心理卫生之事业者

　　乙　团体会员：

　　　　子　有关于心理卫生设施之各机关各团体各工商企业组织

　　　　丑　有实施心理卫生需要之各机关各团体各工商

企业组织

二　赞助会员　对于本会经费及事业发展负赞助责任之个人或机关团体与工商企业组织

三　永久会员　个人普通会员一次缴纳会费二十元者或团体普通会员一次缴纳会费二百元者

第七条　会员入会时须有本会会员二人之介绍，经理事会通过方得为本会会员

第八条　本会会员之义务规定如次：

一　遵守本会规章及决议案

二　接受本会之委托办理会务或调查及研究事宜

三　贡献研究心得于本会

四　按期缴纳会费

五　维持并协助本会事业之发展

第九条　本会会员之权利规定如次：

一　选举权及被选举权

二　向本会建议关于发展会务之事项

三　向本会申请协助有关心理卫生之研究或设计事宜

四　免费或优待取得本会刊物之一部分

五　享受本会图书及各项设备之便利

第三章　组织及职权

第十条　本会最高权力机关为会员大会，大会闭会期间为理事会

第十一条　本会设理事会及监事会

理事会设理事三十五人，候补理事十五人

监事会设监事二十一人，候补监事九人

第十二条 本会理事及候补理事、监事及候补监事由全体会员公选之，任期定为二年。每年改选半数得连选连任。第一届选出之理事及候补理事、监事及候补监事应以半数（理事十七人，候补理事八人，监事十人，候补监事五人）之任期为一年，用抽签法决定之。

第十三条 本会理事监事之选举除第一次由会员于成立大会中推举司选委员七人举办选举外，此后由会员于理事及监事任期届满一个月前用记名连选法通信分别选举，密封送交理事会汇齐，于会员大会开票。

前项选举应有会员三分之一以上之投票始得开票，其选举结果以得票最多数者分别当选为理事或监事，得票次多数者分别当选为候补理事或候补监事。

前项选举票由理事会制就连同会员名单寄交各会员。

第十四条 理事会之职权如次：

一　在会员大会闭会期间代表大会行使职权

二　执行会员大会决议案

三　规定本会工作计划并推进会务

四　筹措并支配本会经费

五　审查会员资格

六　组织各部会

七　召集会员大会

八　向会员大会报告工作

第十五条　理事会设常务理事五人，由理事互推任之，负责处理日常事务。

第十六条　理事会之下设总干事一人，由理事会聘任之，秉承常务理事处理会务。

第十七条　理事会分设下列各部会：

一　总务部

二　研究部

三　社会服务部

四　编译委员会

五　经济委员会

各部设正副主任各一人，各委员会设常务委员各三人，商承理事会主持各该部会事务，由理事会聘任之。

各委员会各设委员若干人，由理事会聘任之。

总干事及各部会正副主任或常务委员之下设干事各若干人，襄理各项事务，由常务理事提请理事会聘任之。

理事会于必要时得设事务员书记各若干人，由常务理事任用之。

第十八条　监事会之职权如次：

一　监察会务之进行

二　审查财务报告

三　向会员大会报告工作

第十九条　监事会设常务监事三人，由监事互推任之，处理监事会日常事务。

监事会设干事若干人，由监事会聘任之。

第二十条　本会得设名誉理事若干人，由理事会敦聘之。

第二十一条　本会于必要时得设各项特种委员会，其组织章程另订之。

第四章　会　议

第二十二条　会员大会每年开会一次，由理事会召集，其地点及日期由前一次大会决定之。

理事会认为有必要或由会员二十人以上之提议，经理事会之通过得召集临时会员大会。

第二十三条　理事会及监事会至少每半年开会一次，由常务理事及常务监事分别召集之。

第二十四条　常务理事每月至少集议一次，由常务理事轮流召集之。

第二十五条　会员大会以到会会员过全体会员三分之一以上为法定人数，因事不能到会者应出具正式委托书委托出席会员代理。

理事会或监事会以该会人数过半以上为法定人数，常务理事会议以常务理事过半数之出席为法定人数。

第二十六条　会员大会、理事会、监事会及常务理事会议之事项应取决于到会人数之过半数可否，同数时应取决于主席。

第五章　经　费

第二十七条　本会经费以下列各项充之：

一　会费

二 会员特别捐

三 党部及政府之补助

四 各机关各团体或各工商企业组织及个人之捐助

五 出版书报之收入

六 各机关各团体或各工商企业组织委托研究或办理实施心理卫生事项时所出之事业费

七 其他

第二十八条 本会普通会员会费规定如次：

一 个人普通会员（入会费二元，常年费二元）

二 团体普通会员（入会费三十元，常年费二十元）

第二十九条 本会每年经费之支配应由理事会于每届会计年度结束一个月前制定预算书，送监事会审查通过后公告全体会员。

第三十条 本会经费收支情形应由理事会按期编造决算书，送监事会审核后报告于会员大会。

第六章 附 则

第三十一条 本简章如有未尽事宜，得由理事会或会员二十人以上之提议提出，会员大会修改之。

第三十二条 本简章由会员大会通过，呈请中央民众训练部核准并呈报教育部备案。